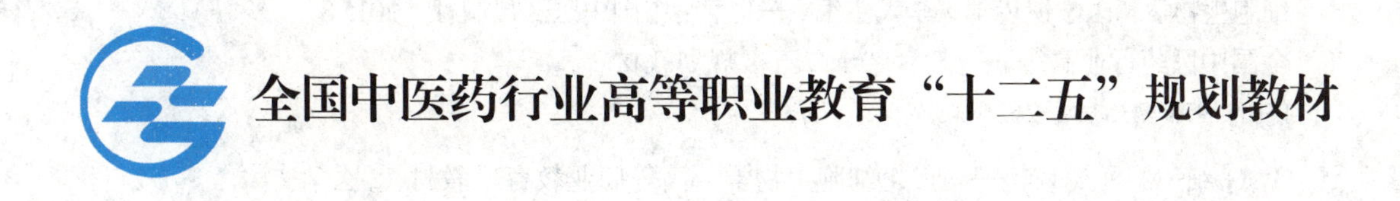

细胞生物学和医学遗传学

（供临床医学、护理专业用）

主　编　李　弋（南阳医学高等专科学校）

副主编　黄佩蓓（江西中医药大学）

杨向竹（北京中医药大学）

王　剑（辽宁医药职业学院）

周　灿（重庆三峡医药高等专科学校）

中国中医药出版社

·北　京·

图书在版编目(CIP)数据

细胞生物学和医学遗传学 / 李弋主编 . —北京：中国中医药出版社，2015.8
全国中医药行业高等职业教育“十二五”规划教材
ISBN 978-7-5132-2626-4

Ⅰ. ①细… Ⅱ. ①李… Ⅲ. ①细胞生物学 – 高等职业教育 – 教材 ②医学遗传学 – 高等职业教育 – 教材 Ⅳ. ① Q2 ② R394

中国版本图书馆 CIP 数据核字（2015）第 133018 号

中 国 中 医 药 出 版 社 出 版
北京市朝阳区北三环东路 28 号易亨大厦 16 层
邮政编码 100013
传真 010 64405750
廊坊成基包装装潢有限公司印刷
各地新华书店经销
*
开本 787×1092 1/16 印张 18.5 字数 412 千字
2015 年 8 月第 1 版 2015 年 8 月第 1 次印刷
书 号 ISBN 978-7-5132-2626-4
*
定价 37.00 元
网址 www.cptcm.com

社长热线 010 64405720
购书热线 010 64065415 010 64065413
微信服务号 zgzyycbs
书店网址 csln.net/qksd/
官方微博 http://e.weibo.com/cptcm
淘宝天猫网址 http://zgzyycbs.tmall.com

全国中医药职业教育教学指导委员会

全国中医药行业高等职业教育“十二五”规划教材

《细胞生物学和医学遗传学》编委会

主　编　李　弋（南阳医学高等专科学校）
副主编　黄佩蓓（江西中医药大学）
　　　　杨向竹（北京中医药大学）
　　　　王　剑（辽宁医药职业学院）
　　　　周　灿（重庆三峡医药高等专科学校）
编　委　（以姓氏笔画为序）
　　　　王　剑（辽宁医药职业学院）
　　　　王　蘅（商丘医学高等专科学校）
　　　　左　宇（四川中医药高等专科学校）
　　　　李　弋（南阳医学高等专科学校）
　　　　杨向竹（北京中医药大学）
　　　　杨克科（黑龙江中医药大学佳木斯学院）
　　　　周　灿（重庆三峡医药高等专科学校）
　　　　周玉金（南阳医学高等专科学校）
　　　　黄佩蓓（江西中医药大学）
　　　　蔡艺瑶（广东省湛江卫生学校）

前　言

中医药职业教育是我国现代职业教育体系的重要组成部分，肩负着培养中医药多样化人才、传承中医药技术技能、促进中医药就业创业的重要职责。教育要发展，教材是根本，在人才培养上具有举足轻重的作用。为贯彻落实习近平总书记关于加快发展现代职业教育的重要指示精神和《国家中长期教育改革和发展规划纲要（2010—2020年）》，国家中医药管理局教材办公室、全国中医药职业教育教学指导委员会紧密结合中医药职业教育特点，充分发挥中医药高等职业教育的引领作用，满足中医药事业发展对于高素质技术技能中医药人才的需求，突出中医药高等职业教育的特色，组织完成了“全国中医药行业高等职业教育‘十二五’规划教材”建设工作。

作为全国唯一的中医药行业高等职业教育规划教材，本版教材按照“政府指导、学会主办、院校联办、出版社协办”的运作机制，于2013年启动了教材建设工作。通过广泛调研、全国范围遴选主编，又先后经过主编会议、编委会议、定稿会议等研究论证，在千余位编者的共同努力下，历时一年半时间，完成了84种规划教材的编写工作。

“全国中医药行业高等职业教育‘十二五’规划教材”，由70余所开展中医药高等职业教育的院校及相关医院、医药企业等单位联合编写，中国中医药出版社出版，供高等职业教育院校中医学、针灸推拿、中医骨伤、临床医学、护理、药学、中药学、药品质量与安全、药品生产技术、中草药栽培与加工、中药生产与加工、药品经营与管理、药品服务与管理、中医康复技术、中医养生保健、康复治疗技术、医学美容技术等17个专业使用。

本套教材具有以下特点：

1. 坚持以学生为中心，强调以就业为导向、以能力为本位、以岗位需求为标准的原则，按照高素质技术技能人才的培养目标进行编写，体现“工学结合”“知行合一”的人才培养模式。

2. 注重体现中医药高等职业教育的特点，以教育部新的教学指导意见为纲领，注重针对性、适用性及实用性，贴近学生、贴近岗位、贴近社会，符合中医药高等职业教育教学实际。

3. 注重强化质量意识、精品意识，从教材内容结构、知识点、规范化、标准化、编写技巧、语言文字等方面加以改革，具备“精品教材”特质。

4. 注重教材内容与教学大纲的统一，教材内容涵盖资格考试全部内容及所有考试要求的知识点，满足学生获得“双证书”及相关工作岗位需求，有利于促进学生就业。

5. 注重创新教材呈现形式，版式设计新颖、活泼，图文并茂，配有网络教学大纲指导教与学（相关内容可在中国中医药出版社网站www. cptcm. com下载），符合职业院校学生认知规律及特点，以利于增强学生的学习兴趣。

在“全国中医药行业高等职业教育‘十二五’规划教材”的组织编写过程中，得到了国家中医药管理局的精心指导，全国高等中医药职业教育院校的大力支持，相关专家和各门教材主编、副主编及参编人员的辛勤努力，保证了教材质量，在此表示诚挚的谢意！

我们衷心希望本套规划教材能在相关课程的教学中发挥积极的作用，通过教学实践的检验不断改进和完善。敬请各教学单位、教学人员及广大学生多提宝贵意见，以便再版时予以修正，提升教材质量。

国家中医药管理局教材办公室

全国中医药职业教育教学指导委员会

中国中医药出版社

2015 年 5 月

编写说明

本书是为全国中医药行业高等职业教育学生编写的，根据培养目标，在编写过程中始终贯彻为农村、社区一线培养高素质技术技能中医药人才的指导思想，在教材的“三基”（基本知识、基本理论、基本技能）“五性”（思想性、科学性、先进行、启发性、适用性）上下功夫。在内容的选取上立足于行业，立足于岗位需求，注重与临床应用的联系。尽量使文字简明流畅，重点突出，便于学生使用。

细胞生物学研究细胞形态结构与功能。医学遗传学研究疾病发生、发展的遗传基础。前者是临床和其他医学基础课的基础，后者是现代医学生必备的遗传学基本知识和技能。本教材主要介绍细胞膜、细胞器、细胞核的结构、功能及与疾病的关系，介绍遗传的基本规律、基因、分子病、染色体病、药物肿瘤与遗传等内容，为学习其他课程和解决临床实际问题打下坚实的基础。

全书共23章。第一章、第二章由李弋编写，第三章由黄佩蓓、杨克科编写，第四章、第五章由黄佩蓓编写，第六章、第十九章由左宇编写，第七章、第八章由杨向竹编写，第九章、第十章、第十一章由王剑编写，第十二章、第十三章由周灿编写，第十四章、第十五章由蔡艺瑶编写，第十六章、第十七章、第十八章由王蘅编写，第二十章由杨克科编写，第二十一章、第二十二章、第二十三章由周玉金编写。

本书在编写过程中汲取了很多相关教材和专著的研究成果，同时得到了各参编学校和中国中医药出版社的大力支持，在此表示衷心感谢。

由于我们的专业水平和写作能力有限，书中错漏之处在所难免，恳请使用本书的老师和同学们提出宝贵意见，以便再版时修订提高。

《细胞生物学和医学遗传学》编委会

2015年6月

目 录

第一章 细胞生物学概述

细胞生物学（cell biology）是在显微、亚显微和分子水平三个层次上，研究细胞的结构、功能和各种生命规律的一门科学。

细胞生物学是现代生命科学的前沿分支学科之一。它运用现代物理学和化学的技术成就和分子生物学的方法，在细胞水平上研究生命活动。

第一节 细胞生物学的研究对象和任务

一、细胞生物学的研究对象及内容

细胞生物学的研究对象是细胞。自发现细胞以来，随着科学技术的进步特别是分子生物学技术方法的建立和渗透，对细胞的研究在不断地发生变化，从传统的细胞学逐渐发展成为现代的细胞生物学，运用显微技术、电子显微技术、分子生物学技术和生物物理学方法对细胞的各种生命活动开展研究，研究中把结构和功能结合起来，关注细胞间的相互关系，了解生物的生长、发育、分化、繁殖、运动、遗传、变异、衰老和死亡等基本生命现象的机制和规律。近年来以研究完整细胞中所有基因与蛋白质的表达、结构和功能差异为主要内容的基因组学及蛋白质组学新兴研究领域的形成，使细胞生物学的研究内容愈加丰富多彩，研究进展日新月异。

二、细胞生物学的研究任务

细胞生物学是生命科学研究的基础，它要阐明细胞的各种活动的本质和规律，并利用和控制这些规律，为生产和医疗实践服务，造福人类。

细胞生物学研究的任务是多方面的，应用分析与综合的方法，在三个不同的水平上把结构与功能统一起来探求。在形态上，既要描述细胞的显微结构，还要用新的工具和方法观察、分析细胞内部的亚显微结构和分子结构，以及各种结构之间的变化过程，进而阐明细胞生命活动的结构基础。在功能上，不仅要研究细胞内各个部分的化学组成和新陈代谢的动态，而且还要研究它们之间的关系和相互作用，从而阐明细胞和生物有机体的生长、分裂、分化、运动、衰老与死亡、遗传与变异等生命活动的现象和规律。

第二节 细胞生物学与医学

一、细胞生物学的发展推动医学发展

细胞生物学是现代医学的基础。现代医学是以维护人类健康，防治人体疾病为目的的，它要阐明人的生、老、病、死等生命现象的机制和规律，并对疾病进行诊断、治疗和预防。细胞是人体形态结构和生命活动的基本单位，也是病理发生的基本单位。细胞正常结构的损伤和功能的紊乱，必然导致疾病的发生。细胞生物学从分子水平揭示机体在生理或病理状态下细胞层面上所表现出的特征和行为，成为推动医学向前发展的一个新动力。因此，不断发展的细胞生物学理论与技术在很大程度上促进了医学的进步。

从当前严重威胁人类健康的恶性肿瘤来看，细胞生物学与医学有着密切的关系。肿瘤细胞的主要特性是细胞无休止和无序的分裂并形成肿块，在细胞性质上又转变成类似于未分化的原始细胞，即细胞的去分化。因此，研究细胞增殖与细胞周期的调控机制，以及细胞的分化和去分化机制，就有可能找到控制肿瘤生长的重要途径。

人类的各种生命活动都离不开细胞与细胞间的信息联系，细胞间的信息联系主要是通过神经递质、激素和旁分泌等信号分子来完成的，信号分子通过受体或离子通道的作用而激活或抑制细胞功能的过程为信号转导，对信号转导通路的研究可以了解细胞的代谢、增殖、分化、运动等活动的机制和规律。高血压的血管改变主要是血管平滑肌细胞增殖肥大和结缔组织含量增加，这些都与高血压时细胞促增殖信号转导的异常有关。血压增高的机械刺激可改变细胞内信号转导和基因表达，促进全身或局部分泌血管活性物质、生长因子和细胞因子，同时，去甲肾上腺素、血管紧张素Ⅱ、内皮素-1等也增多，这些增多因子通过不同的信号转导途径导致细胞的增殖。

随着2001年人类基因组序列草图的完成，生命科学进入到后基因组时代，逐渐形成的基因组学和蛋白质组学是细胞生物学研究的一个崭新领域。基因组学是研究生物基因的组成及基因的精确结构、相互关系及表达调控的学科。基因的表达调控研究是近年来细胞生物学的热点，尤其是表观遗传调控的研究更是引人注目。表观遗传是指DNA序列不发生变化但基因表达却发生了可遗传的改变。其产生机制可以是发生了DNA修饰、蛋白修饰、非编码RNA的调控等，如DNA甲基化、组蛋白的乙酰化、磷酸化。新近研究提示HIF3A基因甲基化增多与肥胖有着密切的关系。

蛋白质组学以细胞内全部蛋白质的存在及其活动方式为研究对象，从整体角度分析细胞内动态变化的蛋白质组成成分、表达水平与修饰状态，进而了解蛋白质之间的相互作用与联系，揭示蛋白质功能与细胞生命活动的规律。目前基于亚细胞成分分离技术的亚细胞蛋白质组学已成为蛋白质组学研究的重要内容。

二、细胞生物学与中医基础理论

在古老的中医领域内，国内外有不少人试图在细胞的分子水平上找到中西医的共

同结合点，如美国 Nelson Goldberg（1971）明确提出：cAMP 和 cGMP 是人体内两种对立的调节系统，可能是中医阴阳理论的物质基础。cAMP（环磷酸腺苷）和 cGMP（环磷酸鸟苷）是人体内重要的第二信使，它们的作用相当广泛，与调节、代谢、细胞发育和 DNA 合成等有关系。cAMP 与 cGMP 所引起的生物效应基本上是相反的，它们相互依存、相互制约和相互协调，共同调节细胞的生理功能。如当细胞中 cGMP 增高，而 cAMP 降低时，可导致细胞内 DNA 的合成，促进细胞分裂，抑制分化，反之，则导致细胞分化，抑制细胞分裂。实验表明，阴虚病人 cAMP 占优势，阳虚病人 cGMP 占优势。

细胞生物学是一门极为重要的基础学科，它既是基础医学中组织胚胎学、生理学、微生物学、免疫学、药理学、病理解剖学和病理生理学的基础，也是临床医学的重要基础，它的理论与实践大力促进基础医学和临床医学的深入发展。因此，作为一名医学生，必须掌握细胞生物学的基本理论和基本技能，为从事医学工作奠定基础。

知识拓展

现代生物技术

现代生物技术一般包括基因工程、细胞工程、酶工程、发酵工程和蛋白质工程。20 世纪末，随着计算生物学、化学生物学与合成生物学的兴起，形成了生物信息技术、纳米生物技术与合成生物技术等。

生物技术就是利用分子细胞生物学的技术，按照人们预先的设计，改变细胞的遗传特性，使之获得新的遗传性状，通过体外培养，提供细胞产品，或培育新的品种。如利用细胞工程已能大量生产胰岛素、生长素、干扰素等生物药品。利用细胞融合或细胞杂交技术可产生某种单克隆抗体或因子，用于某种疾病的早期诊断和治疗。

目标检测

1. 什么是细胞生物学？
2. 医科学生为什么要学习细胞生物学？

第二章　细胞的基本概念和分子基础

地球上存在的所有生物，除病毒外，都是由细胞构成的。简单的低等生物仅由单细胞组成，而复杂的高等生物则由各种执行特定功能的细胞群构成。细胞是生物体的形态结构和功能的基本单位。细胞的主要物质基础是生物小分子及其构成的核酸、蛋白质、糖类等生物大分子。所有生物体的细胞都由一个共同的祖先细胞进化而来。祖先细胞经过无数次的分裂、突变和选择，使它的后代逐渐演变，呈现出生命的多样性，组成多样性生物体的细胞可分为原核细胞和真核细胞两大类，原核细胞结构简单，真核细胞高度进化。

第一节　细胞的化学与分子组成

组成细胞的所有物质称原生质，不同细胞的原生质在化学成分上虽有差异，但其化学元素基本相同。原生质的化学元素有 50 多种，其中主要的是 C、H、O、N 4 种元素，其次为 S、P、Cl、K、Na、Ca、Mg、Fe 等，这 12 种元素占细胞总量的 99.9% 以上（前 4 种元素约占 90%）。此外，在细胞中还含有数量极少的微量元素，如 Cu、Zn、Mn、Mo、Co、Cr、Si、F、Br、I、Li、Ba 等元素。

组成原生质的各种化学元素在生物体内都是以各种化合物的形式存在的，包括无机化合物和有机化合物两大类。无机化合物包括水和无机盐，有机化合物主要包括糖类、脂类、蛋白质、核酸、维生素、激素等，其中核酸、蛋白质、多糖等分子量巨大，称生物大分子。

水是细胞中含量最多的一种成分，是细胞生物化学反应的良好媒介，具有运输物质和调节体温的作用，细胞内各种代谢反应都是在水溶液中进行的。水占细胞总量的 60% ~ 90%，动物失水量达到 20% 时，则不能忍受，而蛋白质、脂类化合物即使失去一半也不会危及生命，可见水在生命活动中具有重要地位。细胞中的水以游离水和结合水两种形式存在。结合水是通过氢键与蛋白质结合，构成细胞结构的组成部分。无机盐在细胞中均以离子状态存在，游离型离子能维持细胞内外液的渗透压和酸碱度，保障细胞的正常生理活动；有的与蛋白质或脂类组成有一定功能的结合蛋白或类脂。

第二节　生物大分子

细胞内主要含有4类有机小分子，即单糖、脂肪酸、氨基酸与核苷酸，由它们装配成多糖、脂肪、蛋白质与核酸等生物大分子。生物大分子大约有3000种，分子量从1万到100万。各种生物大分子的分子结构复杂，在细胞内各自执行着独特的功能。

一、核酸

核酸（nucleic acid）是生物遗传的物质基础，核酸与生物的生长、发育、生殖、遗传和变异关系极为密切。细胞内的核酸分为核糖核酸（RNA）和脱氧核糖核酸（DAN）两大类。DNA携带着控制细胞生命活动的信息，RNA则与信息的表达相关。

（一）核酸的化学组成

核酸由几十个乃至几百万个单核苷酸聚合而成。单核苷酸是构成核酸的基本单位，它主要由磷酸、戊糖、碱基三个基团构成。戊糖有两种，包括核糖和脱氧核糖。碱基有两大类，即嘌呤和嘧啶。嘌呤包括鸟嘌呤和腺嘌呤。嘧啶包括胸腺嘧啶、胞嘧啶和尿嘧啶。

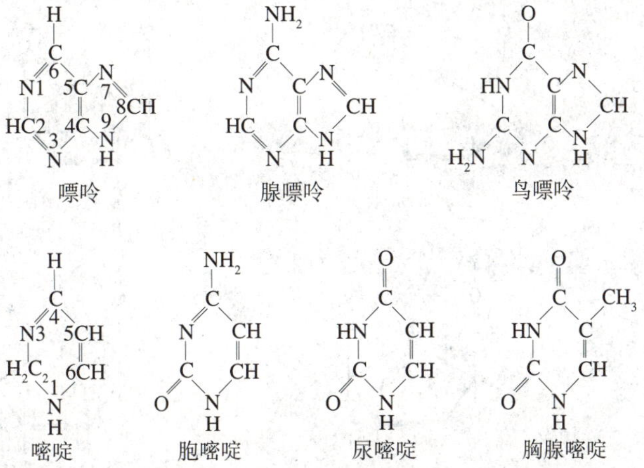

嘌呤　腺嘌呤　鸟嘌呤

嘧啶　胞嘧啶　尿嘧啶　胸腺嘧啶

图2-1　主要碱基的结构

碱基与核糖或脱氧核糖缩合成为核苷，因核糖有两种，所以核苷也分为核糖核苷（简称核苷）和脱氧核糖核苷（简称脱氧核苷）。核苷与磷酸结合形成核苷酸。

（二）核酸的一级结构

组成DNA的脱氧核糖核苷酸主要是dAMP、dGMP、dCMP和dTMP，组成RNA的核糖核苷酸主要是AMP、GMP、CMP和UMP。核酸中的核苷酸以3′，5′磷酸二酯键构成线性分子。核酸链具有方向性，两个末端分别是5′末端与3′末端，5′末端含磷酸基团，3′末端含羟基。核酸中的核苷酸被称为核苷酸残基。通常将小于50个核苷酸残基组成的核酸称为寡核苷酸，大于50个核苷酸残基称为多核苷酸。

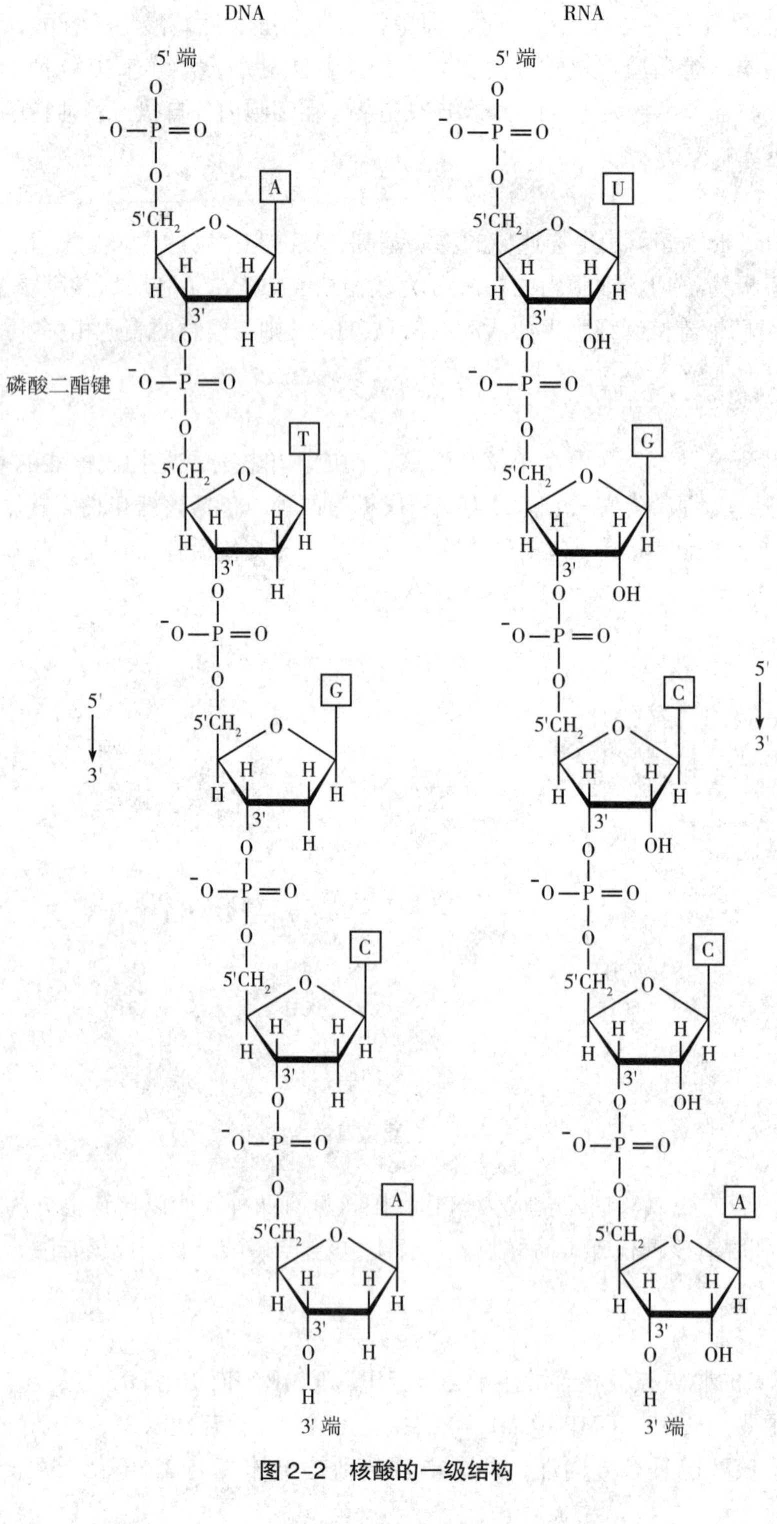

图2-2 核酸的一级结构

（三）DNA 的二级结构

1953 年 Watson 和 Crick 提出了 DNA 的双螺旋结构模型，指出 DNA 分子由两条相互平行而方向相反的多核苷酸链组成，即一条链中磷酸二酯键的核苷酸方向是 5′ →3′ ，另一条是 3′ →5′ ，两条链围绕着同一个中心轴以右手方向（少数有左手方向）盘绕成双螺旋结构。脱氧核糖和磷酸间隔相连而成的亲水骨架在螺旋状分子的外侧，而疏水的碱基对在螺旋状分子内部，碱基平面与螺旋轴垂直，螺旋旋转一周正好为 10 个碱基对，螺距为 3.4nm，相邻碱基平面间隔为 0.34nm。两条 DNA 链依靠彼此碱基之间形成的氢键而结合在一起。根据碱基结构特征，只能形成嘌呤与嘧啶配对，即 A 与 T 相配对，形成 2 个氢键；G 与 C 相配对，形成 3 个氢键（图 2–3）。DNA 双螺旋的表面存在一个大沟和一个小沟，沟的宽窄深浅直接影响到调控蛋白对 DNA 遗传信息的识别。（图 2–4）。

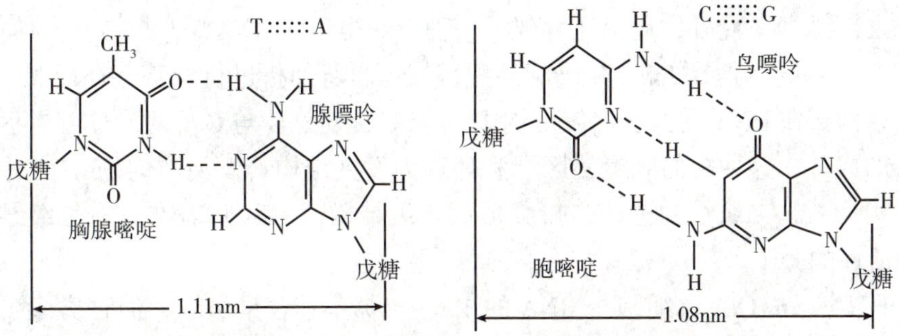

T::::::A
胸腺嘧啶
腺嘌呤
戊糖
1.11nm
C::::::G
胞嘧啶
鸟嘌呤
戊糖
1.08nm

图 2–3　DNA 的配对碱基间氢键连接示意图

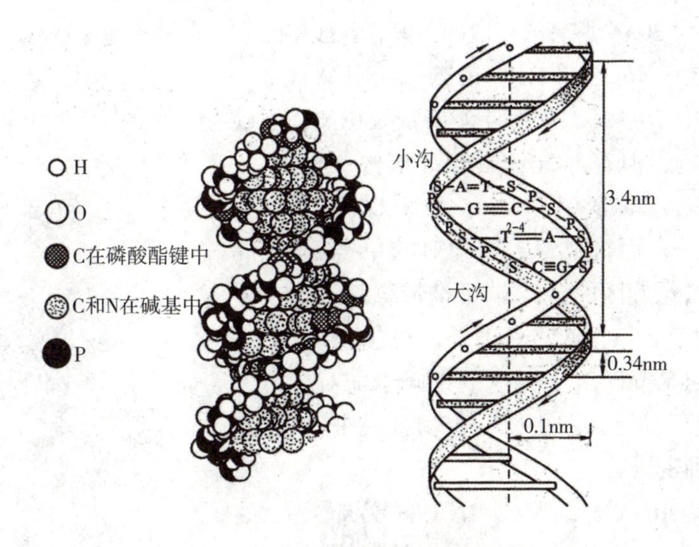

图 2–4　DNA 双螺旋结构

DNA 的主要功能是储存、复制和传递遗传信息。在组成 DNA 分子的核苷酸排列顺序中蕴藏着遗传信息，尽管只有 4 种核苷酸，但 DNA 分子量巨大，核苷酸数量多，排列组合的种类数量也多，这就决定了遗传信息的多样性，进而决定生物种类的多样性。

DNA 分子中携带的遗传信息依靠 DNA 复制传递给后代细胞，DNA 分子以每条链为母链按照碱基互补配对原则，合成一条新链，新 DNA 分子中一条链是原有的，另一条是新合成的，所以叫半保留复制。因碱基互补配对，新合成的 DNA 分子核苷酸的排列顺序和原 DNA 完全相同，使得其中所含的遗传信息相同。

DNA 分子所携带的遗传信息，以合成 RNA 的形式传递给 RNA，这一过程称为转录（transcription），RNA 经过翻译生成体现遗传信息的蛋白质，后者决定细胞的生物特性。

（四）各类 RNA 的结构和功能

DNA 转录的 RNA 分子也是由 4 种核苷酸通过 3′，5′磷酸二酯键连接而成。按结构和功能不同，RNA 分子主要分为信使 RNA（mRNA）、转运 RNA（tRNA）和核糖体 RNA（rRNA）三大类。此外，近年还发现了一种特殊类型的 RNA，即小核 RNA（snRNA）。RNA 都是线状单链，但是 RNA 分子的某些区域可自身回折进行碱基互补配对，形成局部双螺旋结构。在 RNA 局部双螺旋结构中 A 与 U 配对、G 与 C 配对。非互补区则膨胀凸出或者形成环，这种短的双螺旋区域和环称为发夹结构。发夹结构是 RNA 中最普通的二级结构形式，二级结构进一步折叠形成三级结构，RNA 只有在具有三级结构时才能成为有活性的分子。

1. mRNA mRNA 占细胞总 RNA 的 1% ~ 5%。其含量虽少，但种类多。功能是从细胞核内的 DNA 转录出遗传信息，进入到细胞质中与核糖体结，作为合成蛋白质的模板。mRNA 分子中每三个相邻碱基构成一个密码子，由密码子决定多肽链中氨基酸的排列顺序，真核细胞的 mRNA 在 5′ 端有一个 7- 甲基三磷酸鸟苷（m^7G^5PPP）帽子，在 3′ 端有一段由 30 ~ 300 个腺苷酸组成的多聚腺苷酸尾巴，这是真核细胞 mRNA 的特有的结构。

2. tRNA tRNA 占总 RNA 的 5% ~ 10%。分子量较小，由 70 ~ 90 个核苷酸组成。tRNA 是单链分子结构，但有部分是假双链结构，整个分子结构呈三叶草形（图 2-5）。配对碱基形成局部双螺旋结构而构成臂，不配对的单链部分则形成环。双螺旋区的 3′ 末端可携带氨基酸。反密码环 3 个核苷酸组成反密码子，在蛋白质生物合成时，可与 mRNA 上相应的密码子配对。tRNA 主要的生理功能是在蛋白质生物合成中转运氨基酸和识别密码子。

3. rRNA rRNA 占细胞总 RNA 的 80% ~ 90%，分子量也大，其主要功能是参与核糖体形成。核糖体是合成蛋白质的场所。

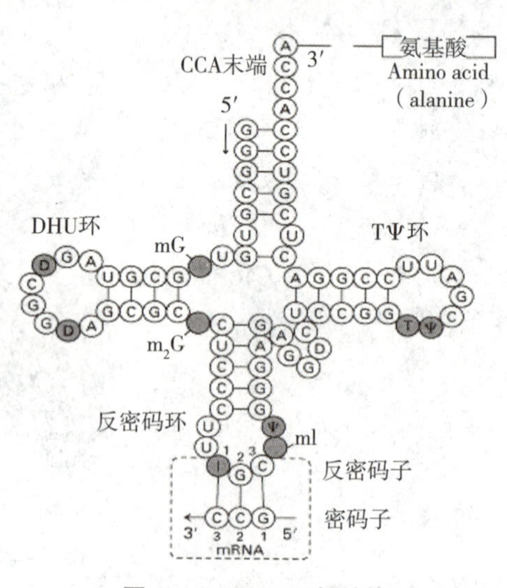

图 2-5 tRNA 二级结构

所有生物体的核糖体都由大小不同的两个亚基组成。原核生物核糖体为70S（S为沉降系数单位），由50S和30S两个大小亚基组成。真核生物核糖体为80S，由60S和40S两个大小亚基组成。rRNA约占核糖体总量的60%，其余的40%为蛋白质。

4. snRNA snRNA一直存在于细胞核中，约占总RNA的1%。与40种左右的核内蛋白质共同组成RNA剪接体。其主要功能是真核生物细胞遗传信息转录后，在mRNA加工过程中参与RNA的剪接。另外，与染色体末端的复制有关，参与基因表达的调控。

5. 核酶 核酶是具有酶活性的RNA。核酶的底物为RNA分子，它们通过与序列特异性的靶RNA分子配对而发挥作用。

二、蛋白质

蛋白质是构成细胞的主要成分，占细胞干重的一半以上。蛋白质是细胞形态结构和各种机能的物质基础。

（一）蛋白质的基本单位——氨基酸

氨基酸是蛋白质结构的基本单位。人体内组成蛋白质的20种氨基酸有一个共同的特点，即在α碳原子上同时连有1个氨基（$-NH_2$）、1个羧基（-COOH）、1个氢原子和1个R基团。不同的氨基酸，R基团不同。在这20种氨基酸中有8种氨基酸是成人体内不能合成或合成量极少，必须从膳食补充的氨基酸，称必需氨基酸，它们是亮氨酸、异亮氨酸、缬氨酸、甲硫氨酸、苯丙氨酸、色氨酸、苏氨酸、赖氨酸。其他12种非必需氨基酸可以由葡萄糖或是其他物质转化而来。

（二）蛋白质的结构

蛋白质的分子结构是以氨基酸残基连接而成的线性多聚体——多肽链为基础，进一步螺旋折叠形成的。氨基酸之间通过1个氨基酸的羧基与另1个氨基酸的氨基经脱水缩合形成的肽键互相连接。通过肽键线性连接在一起的氨基酸被称为多肽链或多肽。

通常把蛋白质结构分作四级。蛋白质的一级结构就是蛋白质多肽链中氨基酸残基的种类和排列顺序，是蛋白质最基本的结构。相邻氨基酸残基通过形成肽键连接在一起，肽键是蛋白质结构中的主键。

蛋白质的一级结构决定了蛋白质的二级、三级等高级结构，也决定了种类繁多的蛋白质的特殊生物学功能。

（三）蛋白质的空间结构

蛋白质分子的多肽链并非呈线形伸展，而是折叠和盘曲构成特有的比较稳定的空间结构。蛋白质的生物学活性和理化性质主要决定于空间结构的完整，空间结构就是指蛋白质的二级、三级和四级结构。

1. 蛋白质的二级结构 指在一级结构的基础上，借氢键维持的多肽链盘绕折叠而成的有规律重复的空间结构。包括α螺旋、β片层结构。

α 螺旋是肽链以右手螺旋盘绕而成的空心筒状构象。相邻的两个螺旋之间借氨基酸残基的亚氨基的氢原子和羰基的氧原子间形成氢键维系，氢键与螺旋长轴平行。α 螺旋主要存在于球状蛋白分子中。如肌红蛋白分子中约有 75% 的肽链呈 α 螺旋。

β 片层结构是一条肽链来回折叠而成的反向平行构象。相邻平行链之间的维系也是由氢键完成的。β 片层结构主要存在于纤维状蛋白如角蛋白中，但在大部分蛋白质中这两种结构同时存在。

2. 蛋白质的三级结构 多肽链在各种二级结构的基础上再进一步盘曲或折叠形成蛋白质的三级结构。三级结构是由侧链间相互作用形成的，相互作用的方式有氢键、疏水键、离子键以及范德华力等。具有三级结构的蛋白质即可表现出生物学活性。一些蛋白质的结构较复杂，由一条以上的多肽链组成，需要构成四级结构才能表现了生物活性。

3. 蛋白质的四级结构 具有两条或两条以上独立三级结构的多肽链组成的蛋白质，其多肽链间通过氢键相互结合而形成的空间结构称为蛋白质的四级结构。其中，每个具有独立三级结构的多肽链单位称为亚基（subunit）。四级结构实际上是指亚基的立体排布、相互作用及接触部位的布局。亚基之间不含共价键，亚基间的结合比二、三级结构疏松，因此在一定的条件下，四级结构的蛋白质可分离为其组成的亚基，而亚基本身构象仍可不变。一种蛋白质中，亚基结构可以相同，也可不同。

（四）蛋白质结构与功能的关系

蛋白质一级结构是空间结构的基础，在生物体内，蛋白质的多肽链一旦被合成后，即可根据一级结构的特点自然折叠和盘曲，形成一定的空间构象。

蛋白质多种多样的功能与各种蛋白质特定的空间构象密切相关，蛋白质的空间构象是其功能活性的基础，构象发生变化，其功能活性也随之改变。蛋白质变性时，由于其空间构象被破坏，故引起功能活性丧失，变性蛋白质在复性后，构象复原，活性即能恢复。

（五）特殊类型的蛋白质——酶

酶（enzyme）是活细胞内产生的具有高度专一性和高催化效率的蛋白质，又称生物催化剂。生物体在新陈代谢过程中，几乎所有的化学反应都是在酶的催化下进行的。它的催化效率高，比一般催化剂高 10^6 ~ 10^{10} 倍。具有一定的专一性，一种酶只催化一种或一类反应。因为大多数酶为四级结构，所以活性不稳定，易受环境各种因素的影响。近年发现 RNA 分子也具有 RNA 剪切和催化功能，因此又称核酶。

三、糖类

糖在细胞中占有很大的比例，除了以单糖的形式存在之外，还广泛分布着多糖与寡糖。多糖与寡糖是由简单而重复的单糖组成。糖与其他物质结合形成复合糖，主要有糖蛋白、蛋白聚糖、糖脂和脂多糖等。这些复合物主要存在于细胞膜表面和细胞间质中。

复合糖中糖链结构的复杂性提供了大量的信息，糖链在构成细胞抗原、细胞识别、细胞黏附及信息传递中起着重要作用。如人类的ABO血型抗原、免疫球蛋白IgG等在发挥作用过程中均离不开糖链的参与。

第三节　原核细胞与真核细胞

根据细胞的进化程度，可将细胞分为原核细胞（prokaryotic cell）和真核细胞（eukaryotic cell）两大类。

一、原核细胞

原核细胞较小，直径在1～10μm之间，结构简单，细胞的外部有细胞膜，其成分与真核细胞相似，多数原核细胞在细胞膜的外面还有一层坚韧的细胞壁，厚度为10～25nm，由糖蛋白和糖脂组成，具有维持细胞形态和保护作用。这与植物细胞壁由纤维素组成不同。

在细胞质内有一个比较集中的核区，无核膜、核仁，该区域称为拟核。其内只由一个环状的DNA分子卷曲折叠而成，这种DNA不与蛋白质结合，而是裸露于细胞质中。因此，原核细胞无核膜、核仁，无典型的细胞核。除了基因组的DNA外，还有一些小的环形DNA，叫作质粒（plasmid）。质粒能在细胞质中进行自我复制，其编码的蛋白质可使细菌具有耐药性等。

在原核细胞的细胞质中没有线粒体、内质网、高尔基体、溶酶体等膜相结构的细胞器，也没有微管、中心粒等非膜相结构，但含有核糖体、中间体和一些内含物，如糖原颗粒、脂肪颗粒等。

由原核细胞组成的生物叫原核生物，是单细胞生物。常见的原核细胞有支原体、细菌、放线菌和蓝绿藻等。

二、真核细胞

真核细胞比原核细胞进化程度高，其结构比原核细胞更为复杂，最主要的特征是具有真正的细胞核。由真核细胞组成的生物称为真核生物，包括单细胞生物（如酵母）、原生生物、动物、植物及人类等。构成不同生物体的细胞以及同一生物体所具有的行使不同功能的细胞，其形态各异，大小不同，但它们的基本结构是一致的（图2-6）。

在光镜下观察，把细胞分为细胞膜、细胞质和细胞核三部分。在电镜下观察，可将其分为膜相结构和非膜相结构。

1. 细胞膜相结构　膜相结构又称为生物膜，包括细胞膜和由膜围成的各种细胞器，如核膜、内质网、高尔基体、线粒体、叶绿体、溶酶体等。其在结构上形成了一个连续的体系，称为内膜系统。内膜系统将细胞质分隔成不同的区域，即所谓的区隔化。区隔化是细胞的高等性状，它不仅使细胞内表面积增加了数十倍，各种生化反应能够有条不紊地进行，而且细胞代谢能力也比原核细胞大为提高。

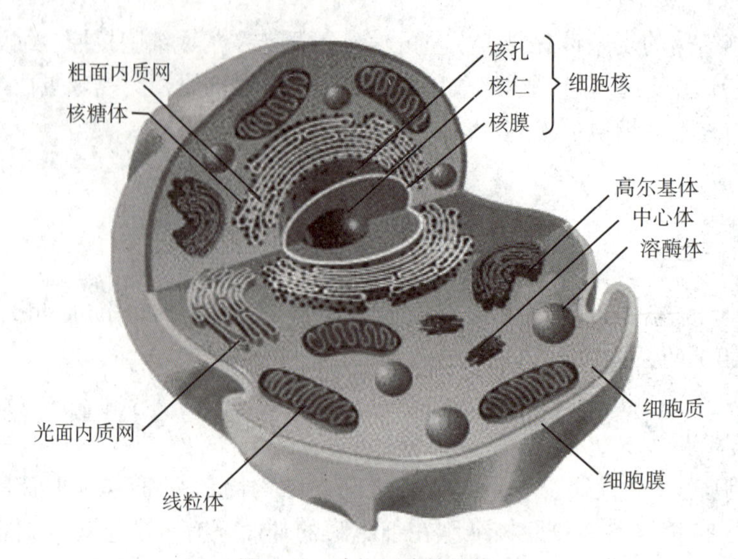

图 2-6 动物细胞的结构

2. 非膜相结构 非膜相结构包括颗粒状或纤维状结构和细胞的骨架系统。颗粒状或纤维状结构主要包括染色质、核仁和核糖体。细胞的骨架系统主要由微管（microtubule）、微丝（microfilament）和中间微丝（intermefilament）构成，它们分散在细胞质中，形成错综复杂的细胞质纤维网。

三、原核细胞与真核细胞的区别

原核细胞与真核细胞的基本特征相同，主要表现在两者都具有脂质双分子组成的细胞膜，都具有 DNA 和 RNA，都有合成蛋白质的核糖体，它们的细胞增殖方式都是一分为二。但是原核细胞和真核细胞在形态机构和功能方面，又存在明显差异，具体见表 2-1。

表 2-1 原核细胞与真核细胞的区别

	原核细胞	真核细胞
细胞大小	小（$<10\mu m$）	大（$10\sim100\mu m$）
细胞壁	肽聚糖	纤维素
细胞核	无	有核膜包裹的成形细胞核
细胞器	只有核糖体	除核糖体外还有许多结构复杂的细胞器
核糖体	70S	80S
遗传物质	双链闭合环状裸露 DNA 不与组蛋白结合	线性双链 DNA 与组蛋白结合形成染色体
遗传物质表达	转录和翻译同时同地点进行	转录在细胞核内，翻译在细胞质中，先转录后翻译
细胞分裂	无丝分裂（二分裂）	无丝分裂、有丝分裂、减数分裂

目标检测

1. DNA 的功能有哪些？
2. 蛋白质的各级结构是如何形成的？
3. 试比较原核细胞与真核细胞。

第三章 细 胞 膜

细胞膜（cell membrane ）即细胞质膜（plasma membrane），是包围在细胞外周的一层薄膜。它不仅是细胞内部与周围环境的动态屏障，更是细胞物质交换和信息传递的通道。真核细胞除了细胞膜外，在细胞内还有各种膜相结构和细胞器，称为细胞内膜系统。人们把细胞膜和细胞内膜系统统称为生物膜（biomembrane），它们具有共同的结构特征。

第一节 细胞膜的化学组成

细胞膜主要由膜脂和膜蛋白组成，另外还有少量糖类，主要以糖脂和糖蛋白的形式存在。膜脂是膜的基本骨架，膜蛋白是膜功能的主要体现者。

一、膜脂

细胞膜上的脂类统称为膜脂。真核细胞膜中膜脂主要包括磷脂、糖脂和胆固醇 3 种类型。

（一）磷脂

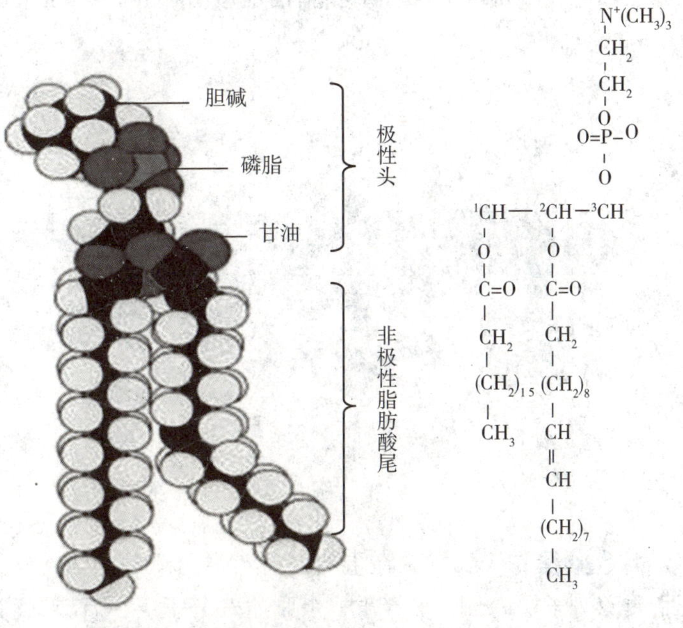

图 3-1 磷脂酰胆碱模型（左）和分子式（右）

磷脂构成了膜脂的基本成分，占整个膜脂的 50% 以上。磷脂又分为甘油磷脂和鞘磷脂两大类。甘油磷脂包括磷脂酰胆碱（卵磷脂）、磷脂酰乙醇胺（脑磷脂）、磷脂酰丝氨酸和磷脂酰肌醇等，其中含量最高的是磷脂酰胆碱，其次是磷脂酰乙醇胺。甘油磷脂分子中都含有甘油骨架，是二酯酰甘油磷酸酯。鞘磷脂在脑和神经细胞膜中含量很高，它以鞘氨醇为骨架，取代了甘油磷脂分子中的甘油。

单个的磷脂分子都是双亲性分子，具有一个极性的头部和两个非极性的尾部（脂肪酸链）（图 3-1）。脂肪酸链的长度、不饱和程度可影响膜的流动性。

（二）胆固醇

胆固醇是存在于人类细胞膜和动物细胞膜上的另一类重要脂类物质，在膜中插在磷脂分子之间，也是双亲性分子，其亲水的羟基头部紧靠着磷脂的头部，固醇环部分固定在近磷脂头部的碳氢链上，其余部分游离。膜脂中的胆固醇可以防止磷脂碳氢链的聚集，具有调节膜流动性的作用。

（三）糖脂

糖脂是细胞膜上含量较少的一种类脂，占膜脂总量的5%以下，在神经细胞膜上糖脂含量较高，占5%～10%。糖脂也是两性分子，其结构与鞘磷脂很相似，只是头部以糖基取代了磷酸和胆碱部分而与鞘氨醇的羟基结合。最简单的糖脂是半乳糖脑苷脂，最复杂、变化最多的糖脂是神经节苷脂。糖脂位于膜的非胞质面，糖基暴露于细胞外表面，其功能主要与膜受体有关，如破伤风毒素、霍乱毒素、干扰素等的受体就是不同的神经节苷脂。

二、膜蛋白

生物膜上的蛋白质称为膜蛋白。根据膜蛋白分离的难易程度及其与脂质双分子层结合的不同方式，膜蛋白可分为三种基本类型，即整合蛋白（integral membrane protein）、外周蛋白（peripheral protein）和脂锚定蛋白（lipid-anchored protein）（图3-2）。

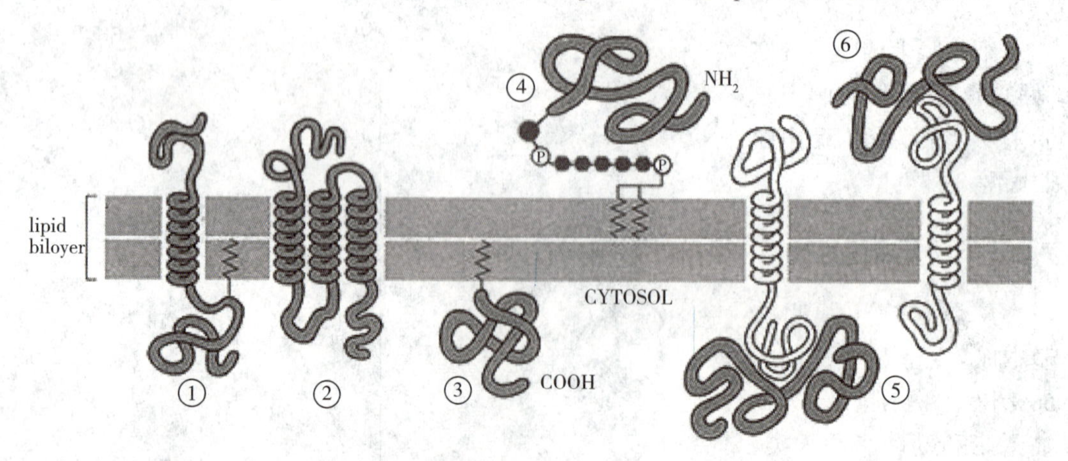

图3-2 蛋白与膜的结合方式

①、②整合蛋白；③、④脂锚定蛋白；⑤、⑥外周蛋白

1. 整合蛋白 又称内在蛋白，占膜蛋白总量的70%～80%。它们以不同的形式嵌入脂质双分子层内部或贯穿于整个脂质双分子层，后者又称为跨膜蛋白。整合蛋白与膜的结合比较紧密，不易分离，只有用去垢剂使膜崩解后才可以分离出来。

2. 外周蛋白 又称外在蛋白，分布在细胞质膜的内外表面，通过非共价键附着在膜脂或跨膜蛋白亲水区。外周蛋白为水溶性蛋白，与膜结合较弱，如改变溶液的离子强度或pH，可将其从膜上分离下来，而不破坏膜的基本结构。

3. 锚定蛋白 又称脂连接蛋白，通过共价键的方式同脂分子结合，位于脂质双分子层的两侧。其中，一类与糖磷脂酰肌醇连接，多分布在质膜外侧，一类与脂肪酸结合，多分布在质膜内侧。

三、膜糖类

真核细胞膜的外表面都含有一定的糖类，糖类与膜蛋白质或膜脂相结合，形成糖蛋白或糖脂。膜糖类占细胞膜质量的 2% ~ 10%，大多数伸展在细胞外表面构成细胞外被，与细胞之间的黏着、细胞免疫及细胞识别有关。

第二节　细胞膜的分子结构与特性

一、细胞膜的分子结构模型

根据大量的实验研究和分析，人们提出了多种关于生物膜的分子结构模型，这里介绍其中几种有代表性的模型。

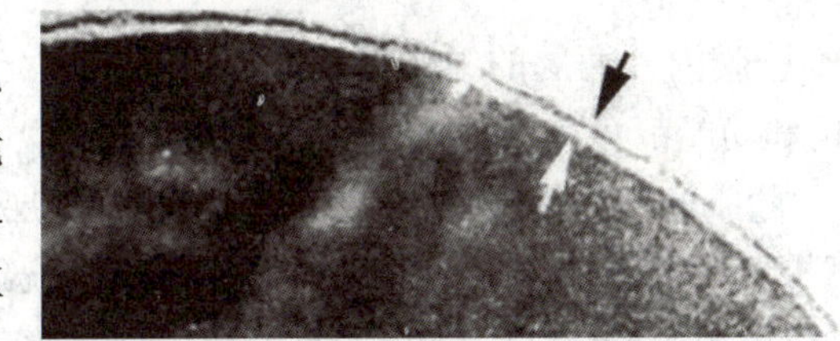
图 3-3　单位膜模型（红细胞膜的结构）

1. 单位膜模型　1959 年由 J. D. Robertson 提出。Robertson 利用电镜观察到，生物膜都有类似的暗 - 明 - 暗三层结构，即内外两层为各 2nm 厚的电子密度高的暗线，中间为 3.5nm 厚的电子密度低的明线，总厚度为 7.5nm，并把这种结构称为单位膜。该模型认为膜的内外两层为蛋白质分子，中间为脂质双分子层。单位膜模型的不足之处在于把膜的动态结构描写成静止的、不变的。

2. 流动镶嵌模型　1972 年 S. J. Singer 和 G. Nicolson 根据免疫荧光技术、冰冻蚀刻技术的研究结果，在单位膜模型的基础上提出“流动镶嵌模型”，目前已被普遍接受。该模型强调了膜的流动性和膜蛋白分布的不对称性，认为细胞膜由流动的脂质双分子层和镶嵌在其中的蛋白质组成。磷脂分子以疏水性尾部相对，极性头部朝向水相，组成生物膜骨架，蛋白质或嵌在脂质双分子层表面，或埋在其内部，或横跨整个脂质双分子层，表现出

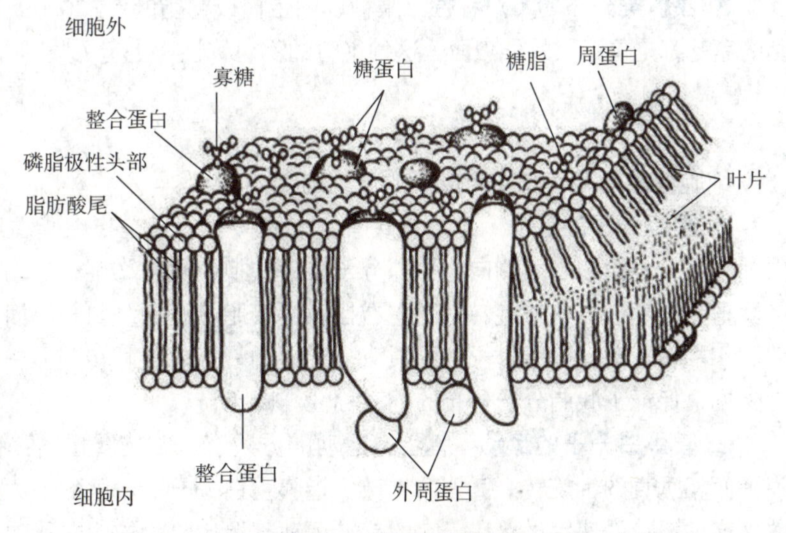

图 3-4　流动镶嵌模型

分布的不对称性(图 3-4)。

随着实验技术的改进及认识的深入，在流动镶嵌模型的基础上，又有人提出了一些新的模型。如 1975 年 D.F.Wallach 提出了一种“晶格镶嵌模型”，认为生物膜中流动的脂类是在可逆地进行无序(液态)和有序(晶态)的相变；1977 年，M.K.Jain 和 H.B.White 又提出了“板块镶嵌模型”，认为膜脂存在不同流动性质的板块。这些模型都是对流动镶嵌模型的完善或补充。1988 年，Simon 还提出了“脂筏模型”，即在生物膜上胆固醇富集而形成有序脂相，如同漂浮在脂质双分子层的“脂筏”一样，载着执行某些特定生物学功能的各种膜蛋白。

由于膜结构的复杂性和功能的多样性，尽管有以上各种模型学说，但仍有许多问题尚未解决，更为完善的分子模型，还有待进一步研究。

二、细胞膜的特性

(一)细胞膜的不对称性

细胞膜内外两层的组分和功能有明显的差异，这种差异称为膜的不对称性。各种膜结构和功能都存在不对称性。

1. 膜脂的不对称性 脂分子在脂质双分子层中呈不均匀分布。如人类红细胞膜上，磷脂酰胆碱和鞘磷脂主要分布在外层，而磷脂酰乙醇胺、磷脂酰丝氨酸和磷脂酰肌醇主要分布在质膜内层。膜脂的不对称性还表现在膜表面具有胆固醇和鞘磷脂等形成的微结构域——脂筏。

2. 膜蛋白的不对称性 膜蛋白的不对称性包括外周蛋白分布的不对称以及整合蛋白内外两侧氨基酸残基数目的不对称。与膜脂不同，膜蛋白的不对称性是指每种膜蛋白分子在细胞膜上都具有明确的方向性。如细胞表面的受体、膜上载体蛋白等，都是按一定的方向传递信号和转运物质。

3. 膜糖类分布的不对称性 膜糖以糖蛋白或糖脂的形式存在，无论是糖蛋白还是糖脂的糖基都是位于膜的外表面。这种绝对的不对称性，决定了膜内外表面功能的特异性。

(二)细胞膜的流动性

细胞膜的流动性是指组成膜的分子的运动性。

1. 膜脂分子的运动 运动方式有：①侧向移动：是指在脂质双分子层的单分子层内，脂类分子沿膜平面侧向与相邻分子快速交换位置。②旋转运动：膜脂分子围绕与膜平面垂直的轴进行快速旋转。③左右摆动：膜脂分子围绕与膜平面垂直的轴进行左右摆动。④翻转运动：膜脂分子从脂质双分子层的一个单层翻转到另一个单层。这种运动极为少见，保证了膜脂分子分布的不对称性。

2. 膜蛋白分子的运动 膜蛋白运动的方式有：①旋转运动：指膜蛋白分子围绕与膜平面相垂直的轴旋转。②侧向扩散：指膜蛋白分子沿着膜的平面进行横向或侧向的扩散。这种运动的速率虽然快于它的旋转运动，但比膜脂的侧向移动要慢得多。

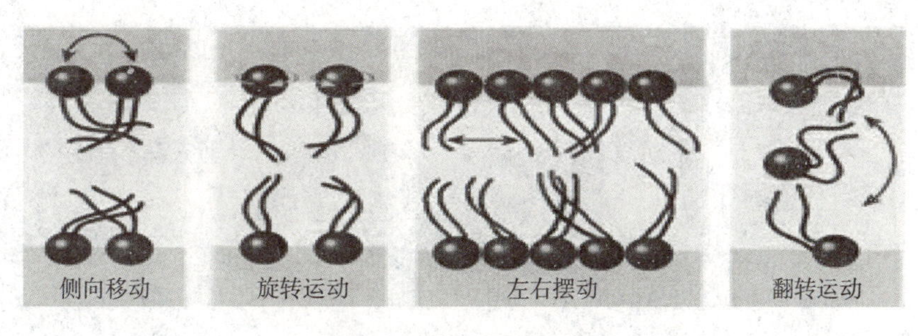

图 3-5 膜脂的分子运动

3. 影响膜流动性的因素 影响膜流动的因素主要来自膜本身的组分、遗传因子及环境因子等。胆固醇的含量增加会降低膜的流动性；脂肪酸链所含双键越多越不饱和，膜流动性越强；长链脂肪酸相变温度高，膜流动性降低；卵磷脂与鞘磷脂比值高则膜流动性增加。其他因素有膜蛋白和膜脂的结合方式、温度、酸碱度、离子强度等均可对膜脂的流动性产生影响。

第三节 细胞膜功能

一、细胞膜与物质运输

细胞膜的物质运输，根据被运输物质进出细胞的形式不同可分为穿膜运输和膜泡运输两种方式。

（一）穿膜运输

穿膜运输是指小分子和离子物质直接通过膜的运输，有三种基本形式，即单纯扩散、易化扩散和主动运输。

1. 单纯扩散（simple diffusion） 又称简单扩散，是指物质顺浓度梯度方向自由穿越脂质双分子层，既不消耗能量也不需要膜蛋白帮助的运输方式。一般说来，脂溶性、分子小且不带电荷的物质如氧、二氧化碳、水、乙醇、尿素、甘油、甾类激素等以此方式通过膜。

2. 易化扩散（facilitated diffusion） 又称协助扩散，借助于特异蛋白的帮助顺浓度梯度、不消耗能量运输物质的方式称易化扩散。易化扩散又分为载体蛋白介导的易化扩散和通道蛋白介导的易化扩散两种方式。

（1）载体蛋白介导的易化扩散：载体蛋白是与特定的物质运输有关的跨膜蛋白或镶嵌蛋白。载体蛋白能特异地与被转运物质进行暂时性的结合，然后通过其构象变化将被转运物质顺浓度梯度从膜的一侧移至膜的另一侧，与被转运物质分离后，载体蛋白又恢复到原有的构象，此种转运方式称为载体蛋白介导的易化扩散（图 3-6）。某些亲水性物质如葡萄糖、氨基酸、核苷酸就是依靠这种方式进出细胞的。

（2）通道蛋白介导的易化扩散：通道蛋白是一类贯穿脂质双分子层的、中央带有

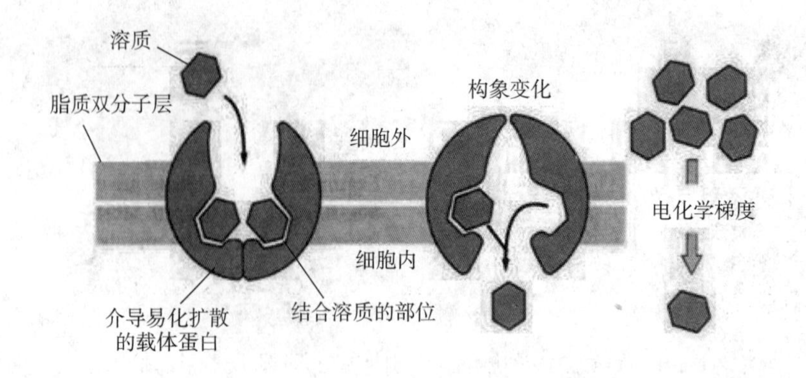

图 3–6 载体蛋白介导的易化扩散示意图

亲水性孔道的膜蛋白。当孔道开放时，物质可经孔道从高浓度一侧向低浓度一侧扩散，称为通道介导的易化扩散（图 3–7）。现发现的通道蛋白主要有两种，即水通道蛋白和离子通道蛋白。水通道能持续开放，使水和一些大小适宜的分子和带电荷的物质通过细胞膜。离子通道对离子通过有高度的选择性，且不是持续开放，只在特定的刺激发生时才瞬间开放，称为闸门通道。受膜两侧特异离子浓度或电位变化的影响才开放的称为电压闸门通道，如电压闸门 Na^+ 通道、电压闸门 K^+ 通道。由于配体与特异受体结合时引起门通道蛋白构象变化而门打开的，称为配体闸门通道，如乙酰胆碱闸门通道，当乙酰胆碱和乙酰胆碱受体结合时，闸门通道打开，使 Na^+、K^+、Ca^{2+} 通过。

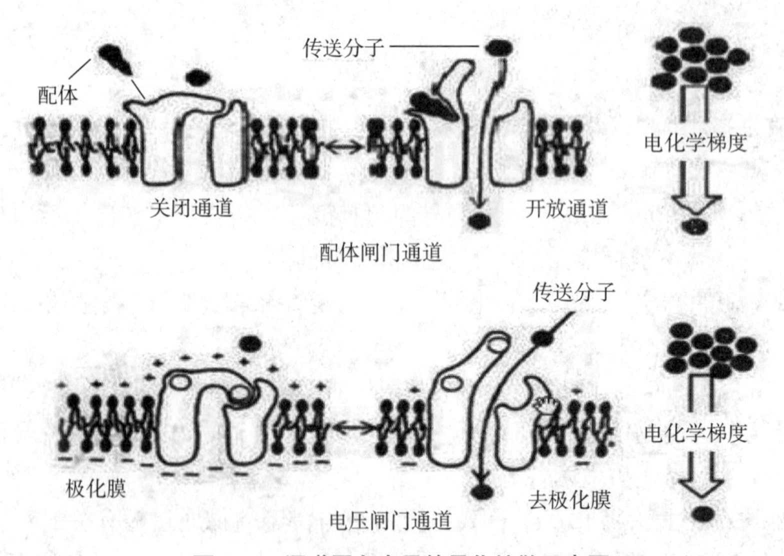

图 3–7 通道蛋白介导的易化扩散示意图

3. 主动运输　主动运输（active transport）是指物质逆着浓度梯度从低浓度一侧通过细胞膜转向高浓度一侧，需要载体蛋白帮助和能量供应的运输方式。正常生活细胞内 K^+ 的浓度比细胞外高，而 Na^+ 的浓度则比细胞外低，细胞内的氨基酸含量也比细胞外高得多，这些现象的持续维持都是细胞膜主动运输的结果。

（1）钠钾泵（Na^+－K^+泵）主动运输：钠钾泵（Na^+－K^+泵）又称为Na^+-K^+-ATP酶（Na^+-K^+-ATPase），它是由2个α亚基（大亚基）和2个β亚基（小亚基）组成的四聚体。α亚基为一个多次跨膜的膜整合蛋白，具有ATP酶活性，在膜的内侧有3个Na^+结合位点与一个ATP结合位点，细胞膜外侧面有2个K^+结合位点和一个乌本苷（Na^+－K^+泵抑制剂）的结合部位。β亚基为糖蛋白，并不直接参与离子的跨膜转运，但能帮助在内质网新合成的α亚基进行折叠，其他功能还不清楚。

Na^+-K^+-ATP酶通过磷酸化和去磷酸化过程发生构象的变化，导致与Na^+、K^+的亲和力发生变化。在膜内侧Na^+与酶结合，激活ATP酶，使ATP分解，酶被磷酸化，构象发生变化，于是与Na^+结合的部位转向膜外侧。这种磷酸化的酶对Na^+的亲和力低，对K^+的亲和力高，因而在膜外侧释放Na^+，同时与K^+结合。K^+与磷酸化酶结合后促使酶去磷酸化，酶的构象恢复原状，于是与K^+结合的部位转向膜内侧，K^+与酶的亲和力降低，使K^+在膜内被释放，而又与Na^+结合（图3-8），其总的结果是每一循环消耗一个ATP，转运出三个Na^+，转进两个K^+。如此反复进行。

动物细胞借助Na^+-K^+泵维持膜电位、调节渗透压、保持细胞容积恒定和驱动糖与氨基酸的主动运输。

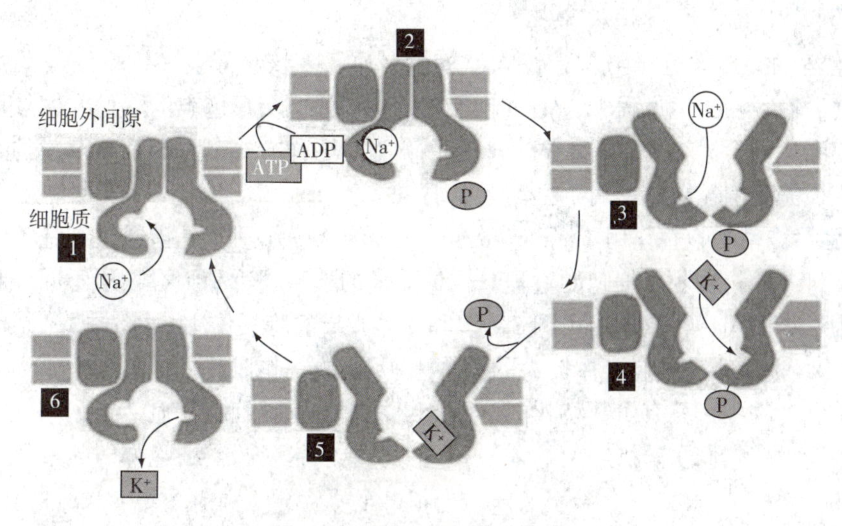

图3-8 Na^+-K^+泵的工作过程

（2）钙离子泵（Ca^{2+}泵）主动运输：钙离子泵（Ca^{2+}泵）又称Ca^{2+}-ATP酶（Ca^{2+}-ATPase），也是一种跨膜蛋白，并广泛分布在细胞膜、肌浆网或内质网膜上，其中以骨骼肌的肌浆网膜上最多。其作用原理与钠钾泵相似，每水解一个ATP转运两个Ca^{2+}到细胞外，形成钙离子梯度。一般细胞质游离Ca^{2+}浓度很低，约10^{-7}mol/L，细胞外Ca^{2+}浓度较高，约10^{-3}mol/L。胞外的Ca^{2+}即使很少量涌入胞内也会引起胞质游离Ca^{2+}浓度显著变化，导致一系列生理反应。钙流能迅速地将细胞外信号传入细胞内，因此Ca^{2+}是一种十分重要的信号物质。肌质网是肌肉细胞内的Ca^{2+}存储器，位于肌质网膜上的Ca^{2+}泵负责将肌肉细胞质中的Ca^{2+}泵入肌质网内，保持肌质网内高浓度的Ca^{2+}。当神经发生冲动，肌细胞膜去极化后，引起肌质网上的钙离子通道打开，大量钙离子进入细胞质，引起肌肉收缩之后由钙泵将钙离子泵回肌质网。

（3）协同运输（cotransport）：协同运输是一类靠 ATP 间接提供能量完成的主动运输方式。物质跨膜运输所需要的能量来自膜两侧离子的电化学浓度梯度，而维持这种电化学势的是钠钾泵或质子泵。动物细胞中常常利用膜两侧 Na^+ 浓度梯度来驱动，植物细胞和细菌常利用 H^+ 浓度梯度来驱动。根据物质运输方向与离子顺浓度梯度的转移方向相同或相反，协同运输又可分为同向协同与反向协同。

同向协同指物质运输方向与离子转移方向相同，如动物小肠细胞对葡萄糖的吸收就是伴随着 Na^+ 的进入，细胞内的 Na^+ 又被钠钾泵泵出细胞外，细胞内始终保持较低的钠离子浓度，形成电化学梯度。在某些细菌中，乳糖的吸收伴随着 H^+ 的进入，每转移一个 H^+ 吸收一个乳糖分子。

反向协同指物质跨膜运动的方向与离子转移的方向相反，如动物细胞常通过 Na^+/H^+ 反向协同运输的方式来转运 H^+ 以调节细胞内的 pH 值，即 Na^+ 进入胞内伴随着 H^+ 的排出。此外质子泵可直接利用 ATP 运输 H^+ 来调节细胞 pH 值。还有一种机制是 Na^+ 驱动的 Cl^-–HCO_3^- 交换，即 Na^+ 与 HCO_3^- 的进入伴随着 Cl^- 和 H^+ 的外流。

（二）膜泡运输

膜泡运输完成大分子与颗粒性物质如蛋白质、多核苷酸、多糖、细菌及细胞碎片等的跨膜运输。在转运过程中，物质包裹在脂质双分子层膜包被的囊泡中，故称为膜泡运输。膜泡运输根据转运方向不同分为胞吞和胞吐两种方式，它们都涉及膜的融合与膜泡的分离，需要消耗能量，属于主动运输。

1. 胞吞作用 胞吞作用（endocytosis）又称为入胞作用，是指通过细胞膜的内陷形成囊泡，将外界物质输入细胞的过程。根据形成的囊泡大小和胞吞物质不同，胞吞作用又可分为吞噬作用、吞饮作用（图 3-9）和受体介导的胞吞作用三种方式。

（1）吞噬作用：细胞内吞较大的固体颗粒物质，如细菌、细胞碎片等，称为吞噬作用。哺乳动物中，只有少数特化的细胞如组织中的巨噬细胞和血液中的中性粒细胞才具有吞噬能力，它们在防御细菌的入侵和清除衰老细胞或凋亡细胞方面起重要作用。

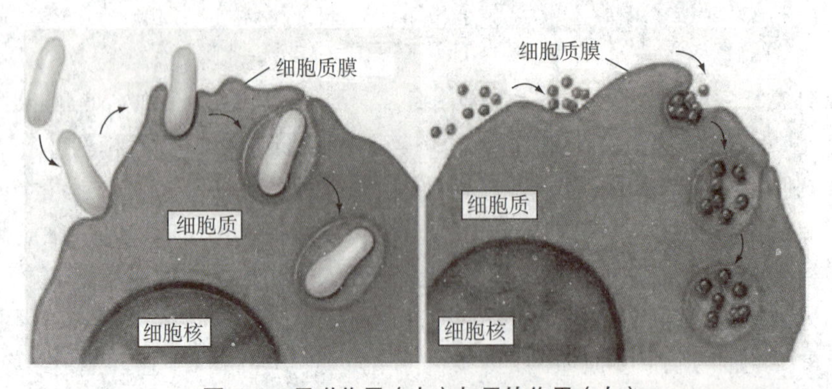

图 3-9 吞噬作用（左）与吞饮作用（右）

（2）吞饮作用：又称胞饮作用，是细胞摄入液体和溶质的过程。胞饮作用存在于人类白细胞、肾细胞、小肠上皮细胞、肝巨噬细胞和植物细胞中。

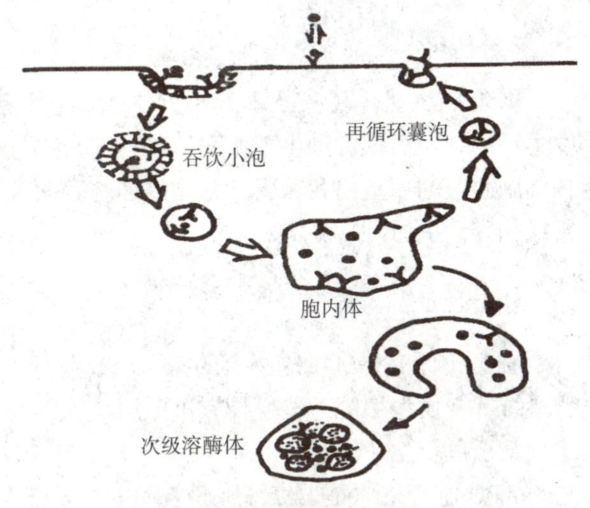

图 3–10 受体介导的吞饮作用

（3）受体介导的胞吞作用：细胞通过受体 – 配体结合而引发的吞饮作用叫受体介导的胞吞作用，是细胞摄入特定大分子的有效途径。被摄取的大分子物质（配体）首先被细胞膜上的受体识别并与之结合，形成受体 – 大分子复合物，然后该处的质膜部位在网格蛋白参与下形成有被小窝，有被小窝凹陷并与质膜脱离后形成为有被小泡，从而将细胞外物质摄入细胞内。受体介导的胞吞作用是一种选择性浓缩机制，既可保证细胞大量地摄入特定分子，同时又避免了吸入细胞外大量的液体，大大提高了内吞效率。低密度脂蛋白（LDL）、转铁蛋白、生长因子、胰岛素等蛋白类激素都是通过这种途径进入细胞的。

2. 胞吐作用 胞吐作用（exocytosis）又称外排作用，与内吞作用相反，是将细胞内的分泌泡或其他膜泡中的物质通过细胞质膜排出细胞的过程（图 3–11）。根据作用的机制不同，胞吐作用可分为组成性分泌途径和调节性分泌途径两种形式。

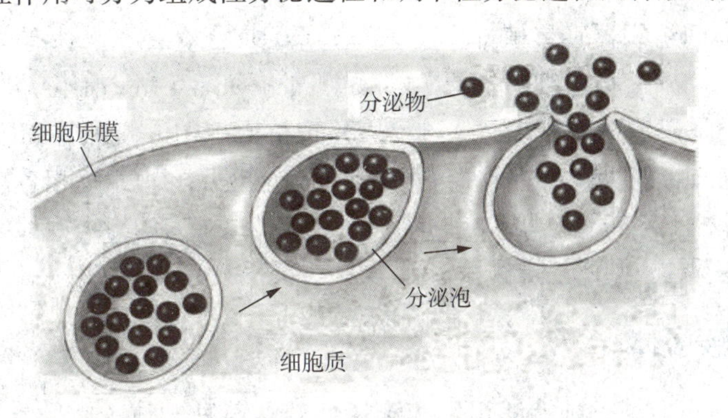

图 3–11 胞吐作用

（1）组成性分泌途径：是指所有真核细胞从高尔基体反面管网区分泌的囊泡向质膜流动并与之融合的稳定过程。通过这种途径，囊泡膜的蛋白和脂质不断供应质膜更新。囊泡内可溶性蛋白分泌到细胞外，成为质膜外周蛋白、细胞外基质组分、营养成分或信号分子。

（2）调节性分泌途径：是指某些特化的细胞，如内分泌细胞、神经细胞合成激素、酶、神经递质之后，暂时储存于分泌囊泡内，只有当细胞接收到细胞外信号（如激素）的刺激时，分泌囊泡才移到细胞膜处，与细胞膜融合，将内容物释放到细胞外的过程。

二、细胞膜抗原

凡能刺激机体免疫系统产生抗体或效应淋巴细胞，并与相应抗体或效应淋巴细胞发生特异结合出现各种生理或病理过程的异物分子，统称为抗原。细胞膜抗原多为镶嵌在细胞膜上的糖蛋白和糖脂。常见的细胞表面抗原有红细胞表面血型抗原和白细胞表面组织相容性抗原。

（一）血型抗原

血型抗原是指红细胞膜上的糖蛋白或糖脂。有若干类型，如 ABO 血型系统、Rh 血型系统等。血型系统对输血具有重要意义，以不相容的血型输血可能导致溶血反应的发生，甚至危及生命。

ABO 血型抗原是人红细胞膜表面的主要抗原。人体 ABO 血型的差异是由抗原糖链的组成及连接顺序决定的。H 抗原是 ABO 血型抗原的共同基础，其抗原糖链的基本结构是 N- 乙酰半乳糖胺 - 半乳糖 -N- 乙酰葡萄糖胺 - 半乳糖 - 岩藻糖，O 型血含 H 抗原；在 H 抗原末端加上 N- 乙酰半乳糖胺形成 A 抗原，在 H 抗原末端加上一个半乳糖形成 B 抗原。A 型血含 A 抗原，B 型血含 B 抗原，AB 型血含 A 抗原和 B 抗原。ABO 血型抗原不仅存在于红细胞膜上，还广泛分布于人体组织细胞和体液中，所以在组织和器官移植时还需考虑红细胞血型的配型。

（二）组织相容性抗原

能引起个体间组织器官移植排斥反应的抗原，广泛存在于人体有核细胞表面，主要是白细胞表面，故又称白细胞抗原（human leucocyte antigen，HLA）。由于该抗原与器官移植后的排斥反应关系密切，又称器官移植抗原。HLA 抗原是细胞膜上的跨膜糖蛋白，由轻、重两条多肽链通过非共价键连接而成。现已知道组织相容性抗原有 140 多种，可组合成各种不同的组织型。除同卵双生子外，每个人的组织型都不相同。异体器官移植若组织型不合，则产生排斥反应。

三、细胞膜受体

受体（receptor）是一种能够识别和选择性结合某种配体（信号分子）的大分子。能与受体结合的物质称为信号分子或配体，包括激素、神经递质、药物、抗原及生长因子等。受体与配体结合即发生分子构象变化，从而引起细胞反应，如介导细胞间信号转导、细胞间黏合、胞吞等过程。存在于细胞膜上的受体叫膜受体。在于细胞质或细胞核内的受体叫核受体。

（一）细胞膜受体结构

细胞膜受体是细胞膜上的一类特殊的膜内在蛋白，大多数为跨膜糖蛋白，也有脂蛋白。一般至少包括两个功能区域：①与配体结合的区域，是受体位于细胞膜外表面的部分；②产生效应的区域，是受体位于细胞内表面的部分。

（二）膜受体的类型与信号传递

根据膜受体结构和功能的不同，可将其分为三类（图 3–12）。

1. 离子通道受体　这类受体由单一肽链 4 次跨膜形成 1 个亚单位，并由 4~5 个亚单位组成跨越细胞膜的离子通道。离子通道的“开”和“关”受细胞外配体的调节，如 N 型乙酰胆碱、脑内 GABA、甘氨酸、谷氨酸、天门冬氨酸等受体。该类受体主要存在于神经、肌肉等可兴奋细胞膜上，在神经冲动的快速传递中起作用。

2. 酶偶联受体　大多数为由单条肽链组成的一次跨膜糖蛋白，其胞外区 N 端有配体结合部位，胞内区 C 端有酪氨酸激酶活性。能促其本身酪氨酸残基的自我磷酸化而增强此酶活性，再促使其他底物酪氨酸磷酸化，激活胞内蛋白激酶，增加 DNA 及 RNA 合成，加速蛋白合成，从而产生细胞生长分化等效应。如胰岛素、胰岛素样生长因子、上皮生长因子、血小板生长因子的受体。

3. G 蛋白偶联受体　是单一肽链 7 次跨膜糖蛋白受体，胞内部分有鸟苷酸结合调节蛋白（G– 蛋白）的结合区，信号分子激活受体后，通过兴奋性 G– 蛋白（Gs）或抑制性 G– 蛋白（Gi）的介导，活化或抑制细胞膜上的腺苷酸环化酶，使 cAMP 增加或减少，引起兴奋或抑制效应，即通过环腺苷酸（cAMP）信号通路实现细胞对外界的应答，这是真核细胞应答激素反应的主要机制之一。另外信号分子激活受体后，通过 G– 蛋白介导，还可活化质膜上的磷脂酶 C，催化位于膜内层的 4，5– 二磷酸磷脂酰肌醇分解为二酰甘油（DG）和 1，4，5– 三磷酸肌醇（IP_3）两个信使。IP_3 进入胞质内，使胞质内的 Ca^{2+} 浓度升高，Ca^{2+} 与钙调蛋白（CaM）结合，激活 CaM，引起细胞反应；DG 结合于质膜，激活与质膜结合的蛋白激酶 C（PKC），参与众多的生理过程，即通过肌醇磷脂信号通路实现细胞对外界的应答。

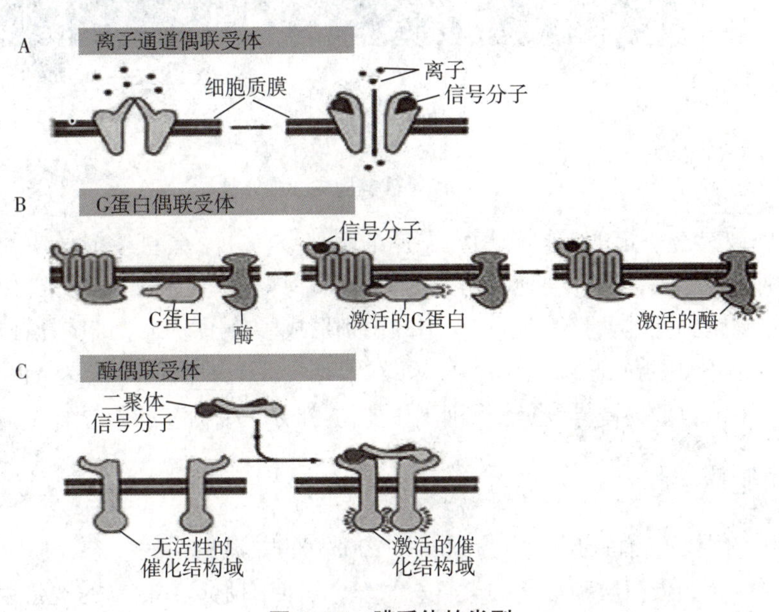

图 3–12　膜受体的类型

第四节 细胞表面与细胞连接

一、细胞表面

细胞表面（cell surface）是指包围在细胞质外层的一个结构复合体系和多功能体系。其结构以质膜为主体，包括质膜外的细胞外被（cell coat）和质膜内侧的胞质溶胶（cytosol）。广义的细胞表面还包括细胞连接和表面的特化结构。

（一）细胞外被

动物细胞表面存在着一层富含糖类物质的结构，称为细胞外被或糖萼（glycocalyx）。其厚 10 ~ 20nm，边界不甚明确。细胞外被是由构成质膜的糖蛋白和糖脂伸出的寡糖链组成的，实质上是质膜结构的一部分（图 3-13）。

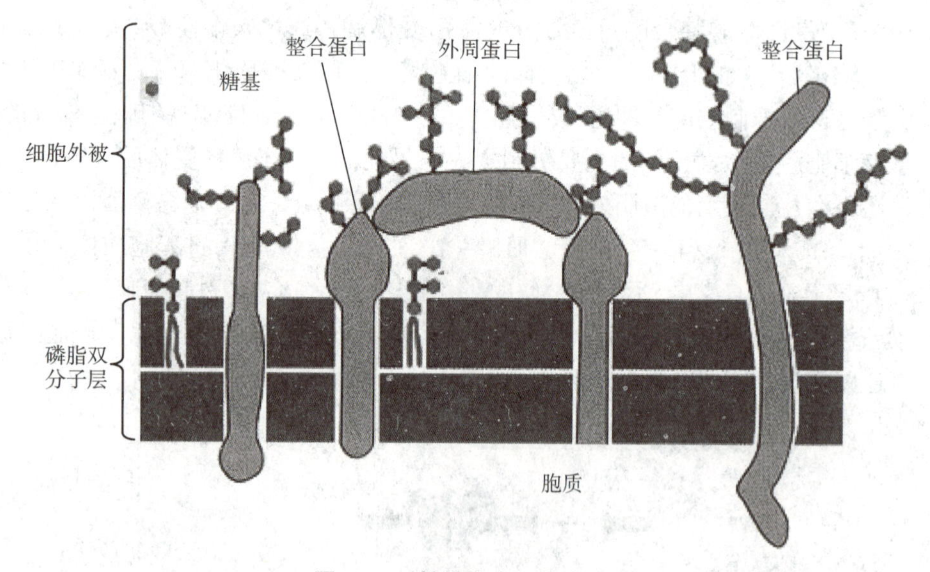

图 3-13 糖链构成细胞外被

细胞外被具有一定的保护作用，去掉细胞外被，并不会直接损伤质膜。细胞外被与细胞识别密切相关，每种细胞寡糖链的单糖残基具有一定的排列顺序，编成了细胞表面的密码，它是细胞的“指纹”，为细胞的识别形成了分子基础。细胞外被还决定血型，血型实质上是不同的红细胞表面抗原，如红细胞质膜上的糖鞘脂就是 ABO 血型系统的血型抗原，不同血型的差异只是糖鞘脂中的糖链部分一个糖基的差异。

（二）胞质溶胶

细胞膜的内表面有一层厚度为 100 ~ 200nm 的黏滞透明的胶态物质，称为胞质溶胶，其主要成分为蛋白质和丰富的微管、微丝，可使细胞具有较高的抗张强度，并能维持细胞的形态和运动。

（三）细胞表面的特化结构

有些细胞的游离面还分化出微绒毛、纤毛、鞭毛等特化结构。微绒毛是消化道上皮细胞管腔面的细胞膜向管腔伸出的指状突起，主要作用是扩大细胞的表面积，以利于营养物质的吸收。鞭毛是微管特化的细胞器，与细胞的运动有关，如精子的鞭毛。纤毛短而多，常分布于管腔上皮细胞的游离面，它们向一个方向摆动，推动管腔上皮细胞表面的液态或颗粒物前进，如支气管上皮细胞纤毛、输卵管上皮细胞纤毛等。

二、细胞连接

细胞与细胞间或细胞与细胞外基质的联结结构称为细胞连接（cell junction）。细胞连接的体积很小，只有在电镜下才能观察到，结构上包括膜特化部分、质膜下的胞质部分及质膜外细胞间的部分。细胞连接根据其行驶功能的不同可分为三大类，即紧密连接（tight junction）、锚定连接（anchoring junction）和间隙连接（gap junction）。

（一）紧密连接

紧密连接又称封闭小带，存在于脊椎动物的上皮细胞间（图 3-14），长度为 50 ~ 400nm，相邻细胞之间的质膜紧密结合，没有缝隙。电镜下可见相邻细胞质膜中的跨膜蛋白对应相接“焊接”成条状嵴线，嵴线纵横交错，汇合成网状。

紧密连接的主要作用是封闭相邻细胞间的接缝，防止溶液中的分子沿细胞间隙渗入体内，从而保证了机体内环境的相对稳定，消化道上皮、膀胱上皮、脑毛细血管内皮以及睾丸支持细胞之间都存在紧密连接。后二者分别构成了脑血屏障和睾血屏障，能保护这些重要器官和组织免受异物侵害。另外，紧密连接可形成上皮细胞质膜膜蛋白与膜脂分子侧向扩散的屏障，从而维持上皮细胞的极性。如小肠上皮细胞的紧密连接结构，使肠腔内营养物质只能从上皮细胞的顶部运入细胞内，以保证物质转运的方向性。

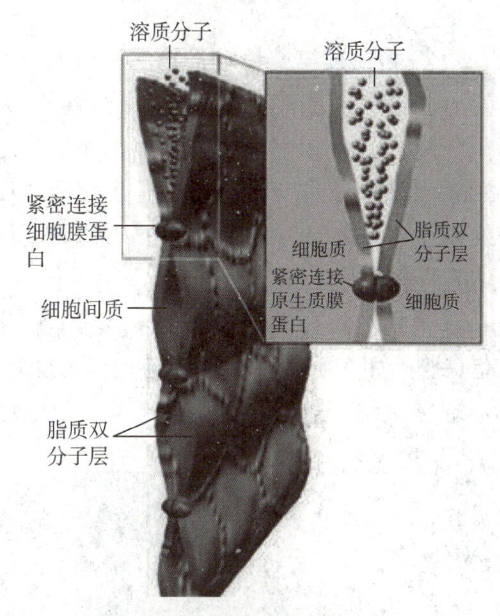

图 3-14 紧密连接的模式图

（二）锚定连接

锚定连接是指通过骨架系统将细胞与相邻细胞或细胞与细胞外基质相连接。根据参与连接的细胞骨架纤维种类不同，可分为黏着连接与桥粒连接两种。

1. 黏着连接 是由肌动蛋白丝介导的锚定连接形式，可分为细胞与细胞之间形成

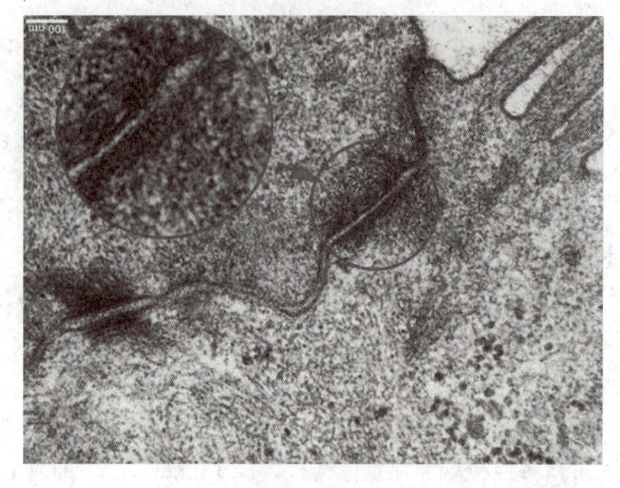

图 3-15 黏着带位于紧密连接下方

的黏着带和细胞与细胞外基质之间形成的黏着斑两种。

黏着带位于某些上皮细胞紧密连接的下方，呈带状环绕细胞（图 3-15）。黏着带处膜间隙约 30nm，其间由钙黏蛋白形成胞间横桥相连接，在质膜的内侧有几种附着蛋白与钙黏蛋白结合在一起，黏着带处的质膜下方有与质膜平行排列的肌动蛋白束，钙黏蛋白通过附着蛋白与肌动蛋白束相结合。

黏着斑是细胞与细胞外基质间（细胞与基膜间）的连接，连接处的质膜呈盘状，称为黏着斑。通过整联蛋白把细胞中的肌动蛋白束和基质连接起来。黏着斑的形成与解离，对细胞的贴附铺展或迁移运动有重要意义。

2. 桥粒连接 桥粒连接广泛分布于承受强拉力的组织中，如皮肤、口腔、食管等处的上皮细胞之间。根据其分布位置不同，可以分为桥粒和半桥粒两种。

桥粒是位于黏着带下方，相邻细胞之间形成的一种类似纽扣状的结构，膜间隙约 30nm，质膜下方有细胞质附着蛋白质，形成一厚 15 ~ 20nm 的致密斑，斑上有中间纤维相连，桥粒中间为钙黏蛋白，相邻细胞中的中间纤维通过致密斑和钙黏素构成了穿胞细胞骨架网络（图 3-16）。

半桥粒相当于半个桥粒，但功能和化学组成与桥粒不同。它通过细胞质膜上的膜蛋白整合蛋白将上皮细胞锚定在基底膜上，在半桥粒中，中间纤维不是穿过而是终止于半桥粒的致密斑内。

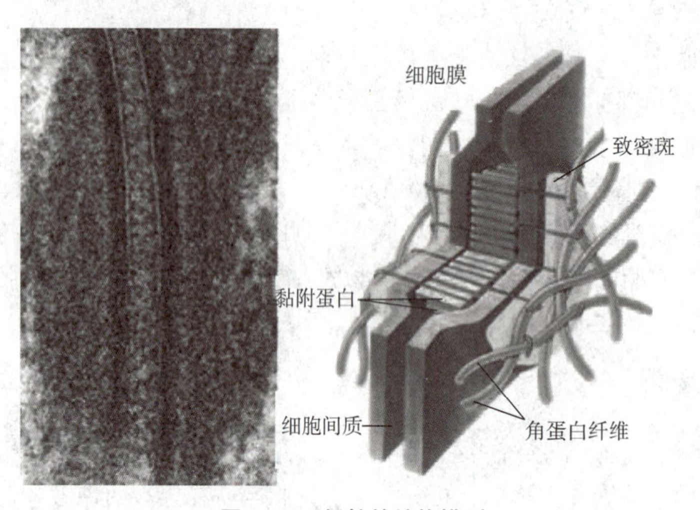

图 3-16 桥粒的结构模型

（三）间隙连接

间隙连接又称缝隙连接，是存在于骨骼肌细胞和血细胞之外的所有动物细胞间最普遍的细胞连接方式。连接处相邻细胞膜之间有 2 ~ 4nm 的缝隙，膜上分布着跨膜蛋白整齐排列的连接子。每个连接子由 6 个跨膜蛋白亚单位环绕而成，中心形成一个直径约为 1.5nm 的孔道。相邻细胞质膜上的两个连接子对接，孔道对应构成亲水小管，细胞内的离子和小分子物质可借此通往相邻的细胞（图 3–17）。

间隙连接除连接细胞外，主要功能是偶联细胞通讯，包括代谢偶联和电偶联。如葡萄糖、氨基酸、核苷酸、维生素等水溶性物质在细胞间的分配属代谢偶联。而由于连接处的电阻抗（电导率或电性能）变低，带电离子极易通过而直接在相邻细胞间传导，导致组织或细胞群同步活动的方式属电偶联，如心肌的收缩和小肠平滑肌的蠕动。

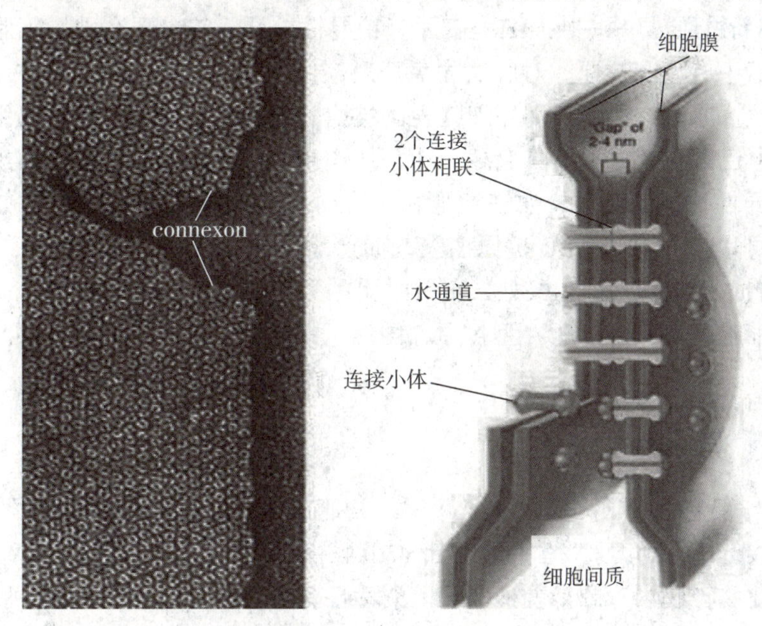

图 3–17　间隙连接模型

第五节　细胞膜与疾病

细胞膜是细胞与环境之间的界膜，是细胞的重要组成部分，对维持细胞内环境的稳定、调节细胞的各种生命活动十分重要。细胞膜结构和功能受损将导致细胞乃至机体功能的紊乱，并由此引起疾病。

一、细胞膜与肿瘤

1. 糖蛋白改变　糖蛋白在如下几个方面的改变都可能与肿瘤有关：①在膜上某种糖蛋白的丢失：各种肿瘤细胞都有粘连蛋白的缺失，失去了原来正常细胞与细胞之间的黏着作用，这样，肿瘤细胞彼此之间黏着性和亲和力降低，使肿瘤细胞易于脱落，浸润病灶周围组织或者通过血液、淋巴液转移到其他部位。②糖蛋白链的改变：糖蛋白出现唾液酸化，使癌细胞表面唾液酸残基增加，这点与肿瘤细胞的免疫逃避现象有关，使机体免疫活性细胞不能识别与攻击它。③合成新的糖蛋白：如小鼠乳腺癌细胞可产生一种表面糖蛋白，它掩盖小鼠主要组织相容性抗原，使肿瘤细胞具有可移动性。

2. 糖脂改变 细胞膜上的糖脂含量相对较少，但具有重要的生理功能，例如在结肠癌、胃癌、胰腺癌和淋巴癌细胞中，都发现有鞘糖脂组分的改变及肿瘤细胞自己特有的新糖脂合成。糖脂改变可表现在糖链缩短、糖基缺失，可能是与酶的活化或抑制有关。

3. 表面降解酶的改变 与正常细胞比较，肿瘤细胞表面的糖苷酶和蛋白水解酶活性增加，这样使细胞膜对蛋白质和糖的传送能力增强，为肿瘤细胞的分裂增殖提供物质基础。

4. 出现新抗原 一些肿瘤细胞表面有特异性抗原，它出现在肿瘤细胞膜上，如肠癌患者血清中有癌胚抗原。对肿瘤的免疫反应，主要由T淋巴细胞完成。T淋巴细胞表面特异化抗原受体能够识别癌细胞表面抗原，并与之结合激活T淋巴细胞，使之释放一系列淋巴因子，对肿瘤具有溶解和杀伤作用。某些肿瘤细胞膜表面出现原有抗原的消失和异性抗原的产生，如红细胞和血管内皮细胞膜的ABO抗原，如果这部分发生肿瘤，可以使原有的ABO抗原消失，而产生异性抗原，机体对肿瘤的正常免疫功能受到影响，而出现疾病。又如，正常时胃黏膜表面只有单一的O型抗原，而病变后，在胃癌细胞膜表面可出现A型抗原，增加了一单糖残基，这可能与某些糖基转移酶活性改变有关。

二、细胞膜与衰老

细胞膜与衰老也有很大关系。老化的红细胞跟正常红细胞相比，其膜面积减少，膜上的唾液酸、植物凝集素受体蛋白和带4.1b膜蛋白等均减少。膜脂易被氧化而受损，膜脂的过氧化物产物丙二醛，能抑制膜上酶活性，还使膜脂流动性降低，膜变形性减低。这些膜成分和膜性质的改变直接影响了红细胞的功能和寿命，导致衰老。

三、细胞膜与毒物

外源性毒物对细胞膜的损伤必然导致细胞膜结构上的改变和功能上的异常，而危及细胞的生命活动。有害物质中一般包括各种有害粉尘、各种金属化合物和有机化合物。如：粉尘毒物石英或称二氧化硅，是矽肺的致病因子，威胁着患者的生命。石英的立体表面上硅醇基团的物理化学性质在引起细胞膜损伤过程中起作用。用石英分别作用于巨噬细胞和红细胞可导致细胞膜的破坏，对红细胞会造成溶血作用。石英也与细胞膜上的蛋白质结合，使膜蛋白的构象发生变化，影响膜蛋白对细胞膜的稳定作用，柠檬酸铝可与石英起拮抗作用，从而保护细胞膜不受石英的破坏。

四、受体蛋白缺损与功能不全

膜受体在结构和数量上发生改变可能导致疾病或机体功能不全。例如，无丙种球蛋白血症患者的 B 淋巴细胞膜上缺少作为抗原受体的免疫球蛋白，那么 B 淋巴细胞就不能接受抗原刺激分化为浆细胞，也不能产生相应的抗体，这样机体抗感染功能严重受损，使患者常反复出现肺部感染疾病。又如，1 型糖尿病患者由于细胞膜表面胰岛素受体数目减少，使胰岛素不能与细胞膜受体结合产生生物学效应，导致糖尿病的发生。再如，重症肌无力症患者由于体内产生了乙酰胆碱受体的抗体，此抗体会与乙酰胆碱受体结合，封闭乙酰胆碱作用。该抗体还可以促使乙酰胆碱受体分解，使患者的受体大大减少，从而导致重症肌无力症。

家族性高胆固醇血症患者由于 LDL 受体缺陷，或因受体对 LDL 连接部位缺失，或因受体部位有被小窝的缺失，三者都影响 LDL 受体与 LDL 在细胞膜表面有被小窝处结合，使细胞对 LDL 的摄取障碍，结果导致血液中胆固醇含量比正常人高出一倍，患者出现持续性高胆固醇血症，未成年便发生动脉粥样硬化，多死于冠心病。

膜受体在结构和数量上发生缺陷，多数是由于基因突变导致的遗传性疾病。

五、物质运输紊乱

胱氨酸尿症是一种遗传性膜运输异常疾病，系患者肾小管上皮细胞运输胱氨酸及双氨基氨基酸的载体蛋白缺陷所导致。患者肾小管上皮细胞运输胱氨酸载体蛋白变化会使肾小球滤出的原尿中的四种氨基酸重吸收出现障碍，导致通过尿液过量排除四种氨基酸，使患者血液中相应氨基酸含量大大下降，而尿中的含量过高形成晶体，导致尿路结石和肾结石，引起肾功能损伤。

肾性糖尿是肾小管上皮细胞葡萄糖重吸收障碍所导致，使得血糖正常情况下尿中出现葡萄糖。当患者肾小管上皮细胞膜运输葡萄糖的载体功能缺陷时，将使葡萄糖的重吸收出现障碍，引起糖尿。

知识拓展

乌本苷（ouabain）、地高辛（digoxin）等强心剂能抑制心肌细胞 Na^+–K^+ 泵的活性，从而降低钠钙交换效率，使内流钙离子增多，加强心肌收缩，因而具有强心作用。

目标检测

1. 细胞膜的基本特性是什么？
2. 细胞膜液态镶嵌模型的基本要点是什么？
3. 以 Na^+–K^+ 泵为例，简述细胞膜的主动运输过程。
4. 大分子和颗粒物质的跨膜运输方式有哪几种？

第四章　细胞内膜系统

细胞内膜系统（endomembrane system），是指细胞内在结构、功能及其发生上相互关联的膜性结构细胞器的总称。主要包括内质网、高尔基复合体、溶酶体、各种转运小泡、过氧化物酶体等。

内膜系统是细胞进化过程中膜性结构高度分化和特化的产物，是真核细胞特有的结构。膜性网状结构将细胞内部区分为不同的功能区域，保证各种生理、生化反应过程得以彼此独立、互不干扰地在特定的区域内进行和完成。同时，丰富的膜表面在细胞有限的范围内，扩大了各种酶的分布面积，有利于生化反应高效地进行，细胞的代谢活动由此大大提高。

第一节　内　质　网

内质网由 K.R.Porter 等人于 1945 年发现。他们在电镜下观察培养的小鼠成纤维细胞时，发现细胞质内部具有网状结构，故名内质网（endoplasmic reticulum，ER），后来发现内质网不仅存在于细胞的“内质”部，通常还扩展到靠近细胞膜的外质区，甚至与细胞膜相连。内质网存在于除哺乳动物成熟的红细胞以外的各种细胞中。

一、内质网的形态结构与类型

内质网是由一层单位膜围成的形态、大小不同的小管、小泡、扁囊状结构相互连接形成的一个连续封闭的网状管道系统（图 4–1）。

内质网膜约占细胞总膜面积的一半，体积占细胞总体积的 10% 以上。不同类型的细胞中，内质网的数量、类型和形态差异很大，同一细胞的不同发育阶段甚至在不同的生理状态下，内质网的结构和功能也发生明显的变化。

根据内质网膜外表面有无核糖体颗粒附着，把内质网分为两大类，即粗面内质网（RER）和光面内质网（SER）（图 4–2）。RER 多呈排列较为整齐的扁平囊状，膜外表面有核糖体附着。SER 呈分支管状或小泡状，表面光滑，无核糖体附着，并常常与粗面内质网相互连通。两种类型的内质网在不同的细胞中的分布有所不同。在胰腺外分泌细胞和浆细胞中，粗面内质网特别丰富；而在肾上腺皮质细胞、睾丸间质细胞中滑面内质网含量丰富；横纹肌细胞中全为滑面内质网，称为肌质网；肝细胞中粗面内质网和滑面内质网都很丰富。细胞不含纯粹的 RER 或 SER，它们分别是内质网连续结构的一部分。

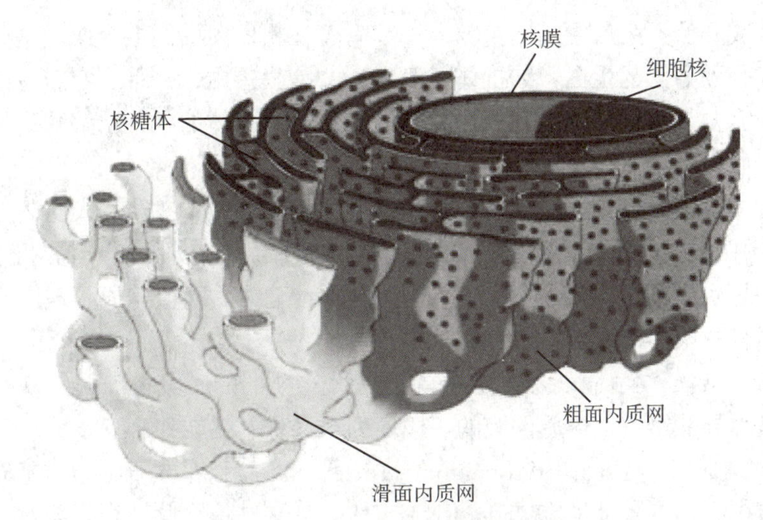

图 4-1 内质网的形态模式图

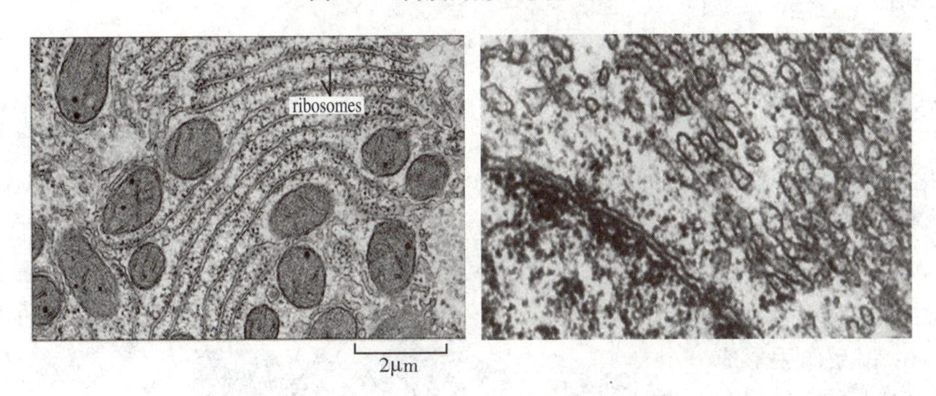

图 4-2 电镜下粗面内质网（左）与滑面内质网的形态（右）

二、内质网的化学组成

内质网与生物膜系统一样也是由脂类和蛋白质构成，比例大约为 1∶2。脂类主要是磷脂，磷脂中磷脂酰胆碱含量很多，鞘磷脂含量则很少。

内质网有 30 多种膜结合蛋白，另有 30 多种位于内质网腔，这些蛋白的分布具有异质性，葡萄糖 -6- 磷酸酶，普遍存在于内质网，被认为是标志酶，核糖体结合糖蛋白（ribophorin）只分布在粗面内质网，细胞色素 P450 酶系只分布在滑面内质网。

三、内质网的功能

内质网的主要功能是合成蛋白质和脂类。分泌性蛋白和跨膜蛋白的合成、加工修饰及转运都是在粗面内质网中进行的。而滑面内质网主要是合成脂类，除满足自身需要外，还提供给高尔基复合体、溶酶体、内体、质膜、线粒体等膜性细胞结构。

（一）粗面内质网的功能

1. 蛋白质合成 蛋白质都是在核糖体上合成的，并且起始于细胞质基质，但是有些蛋白质在合成开始不久后便随同核糖体一起附着在粗面内质网上合成。这些蛋白质主要有：①向细胞外分泌的蛋白，如抗体、激素；②跨膜蛋白，并且决定膜蛋白在膜中的排列方式；③需要与其他细胞组合严格分开的酶，如溶酶体的各种水解酶；④需要进行修饰的蛋白，如糖蛋白。

核糖体是如何附着到内质网膜上去的？新生的分泌性蛋白质多肽链又是怎样被转移到内质网腔中的？对此，1975 年，G. Blobel 和 D. Sabatini 等提出了信号假说（signal hypothesis），认为蛋白质上的信号肽，指导蛋白质转至内质网上合成。现已确认，蛋白质转入内质网合成至少涉及 5 种成分。

（1）信号肽（signal peptide）：是指新合成肽链 N 端的一段特殊的氨基酸序列。由于信号肽又是引导肽链进入内质网腔的一段序列，又称开始转移序列。

（2）信号识别颗粒（signal recognition particle，SRP）：存在于细胞质基质中，属于一种核糖核蛋白，由 6 条肽链和 7S 的 RNA 组成。SRP 与信号肽结合，导致蛋白质合成暂停。

（3）SRP 受体（SPR receptor）：是膜的整合蛋白，为异二聚体蛋白，存在于内质网膜上，可与 SRP 特异结合，使正在合成蛋白质的核糖体停靠到内质网上。

（4）停止转移序列（stop transfer sequence）：肽链上的一段特殊序列，与内质网膜的亲和力很高，能阻止肽链继续进入内质网腔，使其成为跨膜蛋白质。

（5）易位子（translocator，translocon）：位于内质网膜上，由易位子相关蛋白（TRAP）和 Sec61 蛋白构成。TRAP 选择性地识别信号序列，并与 Sec61 相互作用形成一个以 Sec61 为核心、TRAP 侧向延伸的椭圆状转运通道，从而靶向新生肽链进入内质网腔。

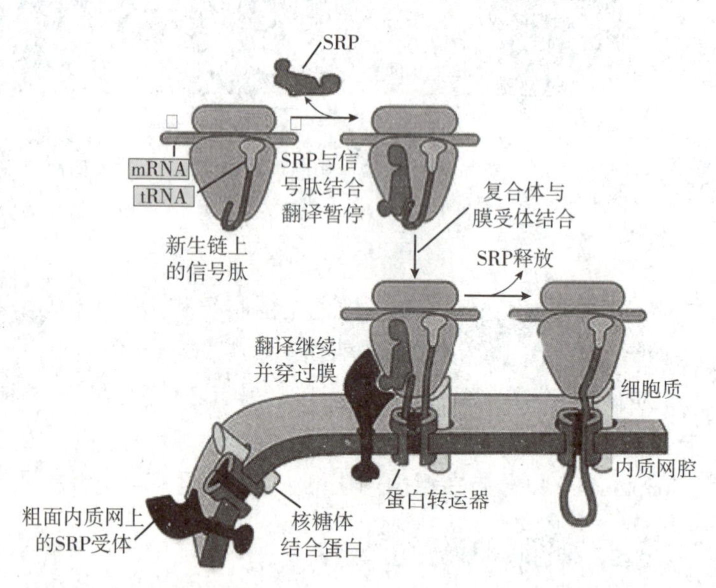

图 4-3 蛋白质转移到内质网上合成的过程

蛋白质转入内质网合成的过程：信号肽与 SRP 结合→肽链延伸终止→ SRP 与受体结合→核糖体与易位子结合→ SRP 脱离信号肽→肽链在内质网上继续合成，同时信号肽引导新生肽链进入内质网腔→信号肽切除→肽链延伸至终止→翻译体系解散，易位子关闭（图 4-3）。

2. 蛋白质的修饰与加工 蛋白质的修饰与加工包括糖基化、羟基化、酰基化和二硫键形成等，其中最主要的是糖基化。糖基化伴随着多肽合成同时进行，几乎所有内质网上合成的蛋白质最终都被糖基化。糖基化的作用是：①使蛋白质能够抵抗消化酶的作用；②赋予蛋白质传导信号的功能；③某些蛋白只有在糖基化之后才能正确折叠。

糖基化有两种连接方式。O- 连接的糖基化，与丝氨酸、苏氨酸和羟赖氨酸的 -OH 连接，连接的糖为半乳糖或 N- 乙酰半乳糖胺。在高尔基体中进行 O- 连接的糖基化。N- 连接的糖基化，与天冬酰胺残基的 $-NH_2$ 连接，连接的糖为 N- 乙酰葡糖胺。在内质网中进行的为 N- 连接的糖基化。

3. 新生肽链的折叠、组装和运输 进入到内质网腔内的多肽链要在内质网腔内进行折叠。经过正确折叠和装配的蛋白质才能通过内质网并以衣被小泡的形式运输到高尔基复合体内，而折叠不正确的肽链或未装配成寡聚体的蛋白质亚单位，不论是在内质网上还是在腔中，一般都不能进入高尔基复合体，这类多肽一旦被识别，便通过 Sec61p 复合体从内质网腔转至细胞质基质，进而通过泛素化依赖性降解途经被蛋白酶体降解。

蛋白质折叠需要内质网腔内可溶性驻留蛋白的参与，如蛋白二硫键异构酶、结合蛋白。这类蛋白能特异性地识别新生肽链或部分折叠的多肽并与之结合，帮助这些多肽进行折叠、装配和转运，但本身并不参与最终产物的形成，只起陪伴、监督作用，故称为分子伴侣。蛋白二硫键异构酶附着在内质网膜的腔面上，可反复切断和形成二硫键，以帮助新合成的蛋白质处于正确的折叠状态。结合蛋白可以识别不正确折叠的蛋白或未装配好的蛋白亚单位，并促进它们重新折叠与装配。一旦这些蛋白形成正确构象或装配完成，便与结合蛋白分离，进入高尔基复合体。最新研究证明，结合蛋白属于热休克蛋白 70（HSP70）家族的新成员，遍布于内质网中。

（二）滑面内质网的功能

1. 脂类的合成 脂类合成是滑面内质网最为重要的功能之一。滑面内质网合成构成细胞所需的包括磷脂和胆固醇在内的几乎所有膜脂。磷脂合成酶是内质网膜整合蛋白，活性位点朝向细胞基质。基质侧合成的磷脂，借助磷脂转位因子 / 转位酶的作用，转移到内质网腔面。磷脂转运有两种方式：以出芽方式由内质网到高尔基复合体；由磷脂转换蛋白（PEP）参与从内质网到基质再到靶膜。小肠上皮细胞中的滑面内质网可将甘油一酯和脂肪酸合成为脂肪，并与蛋白质结合形成脂蛋白，然后由高尔基复合体分泌出去。在肾上腺皮质细胞、睾丸间质细胞和黄体细胞中滑面内质网很发达，膜上含有合成胆固醇和转化为类固醇激素的全套酶系，所以滑面内质网能合成胆固醇并进一步转化为肾上腺激素、雄激素和雌激素等类固醇激素。

2. 解毒作用 机体中外源性、内源性毒素及药物分解解毒主要由肝细胞中的滑面内质网来完成。在肝细胞的滑面内质网中富含氧化酶系如 P450 酶系，毒物和药物等经氧化酶的作用可解除毒性，或转化为易于排泄的物质。

3. 糖原的分解 肝细胞中滑面内质网常与糖原相伴随。实验证明其滑面内质网膜上含有 6- 磷酸葡萄糖酶，该酶可将肝糖原降解产生的 6- 磷酸葡萄糖分解为磷酸和葡萄糖，葡萄糖转移入内质网腔再被释放到血液中。

4. 肌肉收缩 肌细胞中含有发达的特化的滑面内质网，称为肌浆网。肌浆网膜上

的 Ca^{2+}-ATP 酶可将细胞质基质中的 Ca^{2+} 泵入肌浆网腔，因此肌浆网具有储存 Ca^{2+} 的作用。当肌细胞受到神经冲动刺激后，肌浆网内 Ca^{2+} 释放，引起肌肉收缩。

第二节　高尔基复合体

1898 年，意大利学者 Golgi 用银染技术研究猫头鹰的神经细胞时，在光学显微镜下观察到细胞质中有一种嗜银的网状结构，称为内网器。后来证实，这种细胞器广泛存在于脊椎动物的各种细胞中，后人命名为高尔基体。20 世纪 50 年代，电子显微镜下证实，这种细胞器是由几部分膜性结构共同组成的，称为高尔基复合体（Golgi complex）。

高尔基复合体在细胞中的位置和数量分布，与细胞的种类和功能状态有关。在神经细胞中一般是围绕细胞核分布，在胰腺细胞、上皮细胞中常在细胞核附近趋向于一极分布，在肝细胞中则分布在细胞的边缘。在分化程度高、分泌功能旺盛的细胞中，高尔基复合体发达，在未分化的细胞中，高尔基复合体往往较少。

一、高尔基复合体的形态结构

在电子显微镜下观察，高尔基复合体是由一层单位膜构成的扁平的泡状复合结构，由扁平囊、小囊泡和大囊泡三部分组成（图 4–4）。

1. 扁平囊　扁平囊（cisternae）是高尔基复合体中最具特征的主体结构部分，每个高尔基复合体一般含有 4 ~ 8 个平行排列的扁平囊。扁平囊呈盘状，截面呈弓形，中间膜腔较窄，边缘部分较宽大。扁平囊的囊腔宽 15 ~ 20nm，囊腔中有中等电子密度的无定形或颗粒状物质。相邻扁平囊的间距为 20 ~ 30nm，扁平囊之间由小管相连形成复合结构。高尔基扁平囊有极性，盘状弯曲的凸面朝向细胞核或粗面内质网，称为形成面或顺面，膜厚度约 6nm，与内质网膜厚度相近似；凹面朝向细胞膜，称为成熟面或反面，

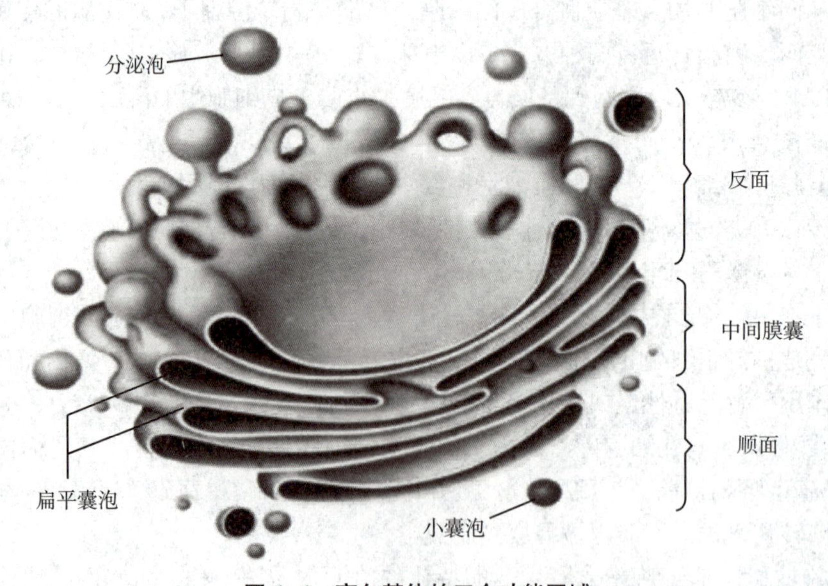

图 4–4　高尔基体的三个功能区域

膜厚度约 8nm，与细胞膜厚度相近。

2. 小囊泡 小囊泡（vesicle）呈圆球形，直径 40 ~ 80nm，膜厚约 6nm。小囊泡数量较多，分布于扁平囊周围，多见高尔基复合体的顺面。一般认为，小囊泡是由附近粗面内质网出芽脱落形成的，内携有粗面内质网合成的蛋白质，其电子密度较低。通过与形成面扁平囊的膜融合将蛋白质运送到囊腔中，并不断补充扁平囊的膜结构。

3. 大囊泡 大囊泡（vacuole）直径 100 ~ 500nm，膜厚约 8nm，多见于高尔基复合体的反面和扁平囊边缘。一般认为大囊泡是由扁平囊的局部或边缘膨出脱落而成。它带有来自高尔基复合体的分泌物，并有对分泌物继续浓缩的作用，所以又称分泌小泡。大囊泡既可发育成将内容物分泌出细胞外的分泌泡，也可发育成溶酶体和细胞内的营养贮藏泡。大囊泡的形成，不仅运输了扁平囊内加工、修饰的蛋白质大分子物质，而且使扁平囊膜不断消耗而更新。

在超高压电镜下，高尔基复合体是一个复杂的连续的整体结构，膜囊层次依次可被划分为顺面高尔基网状结构、高尔基中间膜囊和反面高尔基网状结构三个组成部分。

二、高尔基复合体的化学组成

高尔基体膜含有大约 60% 的蛋白质和 40% 的脂类，具有一些与内质网相同的蛋白质成分。高尔基复合体膜脂的含量介于细胞膜和内质网之间，说明高尔基复合体是联系二者之间的一种过渡性细胞器。

高尔基复合体含有多种酶类，主要有参与糖蛋白合成的糖基转移酶，如唾液酸转移酶；参与糖脂合成的磺基 - 糖基转移酶，如乳糖神经酰胺唾液酸转移酶；参与磷脂合成的转移酶，如磷脂甘油磷脂酰转移酶。糖基转移酶被认为是高尔基复合体的标志酶，它能把寡聚糖转移到蛋白质上形成糖蛋白。

三、高尔基复合体的功能

高尔基体的主要功能是将内质网合成的蛋白质进行加工、分类与包装，然后分门别类地送到细胞特定的部位或分泌到细胞外。

（一）细胞内蛋白质运输分泌的中转站

应用放射自显影技术追踪细胞内蛋白质合成与转运的过程，将鼠胰腺组织放入含同位素标记的培养基中，电子显微镜观察 3 分钟后放射性出现在粗面内质网，7 分钟后放射性移至高尔基复合体扁平囊，37 分钟后出现在大囊泡中，117 分钟后出现在靠近细胞顶部的酶原颗粒及胞外的分泌物中。因此粗面内质网上合成的蛋白质是通过高尔基复合体完成其转运过程的。

（二）胞内物质加工合成的重要场所

1. 蛋白质的糖基化 粗面内质网上合成的大多数蛋白质在内质网和高尔基复合体中发生了糖基化。N- 连接的糖基化发生在粗面内质网中，O- 连接的糖基化主要或全部发生在高尔基复合体内。在高尔基复合体的不同部位存在与糖的修饰加工有关的不同酶类，糖蛋白在高尔基复合体中修饰和加工在空间上和时间上具有高度的有序性。由内质网转运而来的糖蛋白，在进入高尔基复合体后，其末端寡糖要切去，再添加上新的糖基。

2. 蛋白质的水解加工 有些蛋白质或酶在粗面内质网内合成后，通过高尔基复合体的水解作用，才能成为有活性的成熟蛋白。如人胰岛素由胰岛 B 细胞中粗面内质网合成，是一种没有生物活性的蛋白质，称为胰岛素原。它除含有胰岛素的 A、B 两条多肽链外，还有一条起连接作用的 C 肽链。当胰岛素原被运输到高尔基复合体时，在转肽酶的作用下切除C肽链后成为有活性的胰岛素。还有胰高血糖素、血清蛋白等的成熟，也是经过在高尔基复合体中的切除修饰后完成的。

（三）胞内蛋白质的分选和膜泡定向运输的枢纽

粗面内质网合成的蛋白质经高尔基复合体修饰加工后形成溶酶体酶、分泌蛋白和膜蛋白，经高尔基复合体的反面分选后被送往细胞的各个部位。

溶酶体中含有多种酸性水解酶，它们绝大多数是糖蛋白，在粗面内质网中合成后进入高尔基复合体内进行加工和修饰，然后在高尔基复合体反面完成分选和运输。在高尔基复合体顺面的扁平囊，溶酶体酶蛋白上的甘露糖残基受磷酸转移酶的催化，形成甘露糖-6-磷酸（M6P），M6P 被认为是溶酶体分选的识别信号，在高尔基复合体的反面扁平囊中识别 M6P 受体并与之结合，该处扁平囊膜出芽形成特殊的由纤维状网格蛋白包被的运输小泡。接着网格蛋白被很快解体，无包被的运输小泡在细胞质中与内体融合，在内体的酸性环境下，M6P 与受体分离，经去磷酸化为溶酶体酶，形成内体性溶酶体。而 M6P 受体则通过芽生小泡被转运回高尔基复合体膜上。

（四）参与膜的转化

高尔基复合体膜的厚度和化学组成介于内质网膜和细胞膜之间。膜由内质网到高尔基复合体，再到细胞膜，存在着逐渐变化的过程，说明高尔基复合体与膜的转化有密切关系。从分泌蛋白的运输和排出过程来看，由内质网芽生的运输小泡与顺面高尔基复合体融合，运输小泡的膜成为高尔基复合体扁平囊的膜，而高尔基复合体的反面又不断形成分泌泡向细胞膜移动，最后与细胞膜融合，分泌泡膜成为细胞膜的一部分，膜的这种交通过程称为膜流。膜流不仅在物质运输上起重要作用，而且还使膜性细胞器的膜成分不断得到补充和更新。

第三节 溶 酶 体

1949 年，C.de Duve 等人采用分级分离技术从小鼠肝细胞中分离出含有酸性磷酸酶的颗粒。1955 年经细胞化学方法处理，他在电镜下观察到这种颗粒表面包围着一层膜，从而确认是一种新的细胞器，定名为溶酶体（lysosome）。现已清楚，溶酶体广泛分布于真核细胞中，但哺乳动物成熟红细胞除外。

一、溶酶体的形态结构与组成

溶酶体是由一层单位膜包围而成的球形或卵圆形的囊泡状细胞器，大小不一，多数直径在 0.2 ~ 0.8μm 之间。

溶酶体的膜与细胞膜或其他内膜不同，含有较多的鞘磷脂和其他一些成分，并具有特殊的性质：①含有特殊的转运蛋白（质子泵），以形成和维持酸性的内环境；②具有多种载体蛋白，用于水解产物的向外运送等；③膜蛋白高度糖基化，有利于防止自身的降解。

溶酶体内含 60 多种高浓度的酸性水解酶，主要包含核酸酶类、蛋白酶类、糖苷酶类、脂肪酶类、磷酸酶类和硫酸酯酶类等，水解酶最适的 pH 值在 5.0 左右。不同类型的细胞，溶酶体所含酶的种类和数量也不相同，通常不能在同一溶酶体内找到上述所有的酶，但酸性磷酸酶是溶酶体的标志酶。在生理状态下，溶酶体的酶只在溶酶体膜内发挥作用，如果溶酶体膜被破坏，水解酶就会溢出，整个细胞会被消化并波及周围的细胞。

二、溶酶体的类型

根据溶酶体的功能状态一般将之划分为初级溶酶体（primary lysosome）、次级溶酶体（secondary lysosome）和残余小体（residual body）（图 4–5）。

1. 初级溶酶体 是由反面高尔基体扁囊出芽形成的，内含多种水解酶，但不含作用底物，其中的酶无活性。该溶酶体体积最小，呈球形，直径为 0.2 ~ 0.5μm。

2. 次级溶酶体 是初级溶酶体与作用底物结合后形成的溶酶体。体积较大，外型多不规则，囊腔中含有正在被消化的底物和产物及各种处于活性状态的酶。

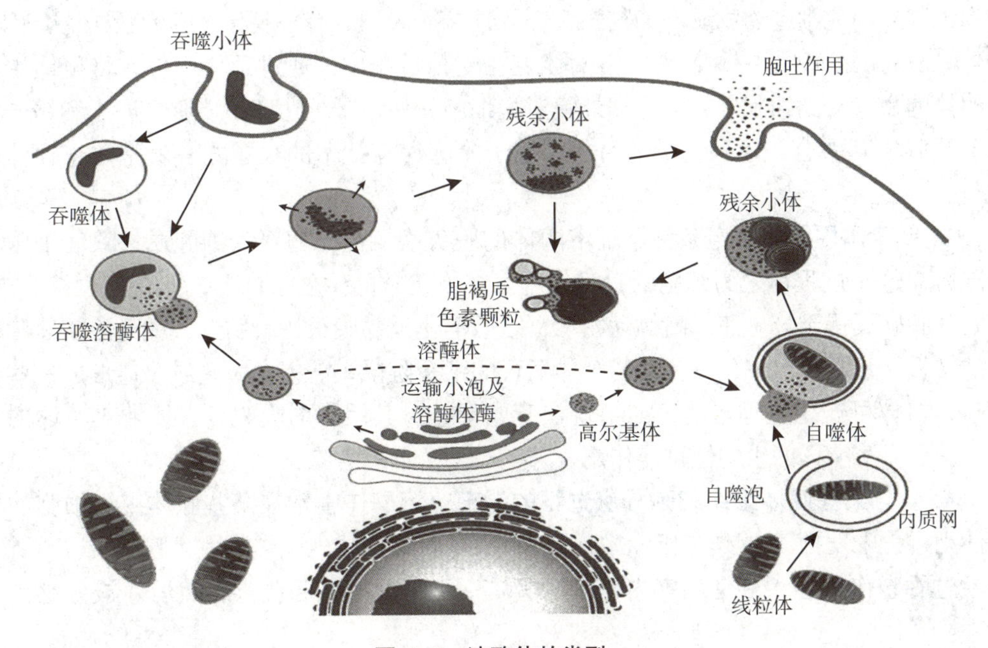

图 4–5 溶酶体的类型

根据次级溶酶体中所含作用底物的来源不同，将次级溶酶体分为自噬溶酶体和异噬溶酶体。自噬溶酶体的作用底物是来自于细胞自身的各种组分，或者衰老、残损和破碎的细胞器。异噬溶酶体作用底物来源于细胞外来物质。

3. 残余小体 次级溶酶体在完成对绝大部分作用底物的消化、分解作用后，尚有一些不能被消化、分解的物质残留于其中，这种含残余底物的溶酶体称为残余小体。残余小体可通过外排作用排出细胞，也可能留在细胞内逐年增多。如脂褐色素、老年斑即是这种色素的沉积。

三、溶酶体的功能

溶酶体的主要作用是消化作用，为细胞内的消化“器官”。

1. 细胞内消化作用 根据被消化物的来源不同，分为异噬作用和自噬作用。

（1）异噬作用：溶酶体对外源性异物的消化过程称为异噬作用。细胞外物质作为营养成分的大分子颗粒物质、细菌、病毒等经吞噬作用进入细胞，形成吞噬体或吞饮体，它与初级溶酶体相融合后形成次级溶酶体。次级溶酶体内各种大分子物质在水解酶的作用下分解为可被细胞重新利用的小分子物质，通过溶酶体膜释放到细胞质基质，参与细胞的物质代谢。这不仅为细胞生存提供可被直接利用的营养物质，而且还能消除外来异物的毒害，对机体起防御保护作用。

（2）自噬作用：溶酶体对细胞自身结构组分的消化分解称为自噬作用。细胞内衰老的细胞器和病理损伤的细胞器以及不再需要的生物大分子首先被来自滑面内质网或高尔基复合体的膜包裹，形成自噬体，然后再与初级溶酶体融合形成次级溶酶体，并在其内消化。溶酶体相当于细胞内的“清道夫”，对细胞结构的更新有重要意义。

2. 细胞外的消化作用 溶酶体除了在细胞内具有消化作用外，还可以将水解酶释放到细胞外消化细胞外物质。如精子头部的顶端质膜下方有一膜包裹的囊状结构，称为顶体（acrosome），是一种特殊的溶酶体。在受精过程中，通过顶体反应，将顶体中的溶酶体的酶释放到细胞外，消化卵外膜滤泡细胞，使精子抵达卵子质膜，卵子和精子的细胞质膜相互融合，达到受精的目的。精子冷冻保存技术的难题之一就是防止顶体的破裂。

3. 自溶作用 在一定条件下，溶酶体的膜破裂，消化酶释入细胞质，致使细胞自身降解，这一过程称之为细胞的自溶作用。在不正常的生理条件下，如在死亡细胞内，溶酶体膜破裂得十分迅速。高等动物死亡之后消化道黏膜很快就腐败，就是溶酶体膜破裂的结果。正常情况下，一些动物个体发育的某一阶段，需废弃一些或改造形成一些器官时，机体可产生生理自溶，如蝌蚪在变成青蛙时其尾部的吸收，人体卵巢黄体的萎缩，都要靠溶酶体的生理性自溶作用。

4. 参与某些腺体组织细胞分泌过程的调节 溶酶体常常在某些腺体组织细胞的分泌活动过程中发挥着主要作用。例如，储存于甲状腺腺体内腔中的甲状腺球蛋白，首先要通过吞噬作用进入分泌细胞内，在溶酶体中水解成甲状腺激素，然后才被分泌到细胞外。

四、溶酶体与疾病

通常把由于溶酶体的结构或功能异常所引起的疾病统称为溶酶体病。

1. 先天性溶酶体病　由于溶酶体中某些酶的缺乏或缺陷所引起。目前已经发现有四十余种，但我国较为少见。

Ⅱ型糖原累积病是人类最早发现的先天性代谢疾病。它是由于遗传缺陷引起的 α－糖苷酶缺乏，致该病患者溶酶体内大量糖原不能被降解而沉积于肝脏和肌肉细胞，使这些器官的正常功能严重损伤。临床表现为肌无力，心脏增大，进行性心力衰竭，多于两周岁前死亡。此外，还有黑蒙性痴呆、脂质沉积病、黏多糖沉积病等。

2. 溶酶体酶的释放或外泄造成的细胞或组织损伤性疾病　由于受到某些理化或生物因素的影响，溶酶体膜的稳定性发生改变，导致酶的释放，结果造成细胞、组织的损伤或疾病。

矽肺是工业上的一种职业病，其病因与溶酶体膜的破裂有关。空气中二氧化硅尘粒（矽尘）被吸入肺泡后，被巨噬细内吞噬，含有矽尘的吞噬小体与溶酶体融合成为次级溶酶体。二氧化硅的羟基与溶酶体膜的磷脂或蛋白形成氢键，导致吞噬细胞溶酶体崩解，细胞本身被破坏，矽尘释出，释出的矽尘又被其他巨噬细吞噬，如此反复进行。受损或已破坏的巨噬细胞释放致纤维化因子，并激活成纤维细胞分泌大量胶原纤维，导致胶原纤维沉积，肺组织纤维化。此外，痛风的病理过程与矽肺的发生过程相似，也是由于尿酸结晶使中性粒细胞的溶酶体膜破裂，将酶释放出来，细胞自溶死亡，释放到组织中的胶原酶又腐蚀关节软组织而产生炎症变化。

第四节　过氧化物酶体

过氧化物酶体（peroxisome）又称微体，是 1954 年由 J. Rhodin 首次在鼠肾小管上皮细胞中发现的。它普遍存在于真核细胞中，哺乳动物常见于肝细胞和肾细胞中。

一、过氧化物酶体的形态结构和组成

过氧化物酶体是由一层单位膜包裹的球形或卵圆形小体，直径 0.2 ~ 1.7μm。电镜下，过氧化物酶体内含极细的颗粒状物质，中央常含有电子密度较高、呈规则结晶状的结构，称为类核体，为尿酸氧化酶的结晶。人类和鸟类的过氧化物酶体中不含尿酸氧化酶。哺乳动物中只有在肝细胞和肾细胞中可见典型的过氧化物酶体（图 4–6）。

过氧化酶体中含有四十多种酶，如尿酸氧化酶、L– 氨基酸氧化酶、D– 氨基酸氧化酶及过氧化氢酶等。每个过氧化物酶体所含氧化酶的种类和比例不同，但过氧化氢酶存在于所有细胞的过氧化物酶体中，所以过氧化氢酶是过氧化物酶体的标志酶。

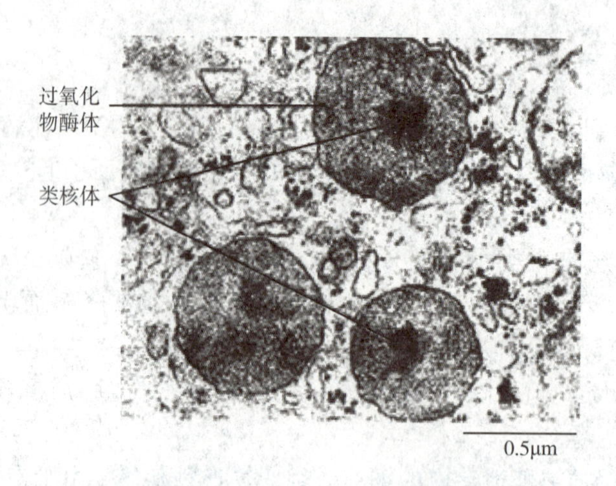

图 4-6 动物细胞过氧化物酶体（含尿酸氧化酶结晶）

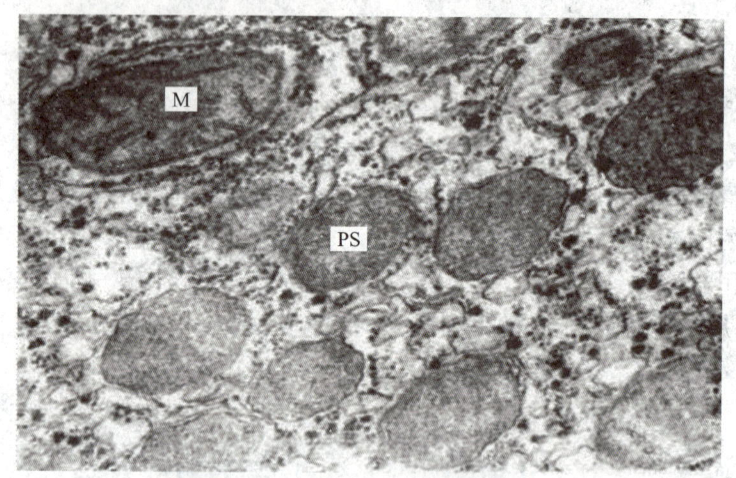

图 4-7 人肝细胞过氧化物酶体（Ps，没有尿酸氧化酶结晶）
（引自《细胞生物学超微结构图谱》）

二、过氧化物酶体的功能

过氧化物酶体内的氧化酶利用分子氧在氧化反应中夺取其作用底物（R）上的氢原子产生过氧化氢（$RH_2+O_2 \rightarrow R+H_2O_2$），而过氧化氢酶又可以利用过氧化氢，将其他底物（如醛、醇、酚）氧化，过氧化氢还原成水（$R'H_2+H_2O_2 \rightarrow R'+2H_2O$）。此外，过氧化氢酶亦可直接催化过氧化氢生成水和氧（$2H_2O_2 \rightarrow 2H_2O + O_2$）。过氧化氢在细胞内积累过多时，对细胞有毒害作用，所以过氧化物酶体对细胞有保护作用。这种氧化反应对肝、肾细胞非常重要，因为人肝、肾细胞中的过氧化物酶体可氧化来自血液中的有毒成分，起清除血液中各种毒素的作用。如人们摄入的酒精，有一半通过过氧化物酶体的氧化分解来解毒，另外过氧化物酶体还可能参与核酸、脂肪和糖的代谢。

知识拓展

高尔基体研究新发现

1. 高尔基体糖蛋白-73（GP73） 一种新的血清标记物——高尔基体糖蛋白-73（GP73），有望成为肝癌早期诊断的新指标，其敏感性远高于传统方法。

2. 高尔基体被证实是另一个微管形成中心 不止中心体，高尔基体也能产生微管，而且与中心体微管不同的是，高尔基体微管是放射状的、对称的。有方向的高尔基体微管可能是影响癌细胞远距离扩散的重要因子。因此进一步对新发现的微管进行研究有望找到抑制癌细胞向周围组织扩散的途径。

目标检测

1. 粗面内质网在细胞中的主要功能是什么？
2. 试述信号肽假说的要点。
3. 蛋白质糖基化的基本类型、特征及生物学意义是什么？
4. 高尔基体由哪几部分组成，其主要功能是什么？
5. 溶酶体有哪些基本功能？
6. 简述细胞内膜系统各细胞器在发生及功能上的相关性。

第五章 核 糖 体

核糖体是一种重要的细胞器，1953 年由 Robinsin 和 Brown 在电镜下发现，1958 年 Roberts 将其命名为核糖核蛋白体（ribosome），简称为核蛋白体或核糖体。除高度特化的细胞如哺乳动物的成熟红细胞没有核糖体外，核糖体存在于一切细胞内。此外，线粒体和叶绿体中也存在着核糖体。

在真核细胞中很多核糖体附着在内质网的膜表面，称为附着核糖体。在原核细胞的质膜内侧也常有附着核糖体。还有一些核糖体不附着在膜上，呈游离状态，分布在细胞质基质内，称为游离核糖体。附着核糖体与游离核糖体所合成的蛋白质种类不同，但核糖体的结构与化学组成是完全相同的。

核糖体常常分布在细胞内蛋白质合成旺盛的区域，其数量与蛋白质合成程度有关。

第一节 核糖体的类型与结构

一、核糖体的基本类型与成分

核糖体有两种基本类型：一种是 70S 的核糖体，存在于原核细胞，真核细胞线粒体与叶绿体内的核糖体也近似于 70S；另一种是 80S 的核糖体，存在于真核细胞。不论 70S 核糖体还是 80S 核糖体，均由大小不同的两个亚基构成。

核糖体大小亚基在细胞内常常游离于细胞质基质中，只有当小亚基与 mRNA 结合后大亚基才与小亚基结合形成完整的核糖体。肽链合成终止后，大小亚基解离，又游离存在于细胞质基质中。

70S 的核糖体大亚基由 23S 和 5S 两种 RNA 和 31 种蛋白质组成，沉降系数为 50S；小亚基由 16S RNA 和 21 种蛋白质组成，沉降系数为 30S。80S 的核糖体大亚基由 18S、5.8S、28S 三种 RNA 和 49 种蛋白质组成，沉降系数为 60S；小亚基由 18S RNA 和 33 种蛋白质组成，沉降系数为 40S。

二、核糖体的结构

核糖体是一种无被膜包裹的颗粒状结构，直径为 25 ~ 30nm，主要成分是蛋白质与 RNA。核糖体 RNA 称为 rRNA，蛋白质称 r 蛋白，RNA 约占 60%，蛋白质含量约占 40%。r 蛋白分子主要分布在核糖体的表面，而 rRNA 则主要位于内部，二者靠非共价键结合在一起。

电镜下，负染色法显示核糖体是由大小两个亚基组成的不规则颗粒。大亚基侧面观是底面向上的倒圆锥形，底面不平，边缘有三个突起，中央为一凹陷，似沙发的靠背和扶手。小亚基是略带弧形的长条，一面稍凹陷，一面稍外凸，约1/3处有一细缢痕，将其分成大小两个不等部分。小亚基趴在大亚基上，其凹陷部位彼此对应，形成一条隧道，mRNA分子从隧道中穿过。此外，在大亚基中还有一垂直于该隧道的通道，蛋白质合成时，新生肽链由此通道穿出，以免受蛋白酶的作用而分解（图5-1）。

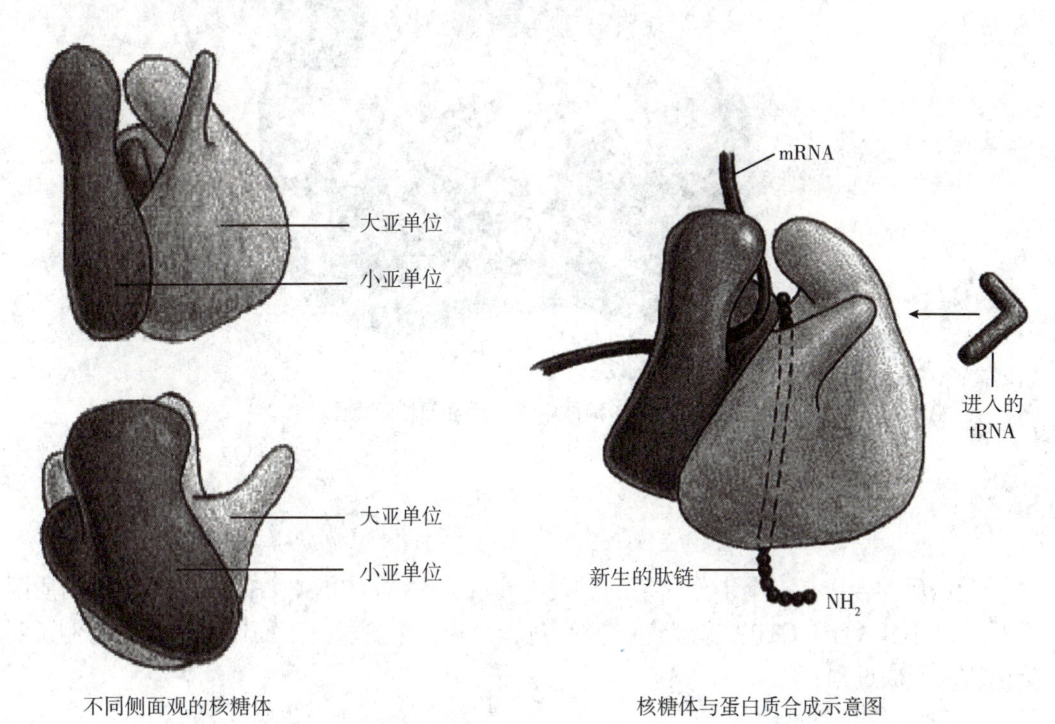

图5-1　核糖体立体结构模式图

第二节　核糖体的功能

核糖体是细胞内合成蛋白质的分子机器，其惟一功能是能按照mRNA的指令信息将氨基酸高效精确地合成多肽链。

一、核糖体的活性部位

核糖体上具有一系列与蛋白质合成有关的结合位点与催化位点（图5-2）：

（1）与mRNA的结合位点。

（2）与新掺入的氨酰tRNA结合的位点——氨酰基位点，又称A位点。

（3）与延伸中的肽酰tRNA结合的位点——肽酰基位点，又称P位点。

（4）肽酰转移后与即将释放的tRNA结合的位点——E位点。

（5）与肽酰tRNA从A位点转移到P位点有关的转移酶（即延伸因子EF-G）的结

合位点——G位点。

（6）肽酰转移酶的催化位点。

此外还有与蛋白质合成有关的其他起始因子、延伸因子和终止因子结合的位点。

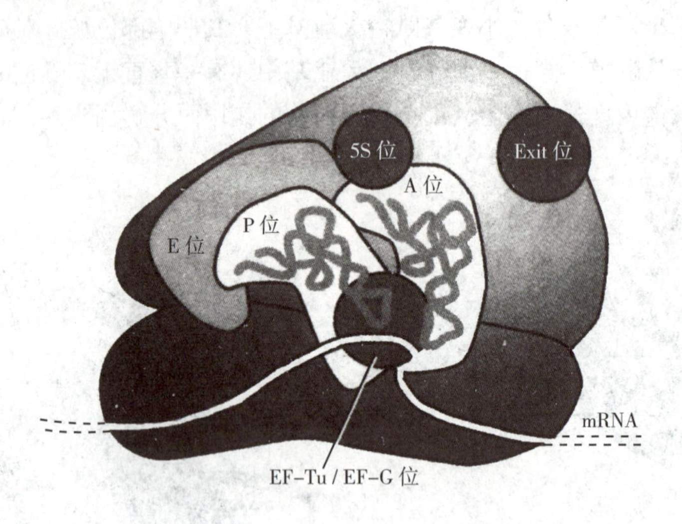

图 5-2 核糖体中主要活性部位示意图

二、蛋白质的合成

蛋白质的合成是一个十分复杂的过程，涉及 mRNA、tRNA、rRNA 和一些蛋白质因子及酶，并由 ATP、GTP 提供能量。整个过程分为三个阶段。下面以原核细胞为例说明蛋白质的合成过程：

1. 肽链合成的起始

（1）30S 亚基与 mRNA 的结合：在 mRNA 起始密码 AUG 上游有长达 6 个碱基的核糖体结合序列，可与核糖体小亚基中的 16S RNA 的 3′端碱基配对，使 mRNA 与 30S 的核糖体小亚单位结合。

（2）第一个氨酰 tRNA 进入核糖体：mRNA 与 30S 的核糖体小亚基结合后，携带甲酰甲硫氨酸的 tRNA 通过反密码子识别 mRNA 上的 AUG 进入核糖体，并与 mRNA 上的 AUG 配对形成起始复合物。形成起始复合物还需要 GTP 和 3 种蛋白起始因子即 IF_1、IF_2 和 IF_3。IF_3 参与 mRNA 同 30S 小亚基的结合并阻止 50S 大亚基与 30S 小亚基结合。起始因子 IF_1 和 IF_2 促使 tRNA 结合到 mRNA 与 30s 小亚基复合物上。

（3）完整起始复合物的装配：一旦 tRNA 与 AUG 结合，核糖体 50S 大亚基就与起始复合物中的 30S 小亚基结合，形成 70S 的完整的核糖体 -mRNA 起始复合物。GTP 水解，IF_1、IF_2 和 IF_3 释放。

2. 肽链延伸 一旦起始复合物形成，蛋白质的合成随即开始（图 5-3）。

（1）氨酰 tRNA 进入 A 位：①氨酰 tRNA 与延伸因子 EF-Tu 和 GTP 形成的复合物相结合。②延伸因子 EF-Tu 将氨酰 tRNA 安置到 A 位点，由 mRNA 上的密码子决定

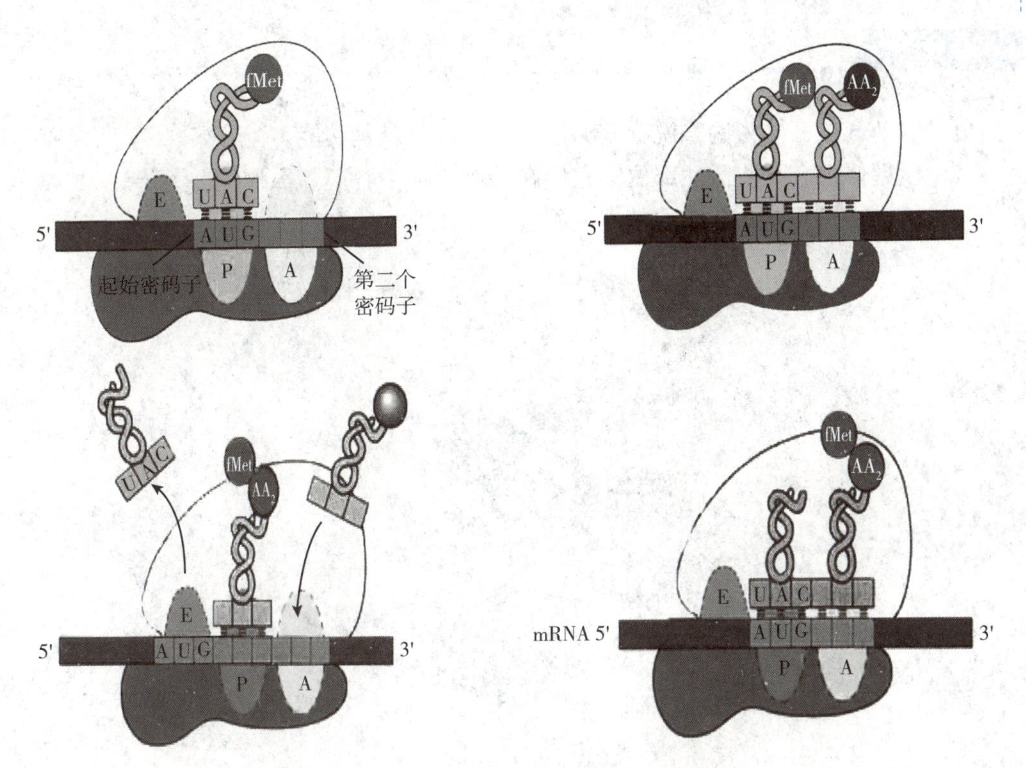

图 5-3　核糖体与多肽链延伸过程示意图

氨酰 tRNA 的种类，到位后，结合在 EF-Tu 上的 GTP 水解，EF-Tu 连同结合在一起的 GDP 离开核糖体。

（2）肽链生成：进入核糖体 P 位和 A 位的两个氨基酸由肽酰转移酶催化形成二肽酰 RNA。

（3）移位和肽链的延伸：移位需要延伸因子 EF-G（移位酶）及结合在 EF-G 上的 GTP 水解供能，核糖体沿 mRNA5′→3′方向移动一个密码子距离，肽酰 tRNA 从 A 位转移到 P 位。原 P 位点无负载的 tRNA 移到 E 位点后脱落，A 位点空出。重复上述过程，肽链不断延伸。

3. 蛋白质合成的终止　当 A 位出现终止密码子 UAA、UGA、UAG 时，氨基酰 tRNA 通常不能结合到核糖体上，释放因子 RF-1 可识别 UAA 或 UAG，释放因子 RF-2 识别 UAA 或 UGA，A 位点的终止密码与释放因子结合，活化肽链转移酶，水解 P 位点的多肽与 tRNA 之间的酯键，多肽脱离核糖体，核糖体随即离解成 30S 和 50S 亚单位。

在蛋白质的合成过程中，核糖体在细胞内并不是单个独立地执行功能，而是由多个甚至几十个核糖体先后与一个 mRNA 分子结合同时进行。当前一个核糖体结合到 mRNA 上开始合成肽链不久，后一个核糖体便结合到 mRNA 起始部位上，相邻核糖体间隔约 80 个核苷酸距离，形成多聚核糖体（polyribosome 或 polysome）。一个 mRNA 分子可同时指导多条相同多肽链的合成，提高了蛋白质的合成效率。

目标检测

1．以 70S 核糖体为例，说明核糖体的结构成分及其功能。
2．核糖体上有哪些活性部位？它们在多肽合成中各起什么作用？
3．简述蛋白质生物合成的基本过程。

第六章　线　粒　体

线粒体（mitochondrion）是一种敏感而多变的细胞器，广泛分布在除哺乳动物成熟红细胞外的所有真核细胞中。细胞生命活动所需能量的 80% 产生于线粒体，因此有人将线粒体比喻为细胞的“动力工厂”。此外，线粒体与细胞内氧自由基的生成、细胞凋亡及很多疾病的发生有密切关系。

第一节　线粒体形态结构及化学组成

一、线粒体的形态、大小、数量和分布

在光学显微镜下，线粒体呈线状、粒状或杆状。线粒体的形态随细胞不同的生理状态而变化，如在低渗环境下，线粒体膨胀呈泡状，在高渗环境下，线粒体又伸长呈线状。细胞的不同发育时期，线粒体的形态也会随之变化，如在人胚胎肝细胞中的线粒体，在发育早期为短棒状，在发育晚期为长棒状。线粒体一般直径为 0.5 ~ 1.0μm，长为 1.5 ~ 3.0μm，同样随细胞种类而不同。

不同类型的细胞中含有线粒体的数目差别很大。有的细胞没有线粒体（成熟的红细胞），有的细胞含线粒体可达 50 万个。一般新陈代谢旺盛的细胞线粒体较多，如人体心肌细胞、脑细胞、肝细胞；新陈代谢缓慢的细胞线粒体较少，如人体上皮细胞、淋巴细胞。

线粒体在细胞内的分布也与细胞的类型和生理状态有关。如精子细胞的线粒体主要集中在鞭毛基部；蛋白质分泌细胞中的线粒体一般集中在粗面内质网内。有时同一细胞的不同生理状态下，线粒体也会发生移位现象。如在有丝分裂过程中，细胞分裂期线粒体一般集中于纺锤丝周围，分期间期线粒体则均匀分布于整个细胞中。

二、线粒体的超微结构

在电子显微镜下观察，线粒体是由内外两层单位膜套叠而成的封闭性囊状结构。外膜将线粒体内部空间与细胞质隔离，内膜使线粒体内部空间分隔成两部分，其中两层膜之间的空间称为膜间腔或外腔，内膜包围的空间称为基质腔或内腔（图 6-1）。

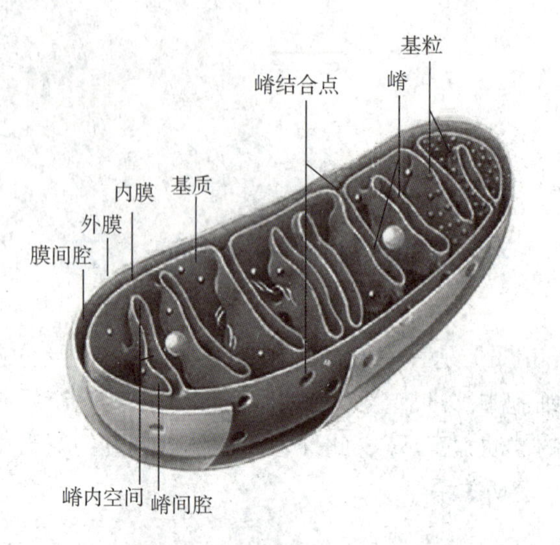

图 6-1　线粒体的超微结构

1. 外膜　外膜（outer membrane）厚 5 ~ 7nm，光滑平整，包围着整个线粒体。在组成成分上，外膜的 1/2 为脂类，1/2 为蛋白质。外膜上有多种转运蛋白，其内部可形成直径 2 ~ 3nm 的小孔，允许通过分子量在 10000 以下的物质，包括 ATP、辅酶 A、水、一些小分子多肽等。

2. 内膜　内膜（inner membrane）厚约 4.5nm，也是一层单位膜。在组成上，内膜 1/5 为脂类，4/5 为蛋白质，其蛋白质含量明显高于其他膜成分，其中部分蛋白质为线粒体电子传递链的成分。内膜通透性很低，分子量大于 150 的物质便不能通过。但内膜有高度的选择通透性，膜上的转运蛋白可控制物质进出内腔，如 H^+、ATP、某些离子等，以保证活性物质的代谢。

内膜向内腔突起形成大量的折叠状结构，称为嵴（cristae），人体细胞线粒体中的嵴多相互平行且垂直于线粒体长轴。内腔中嵴与嵴之间的部分称为嵴间腔，由于嵴向内腔突起而造成的外腔内伸部分称为嵴内空间。嵴的形成大大增加了内膜的表面积，有利于线粒体内生化反应的高速进行。

在电镜下还可看到线粒体内外膜上存在一些内膜与外膜相互接触的地方，称为转位接触点，且在这些地方，膜间腔变得狭窄。转位接触点的功能是物质进出线粒体的通道。

3. 基粒　线粒体内膜和嵴内表面附着许多带柄的球状小体，每个线粒体约有 10^4 ~ 10^5 个，称为基粒（elementary particle）。基粒由多种蛋白质亚基组成，分为头部、柄部和基片三部分。头部呈球形，直径约 9nm；柄部直径约 4nm，长 4.5 ~ 5nm；基片直径 6 ~ 11.5nm，高 5 ~ 6nm。头部与柄部相连凸出在内膜表面，柄部则与嵌入内膜的基片相连。基粒是催化 ADP 合成 ATP 的关键装置，其化学本质为 ATP 合成酶，又称 ATP 酶复合体（图 6-2）。

基粒的头部是由 5 种亚基（α_3、β_3、γ、δ、ε）组成的复合体，也称偶联因子 F_1。单独的头部可催化 ATP 水解，但其自然状态下（通过柄部与基片相连）的功能是催化 ATP 的合成。α、β、δ 亚基较大，γ、ε 亚基较小。α、β 可能是表面活性的主要部分；δ 是偶联因子 F_1 和 F_0（基片）相偶联的门户；γ、ε 也与 F_0 相连。此外，头部还存在 F_1 因子抑制蛋白，它与 F_1 因子结合时可抑制 ATP 的合成。

柄部是一种对寡霉素敏感的蛋白质（OSCP），作用是调控质子通道。OSCP 能与寡霉素特异结合并使寡霉素的解偶联作用得以发挥，从而抑制 ATP 合成。

基片是由 3 种亚基组成的疏水蛋白复合体，又称偶联因子 F_0。F_0 镶嵌于内膜的脂质双分子层中，使 F_1 与内膜相连接，而且它还是质子（H^+）流向 F_1 的穿膜通道。

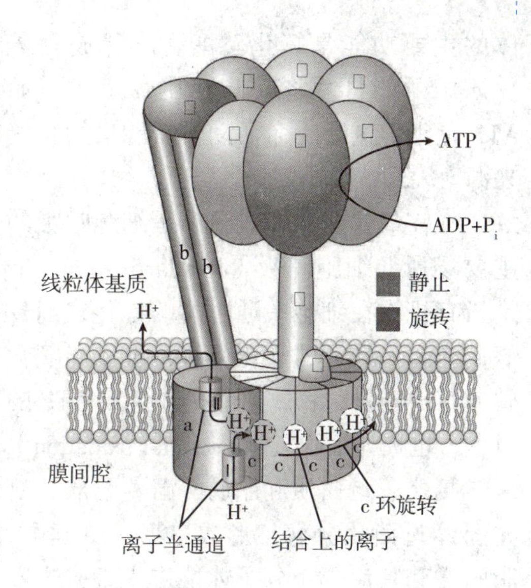

图 6-2　ATP 酶复合体

4. 基质　线粒体内腔充满了电子密度低的物质，称为基质（matrix）。基质含可溶性蛋白质和脂类物质的胶状物，存在催化三羧酸循环、脂肪酸氧化、氨基酸分解、蛋白质合成等反应的有关酶系。基质中还有线粒体特有的双链环状 DNA、线粒体 mRNA 和 tRNA、核糖体等线粒体遗传信息传递系统。此外，基质中还含一些较大的致密颗粒，内含钙、铁、镁等金属离子，其作用可能是调整线粒体内部的离子环境。

5. 膜间腔　膜间腔（intermembrane space）是线粒体内外膜之间的空腔，其中含有许多可溶性酶类、底物和辅助因子。

三、线粒体的化学组成

线粒体的主要成分是蛋白质和脂类。蛋白质约占其干重的 65% ~ 70%，多数分布于内膜和基质。线粒体蛋白质分为两类：一类是可溶性蛋白，包括基质中的酶和膜的外周蛋白；另一类是不溶性蛋白，包括膜镶嵌蛋白和膜结构蛋白。脂类占线粒体干重的 25% ~ 30%，大部分是磷脂，包括磷脂酰胆碱（卵磷脂）、磷脂酰乙醇胺（脑磷脂）、双磷脂酰甘油（心磷脂）等。此外，线粒体还含有 DNA 和完整的遗传系统、多种辅酶（如 CoQ、FMN、FAD 和 NAD^+ 等）、核糖体、维生素和各类无机离子等。

线粒体含有众多酶系，目前已分离出一百二十多种，是细胞中含酶最丰富的细胞器。这些酶分别位于线粒体的不同部位，共同促使线粒体行使细胞的氧化功能。有些酶可作为线粒体不同部位的标志酶，如内、外膜的标志酶分别是细胞色素氧化酶和单胺氧化酶，基质和膜间腔的标志酶分别为苹果酸脱氢酶和腺苷酸激酶。

第二节　线粒体的功能

线粒体是细胞中糖类、蛋白质和脂肪等物质最终氧化并释放出能量的场所。线粒体的主要功能是氧化磷酸化，释放营养物质中的能量并将其储存在ATP中，而ATP是细胞进行生命活动所需能量的直接来源。

在需氧生物中，线粒体是细胞呼吸的主要场所。细胞呼吸（cellular respiration）是指有机物在细胞中通过酶的催化，消耗氧，经过一系列的氧化分解，生成二氧化碳或其他产物，释放出能量并生成ATP的过程，也称为细胞氧化（cellular oxidation）。

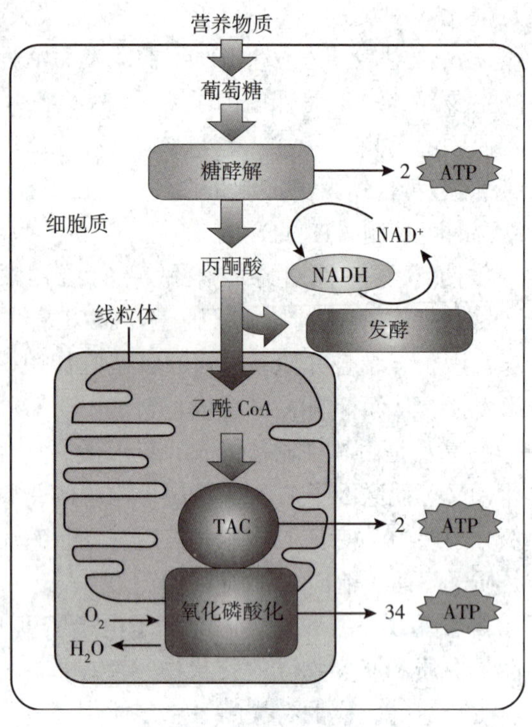

图 6-3 细胞呼吸的过程

糖类、蛋白质和脂肪等营养物质，首先要经过消化分解，形成单糖、氨基酸、脂肪酸和甘油等小分子才能进入细胞。以葡萄糖为例，进入细胞后的彻底分解大体分为三个步骤，即糖酵解、三羧酸循环和氧化磷酸化。蛋白质和脂肪的彻底氧化只是在第一步与糖不同。糖酵解在细胞质中进行，不需要氧气，葡萄糖可分解成丙酮酸。此后，在无氧条件下，丙酮酸最终分解成乙醇或乳酸；在有氧条件下，丙酮酸进入线粒体基质，形成乙酰辅酶A，然后进入三羧酸循环，再经过电子传递和氧化磷酸化，完成细胞呼吸（图6-3）。

一、三羧酸循环

三羧酸循环（TCA）是生物体内普遍存在的代谢途径，它是糖类、脂类、氨基酸彻底氧化必经的最终代谢途径。TCA进行的部位是线粒体基质，因为基质中含有除琥珀酸

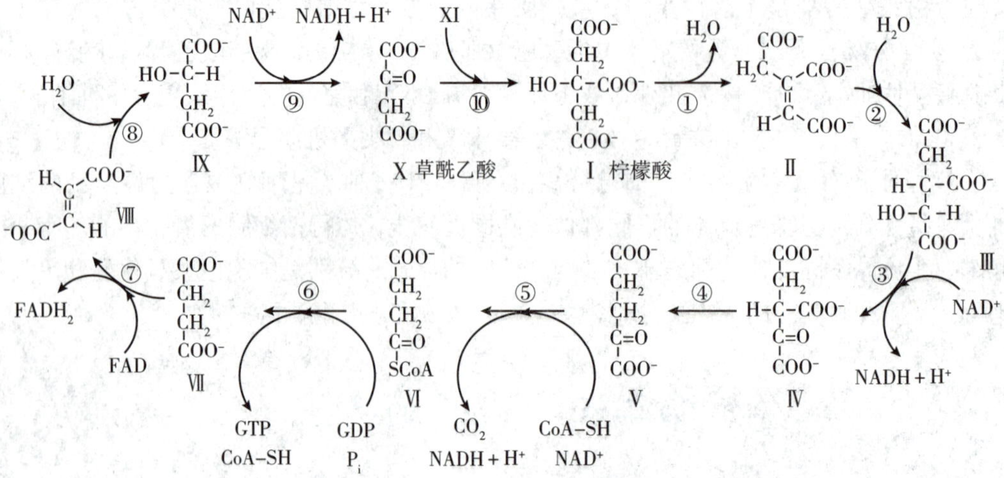

图 6-4 三羧酸循环过程

脱氢酶外 TCA 所需要的全部酶。

丙酮酸生成乙酰辅酶 A 后，乙酰辅酶 A 与草酰乙酸结合生成柠檬酸，从而开始三羧酸循环，因此三羧酸循环也称为柠檬酸循环。柠檬酸经过一系列酶促反应，氧化脱氢和脱羧，最终又重新生成草酰乙酸。草酰乙酸又可和另一分子乙酰辅酶 A 结合生成柠檬酸，开始下一个循环，如此周而复始。在一次循环中，一分子柠檬酸，经过 4 次脱氢，2 次脱羧，生成 4 对 H 和 2 分子 CO_2。脱下的 4 对 H，其中 3 对使 3 分子 NAD^+ 生成 $NADH + H^+$，1 对使 1 分子 FAD 生成 $FADH_2$（图 6-4）；而 CO_2 逐渐扩散到细胞质中，然后排出细胞。$NADH + H^+$ 和 $FADH_2$ 携带 H 进入电子传递链（呼吸链），最终将电子传递给 O_2 产生 H_2O。

二、电子传递和氧化磷酸化

糖酵解和三羧酸循环中脱下来的氢，不能直接和 O_2 生成 H_2O。一般认为，氢首先离解成 H^+ 和 e^-，e^- 通过线粒体内膜上一系列酶系的逐级传递，最终使 1/2 O_2 成为 O_2^-，O_2^- 再与 2 个 H^+ 生成 H_2O。传递电子的酶系由一系列能可逆地接受和释放 H^+ 和 e^- 的酶或辅酶组成，它们有序地排列在线粒体内膜（包括嵴）上，形成相互关联的链状，称为电子传递链或呼吸链（图 6-5）。

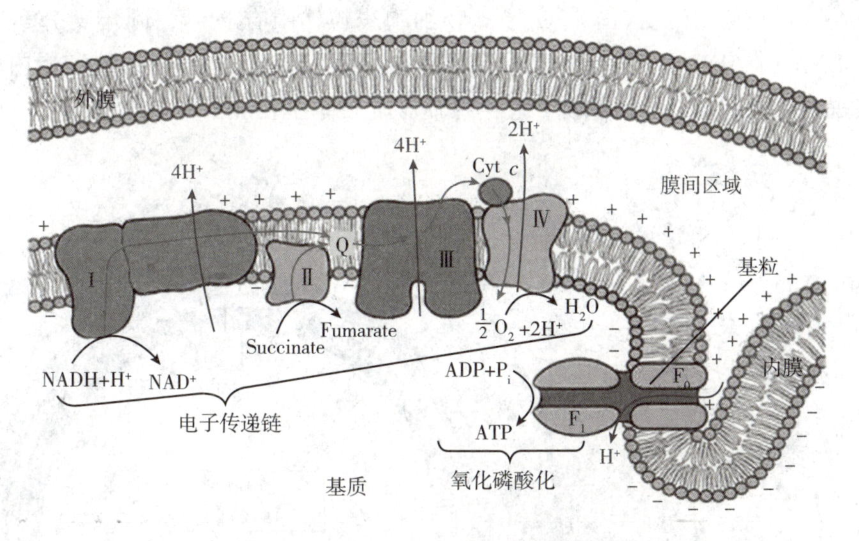

图 6-5 电子传递链与氧化磷酸化示意图

糖酵解和 TCA 产生的 NADH 和 $FADH_2$ 中的电子，通过呼吸链传递给氧的过程中，可使大量 H^+ 进入膜间腔，从而造成内膜内外的 H^+ 浓度差，此浓度差会驱使 H^+ 通过内膜上的基粒不断进入基质，其能量被基粒用于催化 ADP 和 Pi 生成 ATP。这个过程中氧化作用和磷酸化作用同时进行，故名氧化磷酸化（图 6-5）。电子传递链中有 3 个主要的能量释放部位，即 NADH→辅酶 Q，细胞色素 b→细胞色素 c，细胞色素 a→O_2。1 分子 $NADH + H^+$ 经过电子传递链，产生的能量能合成 2.5 分子 ATP，而 1 分子 $FADH_2$ 产生的能量则能合成 1.5 分子 ATP。

氧化磷酸化需要的 ADP 和 Pi 来自细胞质，产生的 ATP 都需要运往线粒体外供细胞生命活动所用，可线粒体内膜具有高度的不通透性，因此这些物质进出线粒体需依赖专门的结构，线粒体内膜上的一些专一性运输蛋白与此有关。线粒体内膜上的运输系统，主要是运输蛋白质和一些起促进运输作用的脂类，还可运输参与电子传递的复合物及 ATP 等。例如，一种腺苷转移酶能利用内膜内外 H^+ 浓度差的势能，把 ADP 和 Pi 运进线粒体基质，并把 ATP 运出线粒体外。

综上所述，1 分子葡萄糖在细胞内彻底氧化生成 CO_2 和 H_2O，糖酵解产生 2 分子 ATP 和 2 分子 NADH + H^+，其生成丙酮酸在转化成乙酰辅酶 A 时产生 2 分子 NADH + H^+，三羧酸循环产生 2 分子 ATP、6 分子 NADH + H^+ 和 2 分子 $FADH_2$，氧化磷酸化利用前面的 10 分子 NADH + H^+ 和 2 分子 $FADH_2$ 共产生 28 分子 ATP。因此，1 分子葡萄糖完全氧化生成总共可产生 32 分子 ATP，其中在细胞质中仅产生 2 分子 ATP，在线粒体内产生 30 分子 ATP。细胞中的"能量物质"ATP 绝大多数来源于线粒体，线粒体作为细胞的供能中心，不负"动力工厂"的称号。

第三节　线粒体的半自主性

1963 年 M.Nass 和 S.Nass 证实了动物细胞线粒体中有 DNA，同年又分离出完整的线粒体 DNA（mtDNA）。进一步的研究发现，线粒体有自己的遗传系统和蛋白质翻译体系，被视为细胞的第二遗传系统，它与细胞核遗传系统构成了一个整体。

一、线粒体DNA

1981 年剑桥大学的安德森（Anderson）等人测定了完整的人 mtDNA 序列（又称"剑桥序列"）。mtDNA 全长 16569 碱基对（bp），是一个闭合的双链环状分子（图 6-6），根据其转录产物在氯化铯（CsCl）中的密度不同分为重链（H 链）和轻链（L 链）。外环为重链，富含鸟嘌呤；内环为轻链，富含胞嘧啶。人类 mtDNA 含有 37 个基因，可编码 13 种蛋白质（如 NADH-CoQ 氧化还原酶、细胞色

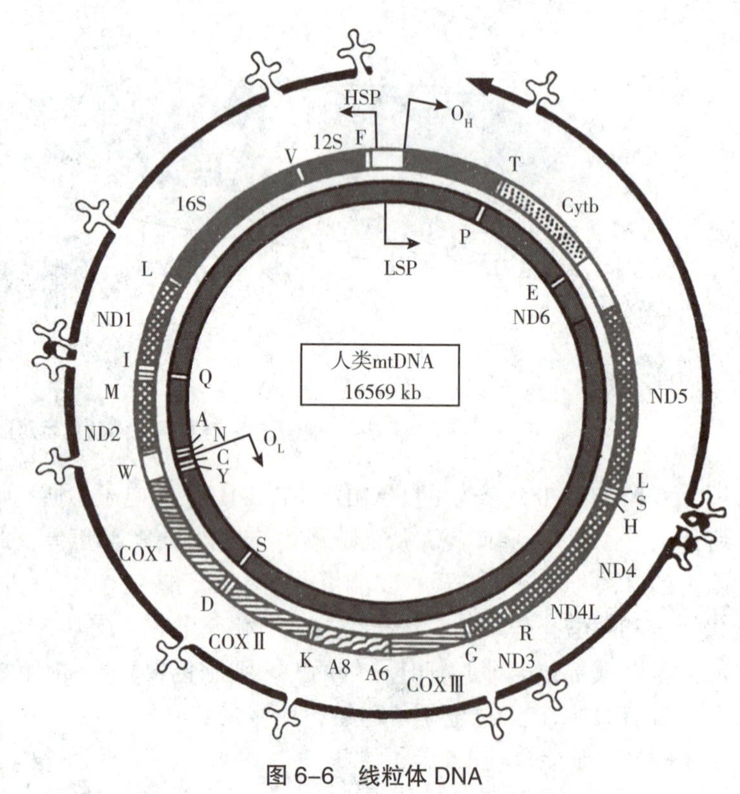

图 6-6　线粒体 DNA

素氧化酶、ATP 酶复合体的第 6 和第 8 亚单位等）、2 种 rRNA（12S rRNA 和 16S rRNA）和 22 种 tRNA。mtDNA 不与组蛋白结合，是裸露的 DNA。mtDNA 与核 DNA 的基因组不同，它的基因之间排列紧密，很少或无间隔区域，也没有内含子，显得经济紧凑；mtDNA 的密码子也与核基因不完全相同，且缺少终止密码。一个线粒体里含有一个或数个 mtDNA 分子，平均为 5 ~ 10 个。

mtDNA 只有两个复制起点，分别起始复制重链和轻链，随后进行半保留复制。mtDNA 的复制贯穿于整个细胞周期，与核 DNA 的复制时间并不同步。但是，mtDNA 的复制周期与线粒体增殖同步，保证每个线粒体中的 DNA 在增殖过程中保持完整。

二、线粒体蛋白质合成

人体线粒体中有一百多种蛋白质，但大多数都是由核 DNA 合成后转运而来，仅少数是线粒体内合成的。线粒体内的 mtDNA 中，有 13 个可编码蛋白质的基因，且都是以 ATG 为起始密码。线粒体 mRNA 的转录和翻译几乎是同时进行的。翻译在线粒体内的核糖体上进行，合成的多肽都以甲酰甲硫氨酸为起始氨基酸，而且其密码子与细胞核并不完全相同。线粒体内合成的多肽不会运出线粒体，并且需要核基因组编码多肽进入线粒体，才能组成线粒体蛋白质（如电子传递链复合体的亚基等）。线粒体内的大多数蛋白质（如核糖体蛋白质等）都是由核基因组编码，在细胞质核糖体中合成后转运到线粒体内的。

三、线粒体是半自主性细胞器

线粒体具有遗传物质 DNA，且 mtDNA 能独立地复制，转录 RNA 并翻译成蛋白质，有人将 mtDNA 称为第 25 号染色体，所以线粒体具有一定的自主性。

但是线粒体的自主性并不完全。mtDNA 只含 37 个基因，遗传信息量小，合成蛋白质约只占其自身蛋白总量的 10%，维持线粒体结构和功能需要的大量大分子化合物以及氧化磷酸化所需的酶都需要核 DNA 编码。而且，线粒体的生长和增殖要分别受到核 DNA 和 mtDNA 两个独立遗传系统的影响。

因此，线粒体在遗传上是一种具有半自主性的细胞器。

第四节 线粒体与疾病

线粒体结构复杂，对外界环境的变化很敏感，细胞内外因素的改变，可引起线粒体结构改变和功能异常。线粒体合成的 ATP 是细胞生命活动所需能量的直接来源，维持线粒体的正常，对细胞的生命活动极其重要。因此，线粒体与疾病的发生有着密切的关系：一方面，线粒体是细胞病变的敏感指标，细胞病理状态下（如中毒、缺氧、癌变）常见线粒体结构或数目改变；另一方面，线粒体也可作为诱发疾病的主因，主要表现为 mtDNA 发生突变导致线粒体异常所引起的线粒体遗传病。

一、线粒体与肿瘤

线粒体数目、结构和功能在肿瘤细胞中都与正常细胞不同。肿瘤细胞中的线粒体数目减少，其内部的嵴减少，电子传递链组分和 ATP 酶复合体减少甚至逐渐消失。

另一方面，线粒体电子传递链的缺陷又可导致细胞去分化，并发生致瘤性转化。也有研究表明肿瘤的形成与 mtDNA 突变有关，现已在肝癌、乳腺癌、卵巢癌等不同类型的肿瘤细胞中检测到 mtDNA 突变。

二、线粒体对缺血性损伤的反应

当机体出现缺血时，细胞内的氧分压会随之下降，线粒体的功能会随之减弱。此过程变化很快，因为缺血后细胞中的 ATP 水平迅速下降，在 1 分钟内可由正常值降到 0。

当机体严重缺血时，线粒体内膜结构会发生变化，使得其通透性突然增加，引起电子传递链解偶联，ATP 合成减少；进而引起内腔浓缩，膜间腔扩大，体积增大；最后线粒体肿胀乃至解体，导致细胞凋亡。

三、线粒体与疾病治疗

线粒体是细胞中许多有机物彻底氧化分解的场所，含有多种酶系，它们共同促使线粒体行使细胞的氧化功能，因此临床上常把这些酶用于疾病的治疗或辅助治疗。

细胞色素 c 一般用于组织缺氧的急救，如一氧化碳中毒、氰化物中毒、新生儿窒息、严重休克缺氧、麻醉及肺部疾病引起的呼吸困难、高山缺氧、心脏疾病引起的缺氧等，也可以作为治疗诸如脑出血、心肌梗死等疾病的辅助用药。

辅酶 Q 可提高人体免疫力，增强抗氧化能力；也可用于病毒性心肌炎、病毒性肝炎、原发性高血压、牙周炎的辅助治疗；还可用于减轻癌症治疗过程中放疗、化疗等引起的某些不良反应。

NAD^+ 可用于肝炎、进行性肌肉萎缩等疾病的治疗。

四、线粒体DNA突变与疾病

mtDNA 是裸露的，不与组蛋白结合，这使得 mtDNA 的突变率比核 DNA 高 10 ~ 20 倍；线粒体内又无 DNA 突变修复系统，使得线粒体突变容易保存下来。所以，mtDNA 容易受各类诱变因素的损伤而产生突变。但是，每个细胞内有数百个线粒体，而每个线粒体内有 2 ~ 10 个 mtDNA 分子，即每个细胞可有数千个 mtDNA 分子。因此，突变的 mtDNA 要达到一定比例（即阈值）才能引起机体病变。mtDNA 在遗传上呈母系遗传，即母亲将她的 mtDNA 遗传给她所有的子女，她的女儿再将 mtDNA 传给第三代，父亲和儿子不传递 mtDNA。

mtDNA 发生突变导致线粒体结构或功能异常所引起的疾病称为线粒体遗传病，现已发现有一百多种。mtDNA 的突变类型主要有碱基突变、缺失插入突变、mtDNA 数量增加或减少。线粒体遗传病一般是多系统联合发病，临床症状以中枢神经系统和骨骼肌病变为主要特征，因为中枢神经系统和骨骼肌对能量的依赖性最大。目前已发现越来越多的疾病与线粒体突变有关，如帕金森病就是患者基底神经节细胞中 mtDNA 部分缺失所致，患者主要表现为运动失调，动作缓慢，手脚或身体其他部分的震颤，身体变得僵硬，少数病人有痴呆症状。Leber 遗传性视神经病、心肌病、2 型糖尿病、某些肿瘤等也与线粒体突变有关。

目标检测

1. 下列人体细胞中，含线粒体最多的是

A．红细胞 B．精细胞 C．皮肤表皮细胞 D．肝细胞 E. 脂肪细胞

2. 在线粒体中产生 ATP 最多的过程发生在下列哪个部位

A. 内膜 B. 膜间腔 C. 基质 D.mtDNA E. 外膜

3. 线粒体 DNA 复制所需的酶类

A. 全由 mtDNA 编码 B. 全由核基因编码 C. 由 mtDNA 和核基因共同编码
D. 全在细胞 质中合成 E. 全在线粒体基质中合成

4. 下列哪些病与线粒体无关

A. 非胰岛素依赖型糖尿病 B. 感冒 C. 肿瘤 D. 帕金森 E. 线粒体肌病

5. 关于线粒体的结构和功能，哪种说法不正确

A. 完成细胞氧化的全过程 B. 是由双层膜包被的封闭的细胞器
C. 是含有 DNA 的细胞器 D. 是细胞内形成的 ATP 的中心
E. 不同生物的线粒体的嵴形态不同

A. 外膜 B. 基粒 C.mtDNA D. 基质 E. 线粒体核糖体

6. 三羧酸循环发生在

7. 线粒体蛋白质的合成场所是

8. 线粒体内能体现半自主性的结构是

9. 线粒体内进行能量转换，合成 ATP 的关键部位

10. 简述线粒体的半自主性。

第七章　细胞骨架

在20世纪初，细胞被看成是由悬浮在胞质溶胶中的各种独立的细胞器的集合体。电子显微镜和各种染色技术的发展显示，细胞除了含有各种细胞器外，在细胞质中还有一个三维的网络结构系统，这个系统被称为细胞骨架（cytoskeleton）。

细胞骨架是指真核细胞中的蛋白纤维网络结构。其发现较晚，主要是因为一般电镜制备样品采用低温（0℃～4℃）固定，而细胞骨架会在低温下解聚。直到20世纪60年代后，采用戊二醛常温固定，才逐渐认识到细胞骨架的客观存在。细胞骨架有微丝、微管和中间纤维三种类型，由于其位于细胞质中，又称胞质骨架，它们均由单体蛋白以较弱的非共价键结合在一起，构成纤维型多聚体。细胞骨架在进化上高度保守，从低等到高等的所有真核生物细胞中，它们在组成和结构上都没有明显差异。

随着研究的深入，越来越多的知识表明，细胞骨架已经远远超出了作为细胞形态结构基础的“骨架”意义，而是几乎参与了细胞一切重要的生命活动，如细胞运动、细胞内外物质的运输、细胞信号转导、细胞增殖与分化等。

第一节　微　　管

微管（microtubule，MT）是存在于所有真核细胞中由微管蛋白（tubulin）组装成的长管状细胞器结构。微管主要存在于细胞质中，为适应细胞质的变化，微管表现为动态结构，能很快地组装与去组装。对低温、高压和秋水仙素敏感。细胞内微管与其他蛋白共同组装成纺锤体、基粒、中心粒、鞭毛、纤毛、轴突、神经管等结构，参与细胞形态的维持、细胞运动和细胞分裂。

一、微管的化学组成

微管主要由微管蛋白组成。微管蛋白呈球形，由α微管蛋白和β微管蛋白两种天然亚基构成，它们的氨基酸组成和序列各不相同，但在进化中又是高度保守的。在细胞质中，基本上没有游离的α或β微管蛋白，因为不形成二聚体它们很快被降解。

还有一类微管结合蛋白（microtubule-associated protein，MAP）与微管结合并与微管蛋白共同组成微管系统，其主要功能是调节微管的特异性并将微管连接到特异性的细胞器上。微管结合蛋白由两个结构域组成：一个是碱性的微管结构域，可与微管结合；另一个是酸性突出结构域，它以横桥方式与质膜、中间纤维和其他微管纤维连接，在电镜下可见它在微管壁外呈一突起将微管纤维交联成束，并协助微管连接其他细胞组分。微管结合蛋白主要有 MAP-1、MAP-2、tau、MAP-4，前三种微管结合蛋白主要存在于神经细胞中。MAP-1、MAP-2 为高分子量蛋白，tau 为低分子量蛋白。MAP-4 在神经元和非神经元细胞中均存在，在进化上保守。用特异性微管结合蛋白荧光抗体可显示神经细胞中微管结合蛋白的分布差异：tau 只存在于轴突中，而 MAP-2 分布于胞体和树突中。神经细胞微管结合蛋白的分布差异与神经细胞树突和轴突区域化及感受、传递信息有关，体现了不同微管蛋白在细胞中有不同的分布区域，执行不同的功能。

此外，在微管蛋白二聚体上，各有一个秋水仙素结合位点和长春花碱结合位点。

二、微管的结构与组装

（一）微管的结构

1. 微管的基本结构 电镜观察表明，微管呈圆筒状，为直而中空的纤维结构。外径 22 ~ 25nm，内径 12 ~ 15nm，是胞质骨架中直径最大的纤维。其外形虽笔直，但具有一定弹性。微管在细胞中一般平行排列成束。

微管是以微管蛋白异二聚体为基本构件，螺旋盘绕形成的。在每根微管中，微管蛋白 α 、β 二聚体头尾相接，形成细长的原纤维，13 条这样的原纤维纵向排列组成微管的壁（图 7-1）。

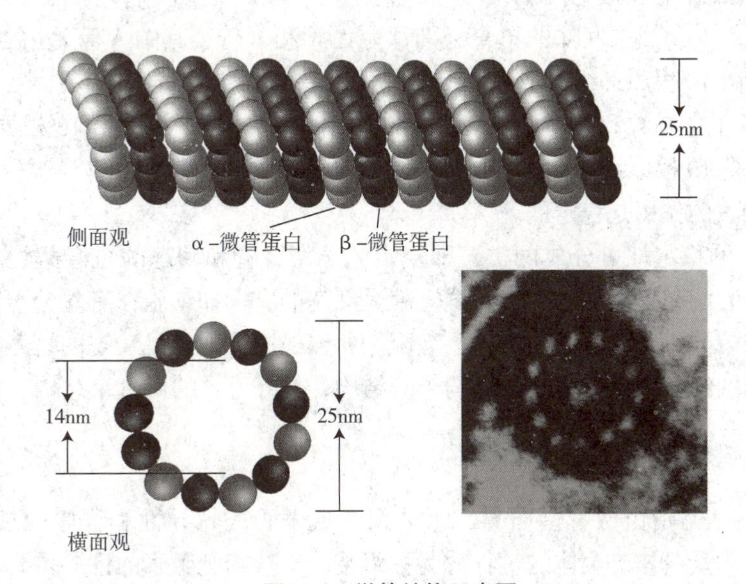

图 7-1 微管结构示意图

α 和 β 微管蛋白都是直径为 4nm 的球形分子，所以这种异二聚体的长度为 8nm。每一个微管蛋白二聚体有两个 GTP 结合位点，一个位于 α 亚基，是不可逆的 GTP 结合位点，结合上去的 GTP 不能被水解，也不能被 GDP 替换。另一个位于 β 亚基上，结合在该位点上的 GTP 能够被水解成 GDP，所以这个位点又称为可交换位点(exchangeable site，E 位点）。

2. 微管的类型 微管有单体、双联体和三联体（图 7–2）。

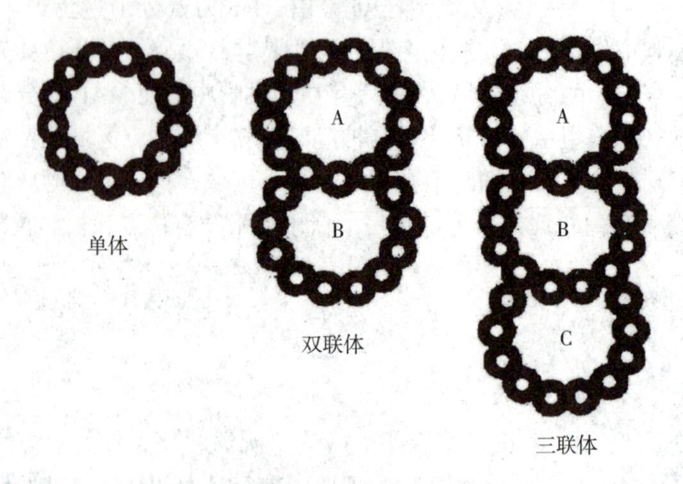

图 7–2 三种微管的横断面示意图

在多数情况下，微管是以简单的单体存在，大部分细胞质微管是单体微管，它在低温、Ca^{2+}和秋水仙素作用下容易解聚，属于不稳定微管。在极少数情况下，也有由 11 根或 15 根原纤维组成的微管，如线虫神经节微管。

二联体构成纤毛和鞭毛的周围小管，是运动类型的微管，它对低温、Ca^{2+}和秋水仙素都比较稳定。组成二联体的单管分别称为 A 管和 B 管，其中 A 管是由 13 根原纤维组成，B 管是由 10 根原纤维组成，一个二联体只有 23 根原纤维。

三联体见于中心粒和基体，由 A、B、C 三个单管组成，A 管由 13 根原纤维组成，B 管和 C 管都是 10 根原纤维组成，所以一个三联体共有 33 根原纤维。三联体对于低温、Ca^{2+}和秋水仙素的作用是稳定的。

根据微管的稳定性可分成两类，即稳定的长寿微管和动态的短寿微管。当微管的结构需要快速装配和去装配的时候，微管就是动态的。例如细胞在有丝分裂时，纺锤体的快速形成即装配，纺锤体的消失即去装配，所以纺锤体微管是动态的短寿微管。在一些不进行复制的细胞中含有稳定长寿的微管结构，如纤毛中的微管束结构。

（二）微管的组装

微管的组装是指由微管蛋白异二聚体组合成微管的特异性和程序性过程。相反，由微管解离成为蛋白异二聚体的过程称为去组装。真核细胞微管的许多重要功能都与其聚合、解聚的性质有关，如细胞形态变化、定向运动、胞内物质（如色素颗粒）与“器官”的移动（有丝分裂、减数分裂中染色体的极向移动）等。

1. 微管组织中心 存在于细胞质中，决定微管在生理状态或实验处理解聚后重新装配的结构叫微管组织中心（microtubule organizing center，MTOC）。大多数条件下，微管的正端远离微管组织中心，指向细胞边缘、轴突远端、鞭毛和纤毛顶部等，而负端指向微管组织中心。MTOC不仅是微管组装的特异性核心，而且决定了微管的极性和微管中原纤维的数量。

2. 微管的组装过程 微管的组装分为延迟期、聚合期和稳定期（图7–3）。在延迟期α、β微管蛋白首先聚合成短的寡聚体结构，即核心形成，紧接着二聚体在其两端和侧面大量增加，使之扩展成片状带，当片状带加宽至13根原纤维时，随即卷曲合拢成一段原始的微管。延迟期是微管聚合的开始，速度较慢，为微管聚合的限速过程。聚合期，细胞内的微管蛋白浓度增高，使微管的聚合速度大于解聚速度，新的二聚体不断加到原始微管的正端，使微管延长。直到游离的微管蛋白浓度下降，则解聚速度逐渐增加。稳定期，胞质中游离的微管蛋白达到临界浓度，微管的组装和去组装速度相等。

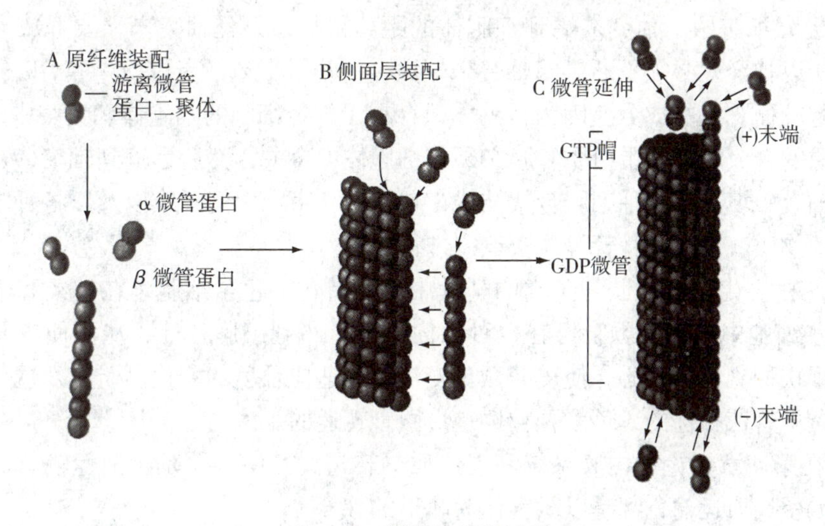

图7–3 微管的组装过程

3. 微管的极性 微管的极性一是指装配的方向性，二是指生长速度的快慢。由于微管是以α、β二聚体作为基本构件进行装配的，并且是以首尾相接的方式进行组装，所以每一根原纤维都有相同的极性（方向性），这样装配成的微管的一端是α微管蛋白亚基组成的环，而相对的一端是以β微管蛋白亚基组成的环。极性的另一层含义是两端的装配速度是不同的，正端生长得快，负端则慢，同样微管去组装也是正端快，负端慢。

4. 微管的特异性药物 在微管结构和功能的研究中，微管特异性药物发挥了重要作用，其中秋水仙素是重要的微管工具药物，用低浓度的秋水仙素处理活细胞，可立即破坏纺锤体结构。秋水仙素不像Ca^{2+}、高压和低温等因素那样直接破坏微管，而是阻断微管蛋白装配成微管，体外重装配实验可以清晰地显示这一点。结合有秋水仙素的微管蛋白可以装配到微管末端，可阻止其他微管蛋白的加入。

紫杉酚能促进微管的装配，并使形成的微管稳定。同样重水也促进微管装配，增加其稳定性。但是由紫杉酚和重水所致的微管稳定性增加对细胞是有害的，使细胞周期停止于有丝分裂期。由此说明，行使正常的微管功能，微管处于动态的装配和解聚状态是很重要的。

三、微管的主要功能

1. 细胞形态的支撑与细胞器位置的固定 维持细胞形态是微管的基本功能。实验证明，微管具有一定的强度，能够抗压和抗弯曲，这种特性给细胞提供了机械支持力。例如神经细胞的轴突中就有大量平行排列的微管，若用秋水仙素或低温等方法处理细胞，可见微管解聚，细胞变圆。再如哺乳动物的红细胞呈双凹圆盘状，是靠质膜周边许多环形微管束来维持的。

2. 细胞内物质运输 微管在核的周围分布密集，并向胞质外周伸展。细胞内的细胞器移动和胞质中的物质转运都与微管有着密切的关系。下面介绍轴突运输与色素颗粒运输。

在神经元细胞中，轴突末端到细胞体的距离很长，并且轴突末端要释放大量的神经递质，所以神经元必须不断供给轴突末端大量的物质，包括蛋白质、膜，以补充因轴突部位的胞吐而丧失的成分。因为核糖体只存在于神经细胞的细胞体和树突中，在轴突没有蛋白质的合成，所以蛋白质和膜必须在细胞体中合成，然后运输到轴突，这就是轴突运输。轴突中填满了各种细胞骨架结构，包括微管束、中间纤维以及以各种方式互连的微管等。物质就是沿着微管等“轨道”进行运输。

许多两栖类生物的皮肤和鱼类的鳞片中含有特化的色素细胞，在神经和激素的控制下，这些细胞中的色素颗粒可在数秒钟内迅速分布到细胞各处，从而使皮肤颜色变深，又能很快回到细胞中心，使皮肤颜色变浅，以适应环境的变化。研究发现，色素颗粒的运输是微管依赖性的，色素颗粒也是沿微管转运的。

我们在第四章讨论了内膜系统和蛋白质的转运，其中主要是小泡运输。其实这些小泡进行的蛋白质运输，都是以微管作为轨道的。

3. 纺锤体与染色体运动 微管是构成有丝分裂器的主要成分，参与染色体的运动。当细胞从间期进入分裂期，胞质中的微管网架崩解，微管解聚为微管蛋白，经重新装配形成纺锤体，介导染色体运动。分裂末期，纺锤体微管解聚为微管蛋白，重新装配为胞质微管网。

染色体运动的分子机制有两种学说，其一为动力平衡学说，认为染色体的运动与微管的装配－去装配有关；其二为滑行学说，认为染色体的运动与微管的相互滑动有关。

4. 构成鞭毛与纤毛 纤毛和鞭毛都是某些细胞表面的特化结构，具有运动功能。纤毛和鞭毛并无绝对界限，一般把少而长者称为鞭毛，短而多者称为纤毛。

纤毛和鞭毛都含有一个规则排列的由微管相互连接形成的骨架，称为轴。轴丝的外面由膜包裹。组成轴丝的微管呈规律性排列，即 9 组二联管在周围等距离地排列成一圈，中央有两根单个的微管，为“9×2＋2”的微管形式（图 7–4）。中央的两个微管之间由细丝相连，外包有中央鞘。周围的 9 组二联管中近中央的一根称为 A 管，另一条为 B 管。A 管上有两个短臂，内臂指向邻近一对微管的 B 微管，组成臂的成分是动力蛋白。纤毛的动力蛋白是一种多亚基的 ATP 酶，能被 Ca^{2+} 、Mg^{2+} 激活。

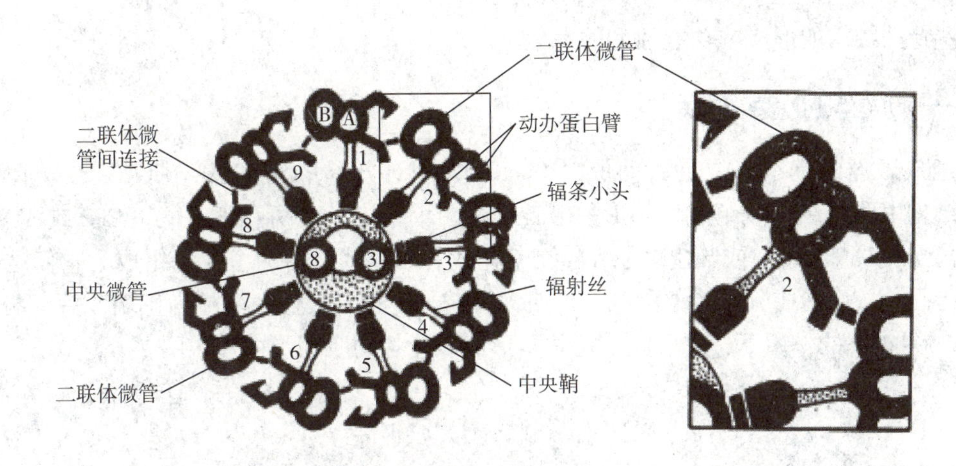

图 7-4 鞭毛、纤毛的横切图

纤毛和鞭毛的运动是一种简单的弯曲，这种弯曲是由轴丝中微管动力臂引起微管的滑动所致，称为微管滑动模型。这一模型的主要内容是：纤毛和鞭毛的动力蛋白头部与相邻二联管的 B 微管接触，促进与动力蛋白结合的 ATP 水解，并释放 ADP 和 Pi。由于 ATP 水解，改变了 A 微管动力蛋白头部的构象，促使头部朝向相邻二联管的正端滑动，使相邻二联微管之间产生弯曲力。新的 ATP 结合，促使动力蛋白头部与相邻 B 微管脱离，ATP 水解，使动力蛋白头部的角度复原。带有水解产物的动力蛋白头部与相邻二联管的 B 微管上的另一位点结合，开始下一个循环。

5. 中心粒的形成 中心粒存在于动物细胞与低等植物细胞中，是成对出现的细胞器，它与微管装配和细胞分裂直接相关。电镜下所见到的中心粒为两个圆柱形小体彼此垂直排列。在横切面上可见，圆柱小体的壁由 9 组三联管排列而成，三联管之间及其周围有质地较致密的细粒状物质。每组三联管相互之间斜向排列，似风车样（图 7-5）。中心粒内没有中央微管，也无特殊的臂。中心粒的功能与微管蛋白的合成与聚合有关，并参与细胞分裂；其次，中心粒上存在 ATP 酶，因而与细胞能量代谢有关，可为细胞运动和染色体移动提供能量。

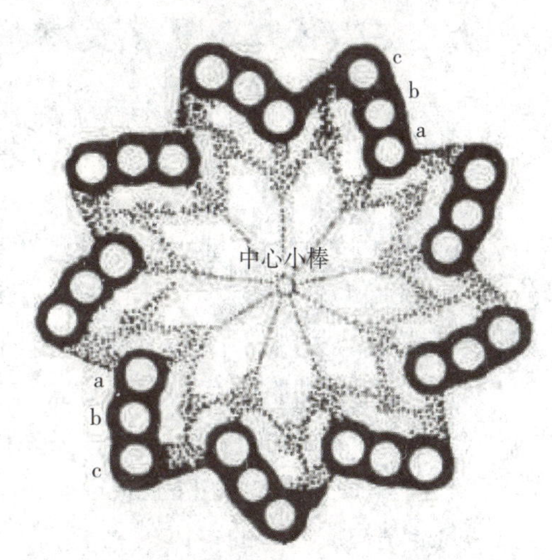

图 7-5 中心粒模式图

第二节 微 丝

微丝（microfilament，MF）是实心肌动蛋白纤维，常以束状或网络状分布于细胞质的特定空间位置上。参与细胞形态维持、细胞内外物质转运及细胞间的连接等，还可参与一些特殊结构的形成或功能活动的发生。

一、微丝的化学组成

组成微丝的基本单位是肌动蛋白（actin），相对分子量为43kD。肌动蛋白单体的立体结构由两个结构域组成，外形呈哑铃形。两个结构域之间有腺苷酸（ATP或ADP）和阳离子（Ca^{2+}、Mg^{2+}或Sr^{2+}）的结合位点。每个结构域又由两个亚基组成，它们之间可以运动，从而造成分子构象的改变。肌动蛋白分子具有极性，一端为正端，另一端为负端。在Mg^{2+}的作用下，它们能首尾相接形成螺旋状的肌动蛋白丝（图7-6）。

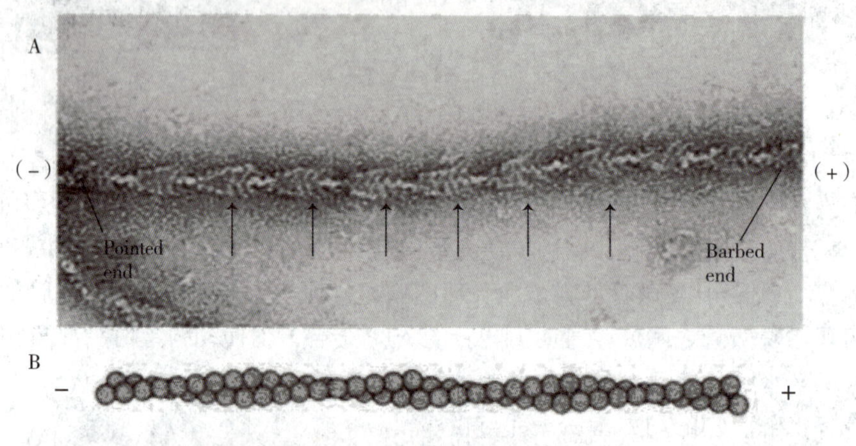

A. 微丝纤维的负染电镜照片　B. 微丝纤维的结构模型

图7-6　微丝的结构

在人体和脊椎动物细胞内，发现肌动蛋白有6种不同的亚型，按照等电点的不同分为α、β和γ三类。其中4种α肌动蛋白，分别为骨骼肌、心肌、血管和肠壁平滑肌细胞特有，另外的β和γ肌动蛋白见于所有非肌细胞和肌细胞中。

肌动蛋白在细胞中存在两种方式：一种是游离状态的球形单体分子，称为球状肌动蛋白（globular actin，G-actin）；另一种是G-actin首尾相接聚合成的螺旋状纤维多聚体，称为丝状肌动蛋白（filamentous actin，F-actin）。两种形式在一定条件下可相互转化，但F-actin是构成微丝的主体。

二、微丝的结构与组装

（一）微丝的结构

微丝是一种具有可弯曲特性的实心蛋白纤维，直径为5～9nm。在电镜下，单根的微丝呈双螺旋结构，每旋转一圈的长度为37nm。由于肌动蛋白具有极性，从而决定了微丝的极性。在微丝的组装过程中，球状肌动蛋白的正端聚合速度较快，负端聚合速度较慢。

（二）微丝的组装

1. 微丝的组装 体外实验表明，肌动蛋白丝的装配需要 ATP 和一定的盐溶液（主要为 K^{+}、Mg^{2+}）。组装过程分三步：第一个过程是成核期，球状肌动蛋白慢慢地聚合形成短的、不稳定的寡聚体，该过程较慢。一旦寡聚体达到某一种长度（3 ~ 4 个亚基），它就可以成核。第二个过程是生长期，为快速延长阶段。此期，球状肌动蛋白单体快速地从短纤维的两端添加上去。微丝两端的组装速度有差异，正端的组装速度为负端组装速度的 10 倍以上。生长期可被已形成的丝状肌动蛋白的自发或突然断裂作用所加强，因为断裂的短丝状肌动蛋白丝的末端可以作为新的核进行延长反应。随着丝状肌动蛋白的不断生长，游离的球状肌动蛋白单体的浓度越来越低，一直到同丝状肌动蛋白丝的浓度相平衡。一旦达到这种平衡，丝状肌动蛋白的装配进入第三阶段稳定期。之所以称为稳定期，是因为在这个时期，球状肌动蛋白同丝状肌动蛋白丝末端上的亚基进行交换，但不改变丝状肌动蛋白丝的量。

在微丝装配时，若球状肌动蛋白分子添加到丝状肌动蛋白丝上的速率正好等于球状肌动蛋白分子从丝状肌动蛋白上失去的速率时，微丝净长度没有改变，这种过程称为肌动蛋白的“踏车现象”。这时装配与去装配仍在进行，只不过添加到微丝上的球状肌动蛋白分子与脱下来的速率相等。

2. 微丝的结合蛋白 微丝的组分除了主要的肌动蛋白之外，还包括四十余种微丝结合蛋白。肌动蛋白能够装配成不同的微丝网络结构，与微丝结合蛋白的种类不同有关。依据作用不同分为：①收缩蛋白（即移动因子）：指促进细胞中微丝移动的蛋白，也就是肌球蛋白，已发现的肌球蛋白至少有 13 种。②调节蛋白：对肌动蛋白和肌球蛋白起调节作用，包括原肌球蛋白、钙调蛋白，前者与肌动蛋白相连，调节肌动蛋白的活性，后者也可与肌动蛋白结合，调节其活性，同时也可活化与肌球蛋白活动有关的酶，使肌球蛋白与肌动蛋白相互作用，产生两者之间的滑动。③连接蛋白：如交联蛋白、锚定蛋白、间隔蛋白等多种，是一类在微丝之间或微丝与质膜之间起连接、固定、沟通作用的蛋白质。

3. 微丝的特异性药物 细胞松弛素是真菌的代谢产物。细胞松弛素 B 结合于微丝的端点，阻止新的单体加入，停止微丝的组装，因而可以破坏微丝的空间网络结构，但对解聚没有明显影响。另一种药物——鬼笔环肽，则可促进微丝的聚合，并稳定既成的微丝纤维。研究发现，鬼笔环肽仅与丝状肌动蛋白结合，而不与球状肌动蛋白结合。

三、微丝的功能

肌动蛋白在微丝结合蛋白的协同作用下，形成独特的微丝性骨架结构，参与细胞内重要的生理活动。近年来发现，微丝还与细胞信号转导相关，纽蛋白（锚定蛋白的一种）等微丝结合蛋白是蛋白激酶及癌基因产物的作用底物；多聚核糖体和蛋白质的合成与微丝的关系也被关注。

（一）维持细胞的形态

人体内二百多种不同类型的细胞各自维持特定的形态，微丝在细胞中形成束状或网络结构发挥作用。在细胞膜下有一层由微丝和各种结合蛋白组成的网状结构，称细胞皮层，该结构具有很高的动态性，与肌动蛋白一起赋予细胞膜一定的强度和韧性，从而维持细胞形态。

细胞的特化结构微绒毛和应力纤维也是由微丝形成的。微绒毛的轴心是由 20 ~ 30 个同向平行的微丝组成的束状结构，其中有绒毛蛋白和毛缘蛋白将微丝连接成束。另外肌球蛋白和钙调蛋白在微丝束的侧面与微绒毛膜之间形成横桥连接，提供张力以保持微丝束处于微绒毛的中心位置（图 7–7）。微绒毛轴心处的微丝束上达微绒毛顶端，下止细胞膜下的终末网，在这个区域还有一种纤维状蛋白——血影蛋白，它结合于微丝的侧面，通过横桥把相邻微丝束中的微丝连接起来，并把它们连接到更深部的中间纤维丝上。

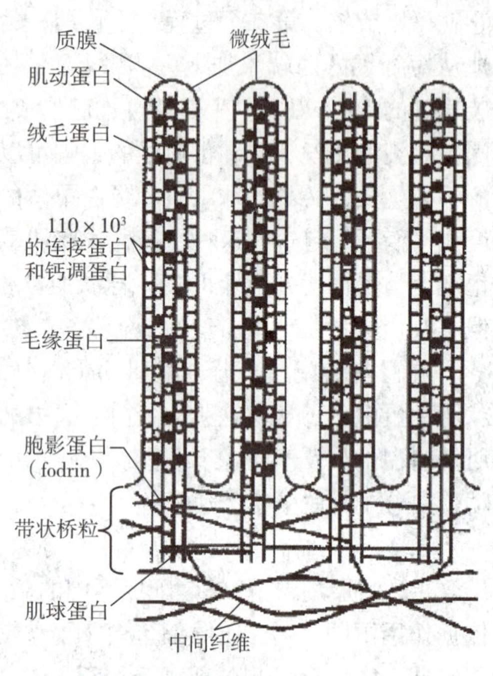

图 7–7 微绒毛的结构

应力纤维也是由大量不同极性的微丝平行排布构成，其中还包括辅肌动蛋白、肌球蛋白和原肌球蛋白，提供对抗细胞表面张力或细胞与基质面之间的张力，以维持细胞的扁平铺展和特异的形状，并赋予细胞韧性与强度。

（二）参与肌肉收缩

很多与微丝结合的蛋白都是在肌细胞中首先发现，肌细胞的收缩是实现机体一切机械运动的重要方式。

肌肉收缩的基本结构和功能单位是肌节，其主要成分是肌原纤维，而肌原纤维由粗肌丝和细肌丝组成。粗肌丝由肌球蛋白组成，细肌丝由肌动蛋白、原肌球蛋白和肌钙蛋白组成，又称肌动蛋白丝。

目前公认的骨骼肌细胞收缩机制是肌丝滑动学说。1954 年由 Huxley 提出，认为固定在 Z 线上的细肌丝向粗肌丝的 M 线方向滑动，引起肌节缩短，肌原纤维也随之缩短，从而导致整条骨骼肌纤维收缩变短。肌节是粗、细肌丝之间相互滑动的结构。电镜下观察，每一肌节的纵切面上，粗、细肌丝呈现有规律的相互间隔平行排列，粗肌丝可伸出横桥与邻近的细肌丝连接。在肌细胞收缩时，横桥可推动细肌丝与粗肌丝的滑动。

（三）参与细胞分裂

在细胞进行有丝分裂末期，两个即将分离的子细胞之间产生一个收缩环，随着收缩环的收紧，两个子细胞分开。收缩环是由大量平行排列但具有不同极性的微丝构成，它是存在于绝大多数非肌细胞中的具有收缩功能的环状微丝束的一个代表。收缩环收缩的动力来源于纤维束中肌动蛋白和肌球蛋白的相对滑动，或者说是肌球蛋白介导的相反极性微丝之间的滑动。干扰肌动蛋白或肌球蛋白都能抑制收缩环的功能。用细胞松弛素B处理的细胞，不能形成收缩环，但不干扰核的分裂，导致形成双核或多核细胞。已经形成收缩环的细胞在细胞松弛素B存在时，收缩环可松开或消失。

（四）参与细胞运动

细胞的各种运动都与微丝有关，如胞质环流、变形运动、变皱膜运动及细胞的吞噬作用等，均可通过微丝的滑动或微丝和微丝束的聚合和解离两种不同的方式产生运动。

（五）参与细胞内物质运输

微丝在微丝结合蛋白介导下可与微管一起进行细胞内物质的运输。如小鼠黑色素细胞中黑色素颗粒的运输依赖于肌球蛋白V，若肌球蛋白V突变，黑色素颗粒则不能释放到胞质且不能在细胞周边聚集。

（六）参与细胞内信号转导

微丝主要参与Rho-GTPase介导的信号转导。Rho蛋白属于Ras超家族，在哺乳动物细胞中，特异的细胞外信号可激活RhoA（Rho1、Cdc42和Rac）蛋白，使微丝形成特殊结构，改变细胞形态，如RhoA可调控应力纤维和黏着斑的形成等。

（七）参加受精

当精子与卵子接触时，精子头端的顶体与细胞核之间的胞质所含有的肌动蛋白单体聚合成纤维多聚体，这是由于受精致使胞质内的pH值升高，启动了微丝组装系统。微丝的收缩运动，为精子顶体穿过透明带提供了动力，有利于精子与卵子的融合。因此，微丝的组装和收缩运动是受精的必备条件。

第三节　中间纤维

中间纤维（intermediate filaments，IF）直径10nm左右，介于微丝和微管之间，故此得名。中间纤维在细胞中围绕着细胞核分布，成束成网，并扩展到细胞质膜，与质膜相连接。与微丝和微管不同的是中间纤维不是所有真核细胞都必需的结构成分，如酵母的核膜内侧不存在核纤层结构；人的神经系统的少突胶质细胞，它们的细胞质部分形成包绕神经轴突的髓鞘，也没有观察到细胞质内有中间纤维结构。

一、中间纤维的化学组成

中间纤维的化学组成比微管和微丝复杂得多，不同组织来源的组织细胞表达不同类型的中间纤维，共有五十多种，它们是由同一多基因家族编码的多种异源性纤维状蛋白组成，具有高度同源性。根据氨基酸序列、基因结构、组装特性及在发育过程的组织特异性表达模式，可将中间纤维分为 6 种类型，见表 7–1。

表 7–1 中间纤维蛋白的类型和组织分布

类型	中间纤维蛋白种类	相对分子量（$\times10^3$）	组织分布
Ⅰ	酸性角蛋白	40 ~ 64	上皮细胞
Ⅱ	中性角蛋白	52 ~ 68	上皮细胞
Ⅲ	波形蛋白	55	各种中胚层来源的细胞及某些体外培养的细胞
	结蛋白	52	肌细胞
	胶质丝酸性蛋白	51	星状胶质细胞
	外周蛋白	57	外周神经系统神经元
	微管成束蛋白	54	肌细胞
Ⅳ	神经丝蛋白三组分	68 ~ 200	中枢神经系统
	α- 介连蛋白	66	中枢神经系统
Ⅴ	核纤层蛋白 A/C	72/62	细胞核
	核纤层蛋白 B_1	65	细胞核
	核纤层蛋白 B_2	78	细胞核
Ⅵ	巢蛋白	240	神经上皮干细胞，肌肉细胞
	联丝蛋白（synemin）	182	肌肉
	desmuslin	140	肌肉
未归类	晶状体蛋白 /CP49	46	晶状体
	丝晶蛋白	83	晶状体

二、中间纤维的结构与组装

大部分中间纤维蛋白的氨基酸顺序和分子结构已经搞清楚。它们的共同结构是具有一个约 310 个氨基酸组成的 α 螺旋杆状中心区域，长短不等，不同中间纤维杆状区的氨基酸种类和顺序有 30% ~ 70% 是相同的（图 7–8）。这种杆状相似区域是中间纤维聚合的结构基础，通过一单个 10nm 的纤维横切面可以显出有 30 个分子，呈连锁排列

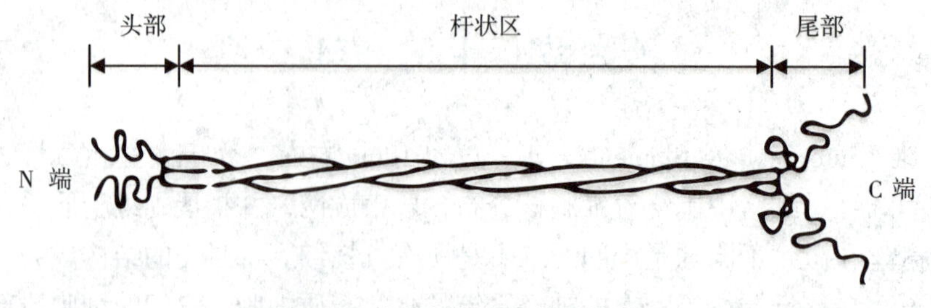

图 7–8 中间纤维蛋白的结构模型

状。与微丝和微管那种以球状亚基的聚合作用不同，中间纤维聚合时并不需要 ATP 或 GTP。其亚基是由四个纤维状多肽组成的。

中间纤维的组装过程如图 7-9。不论是由一种蛋白组装而成，还是由两种以上的蛋白组装而成，中间纤维的组装过程都很相似。过程如下：

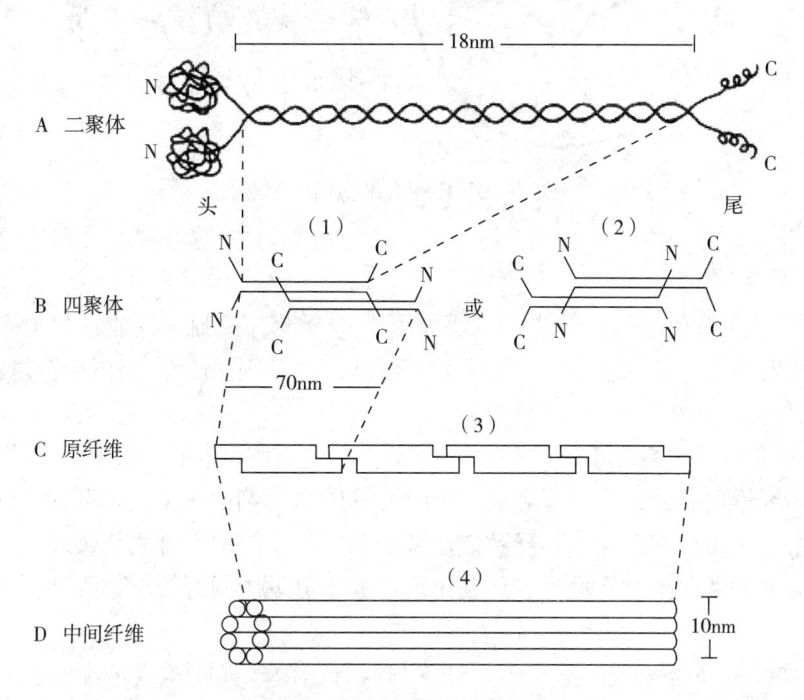

图 7-9　中间纤维的组装模型

A. 两条中间纤维多肽链形成螺旋二聚体；B. 两个二聚体反向平行以半交叠方式构成四聚体；C. 四聚体首尾相连形成原纤维；D.8 根原纤维构成圆柱状的直径为 10nm 的纤维

1. 首先由平行且相互对齐的两条多肽链缠绕形成双股超螺旋二聚体。

2. 两个二聚体再以反向平行和半分子交错的形式组装成四聚体，即一个二聚体的头部与另一个二聚体的尾部相连接。四聚体的组装出现了反向平行的结构，因此中间纤维两端对称且为非极性。

3. 每个四聚体又以头尾相连的方式延长，组装成原纤维。

4. 四聚体之间在侧向相互作用，最终形成中间纤维。

这样形成的中间纤维在横切面上是由 32 个蛋白单体分子组成（图 7-10）。组装好的中间纤维具有多态性，常见的由 8 个四聚体或 4 个八聚体组成。中间纤维的杆状部为主干部分，形成中间纤维的核心，而非螺旋化的头部和尾部则凸出于核心之外。

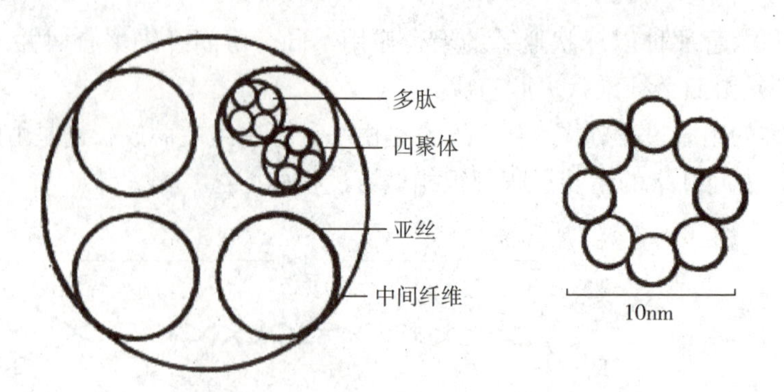

图 7-10 中间纤维横切面示意图

三、中间纤维的功能

对中间纤维的功能了解较少，主要原因是迄今没有找到一种能够与中间纤维结合的药物。随着研究方法的发展，目前多采用转基因、基因敲除等方法研究中间纤维蛋白的功能。

1. 增强细胞的机械强度 体外实验证实，上皮细胞、肌肉细胞和胶质细胞在失去完整的中间纤维网状结构后，受到剪切力时容易破裂。例如遗传病单纯性大疱性表皮松解患者，由于角蛋白基因突变，导致表皮基底细胞中角蛋白纤维网络破坏，轻微的挤压就可破坏突变的基底细胞，使患者皮肤出现水疱。可见中间纤维在增强细胞机械强度方面有作用。

2. 维持细胞及组织的完整 中间纤维与微管、微丝共同构成了细胞的纤维支撑网络，可维持、固定细胞核及各种细胞器在细胞内的特定空间，保持细胞形态结构的完整性。细胞分裂末期，核纤层在内质网等参与下重建核膜，维持细胞核的完整性。

3. 参与 DNA 的复制 将非洲爪蟾卵母细胞中的核纤层蛋白去除后，细胞核不能合成 DNA，说明组成核纤层的中间纤维蛋白与 DNA 复制有关。核纤层蛋白在其他蛋白的协助下，可能在核基质黏附点、DNA 复制点和端粒与染色质结合。

4. 与细胞分化及细胞生存有关 表皮细胞的分化提供了中间纤维参与分化的重要证据。表皮细胞分化发生在表皮最深部的生发层，这些细胞边分化边向表皮移动，最后从表皮脱落。生发层细胞的中间纤维构成是角质蛋白，随着分化的进程，细胞中表达不同的角质蛋白。而当细胞分化到终末，细胞中的其他蛋白成分都消失，而角质蛋白仍存在，表明它与细胞生存有关。

第四节 细胞骨架与医学

细胞骨架在维持细胞形态、细胞内物质运输、细胞分裂与分化及信号转导等方面均具有作用，是真核细胞不可缺少的结构，它们的异常可形成多种疾病，如肿瘤、神经系统疾病和遗传性疾病等。

一、细胞骨架与肿瘤

1. 肿瘤细胞中的细胞骨架 我国学者对胃癌、鼻咽癌、食管癌、肺鳞癌、肺小细胞癌、肺腺癌、小鼠肉瘤等9种瘤细胞进行观察，发现瘤细胞中荧光染色的微管减少甚至缺如。对比人正常食管上皮细胞与食管癌细胞中的微管，发现在细胞周期的间期癌细胞的微管发生变化，而在分裂期纺锤体微管与正常细胞无异。并发现体外培养癌细胞在长期传代后微管显著减少。因此，微管数量的减少是细胞癌变的重要标志。

2. 肿瘤诊断与中间纤维 由于中间纤维在组织细胞中的分布显示严格的组织特异性，故可根据中间纤维的种类区分上皮细胞、肌细胞、间质细胞、胶质细胞和神经细胞。中间纤维在体内细胞转化时继续保持其来源细胞的特征性中间纤维的种类、超微结构和免疫学活性，如肌肉瘤是以结蛋白、非肌肉瘤是以波形纤维蛋白、神经胶质瘤是以神经胶质纤维酸性蛋白为特征，因此，临床可以根据中间纤维的种类来鉴别、区分不同组织来源的肿瘤细胞，为肿瘤的诊断及治疗提供依据。

3. 肿瘤化疗与微管、微丝 微管的特异性药物长春花碱和秋水仙素可与纺锤体微管蛋白结合，抑制细胞增殖。紫杉醇的抗肿瘤机制也与微管动力学有关，高浓度时使微管解聚，低浓度时稳定微管且很少或没有微管的解聚，表明紫杉醇、长春花碱等抑制细胞增殖的主要机制是稳定纺锤体微管动力学，而不是使微管解聚，在有丝分裂中/后期抑制细胞分裂，诱导细胞凋亡。

微丝的特异性药物细胞松弛素B可与微丝正端结合，抑制其聚合，使其解聚，抑制各种依赖于微丝的运动，具有抗肿瘤潜能。

二、细胞骨架与神经系统疾病

在阿茨海默病患者神经元中可见到大量损伤的神经元纤维，其主要成分为高磷酸化状态的tau蛋白。而对于死亡患者的大脑分析，神经元中微管蛋白数量并无异常，但微管聚集缺陷。孤立的微管蛋白与结合的微管蛋白均以高磷酸化的方式与其他配体结合形成稳定的tau蛋白。微管是轴浆流必需的细胞骨架，而阿茨海默病患者微管聚体缺陷，可能引起轴浆流阻塞，神经元纤维包涵体形成，从而使神经信号传递紊乱。tau蛋白及其他细胞骨架蛋白的异常也可引起帕金森病等神经系统疾病。

三、细胞骨架与遗传性疾病

人类遗传性皮肤病单纯性大疱性表皮松解症是由角蛋白14（CK14）基因突变所致。WAS（Wiskoff-Aldrich syndrome）为遗传性免疫缺陷病，T淋巴细胞中微丝的异常是引起WAS的根源。

四、细胞骨架与衰老

动物实验表明，老龄动物的神经元内微管数量减少，腹腔巨噬细胞内的微丝数量减少，影响到神经信号传递、轴质的物质运输，进而影响到神经元的营养代谢，最终表现为细胞功能低下，因而老年人的脑功能衰退、机体免疫等多系统的功能降低。

知识拓展

海洋覆盖着地球表面积的71%，已知的生物种类大约有30万种，约占地球生物种类的90%。目前已从海洋生物及其代谢产物中筛选和提取出2万余种天然产物，其中不少化合物已被作为抗肿瘤候选药物进入了临床前或临床研究阶段。大环内酯类化合物就是其中之一，其对大多数肿瘤细胞具有良好的抗肿瘤活性，药物正是通过改变微管、微丝或中间纤维的解聚、聚合作用而发挥其抗肿瘤作用的。此类化合物有望成为抗肿瘤药物先导化合物。

目标检测

1. 微管的主要特征有哪些？
2. 用细胞松弛素B处理培养的动物细胞，能观察到什么现象？请简要解释。
3. 简述中间纤维的装配过程。

第八章　细　胞　核

细胞核（cell nucleus）是真核细胞内最大的细胞器，是细胞内储存遗传物质的场所。细胞核的出现是区别原核细胞和真核细胞的最重要的标志。细胞核控制着细胞的生长、发育、增殖、分化及其他各种生命活动，失去细胞核的细胞不能继续增殖并很快死亡。人体细胞除了成熟的红细胞都具有细胞核。

在细胞间期观察到典型的真核生物细胞核的结构由五个主要部分组成（图 8-1）：①由双层膜组成的核被膜，它将细胞核物质与细胞质分开；②似液态的核质，其中含有可溶性的核物质；③一个或多个球形的核仁，该结构与核糖体的合成有关；④核基质，为细胞核提供骨架网络；⑤ DNA 纤维，当它伸展开存在于细胞核中时称为染色质，组装成致密结构时称为染色体。

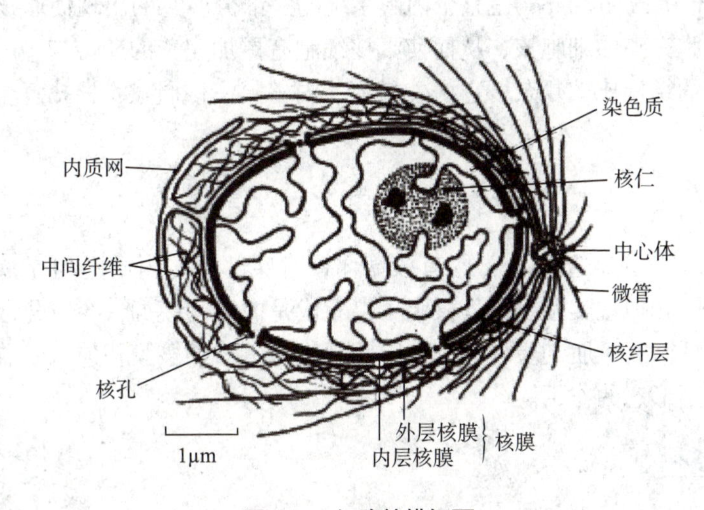

图 8-1　细胞核横切面

第一节　细胞核的形态

一、细胞核的形态、位置和数目

细胞核通常是球形或卵圆形，位于细胞中央。但实际上不同类型的细胞中，细胞核的形态、大小、数目和位置是不同的。形态有长形、扁平和不规则的，如嗜中性白细胞的核为多叶形。细胞核在细胞中的位置也是多变的，并不都是位于细胞的中央。一般来说，一个细胞只有一个细胞核，有些特殊的细胞含有多个细胞核，例如脊椎动物的骨骼肌细胞，这种细胞很长，可长达几微米，甚至几厘米，其中含有几十甚至几百个独立的细胞核。

二、核质比

细胞核与细胞质的体积存在一定的比例关系，可用核质比（NP）表示：

$$NP=\frac{Vn}{Vc-Vn}$$

Vc 为细胞体积，Vn 为细胞核体积。

一般来说细胞核占细胞体积的 10%，但与细胞类型、发育时期、生理状况等有关。例如，淋巴细胞及肿瘤细胞的核质比较大，表皮角质细胞、衰老细胞的核质比则较小。

第二节 核 被 膜

核被膜(nuclear envelope)是整个内膜系统的一部分。它的出现使原核细胞的“拟核”演化成真核细胞完整的细胞核，从而使真核细胞有更加完善的遗传信息的转录、翻译等功能。核被膜的结构比较复杂，它由外核膜、内核膜、核周隙、核孔复合体和核纤层等五部分组成。

一、外核膜

外核膜面向细胞质基质，常附有核糖体，有些部位与内质网相连，因此在形态和性质上与内质网相似。实际上，外核膜可以看成是内质网膜的一个特化区。另外，细胞骨架成分，包括微管、肌动蛋白纤维和中间纤维常常与外核膜相连，起着固定细胞核并维持细胞核适当形态的作用。

二、内核膜

内核膜面向核基质，与外核膜平行排列，其表面光滑，没有核糖体颗粒。紧贴其内表面有一层致密的纤维网络结构，即核纤层。

三、核周隙

核周隙是内外两层核膜之间的间隙，宽 15 ~ 30nm，其中散布着某些纤维、晶状沉淀物、脂滴、电子致密的各种物质以及酶等。由于外核膜与粗面内质网相连，所以核周隙常与内质网的腔相通。因此，核周隙是细胞质与细胞核之间物质交换的重要通道。

四、核孔复合体

内外两层核膜的局部融合形成许多孔，称为核孔，是细胞核膜上核质与胞质沟通的开口，核孔的直径为 80 ~ 120nm。一个典型的哺乳动物的核膜上有 3000 ~ 4000 个核孔。一般来说，合成功能旺盛的细胞，核孔的数量就多，如非洲爪蟾的一个卵细胞就有 1000 万个核孔。

（一）核孔复合体的结构

电镜下，核孔并不是单纯由内外两层核膜融合形成的小孔，而是有更加复杂的结构，称核孔复合体（nuclear pore complex）。许多学者各自利用不同的组织或细胞研究它，提出了不同的核孔复合体模型，试图说明它的亚显微结构。比较普遍的观点认为，核孔复合体是由蛋白质颗粒和纤维状物质排列成八角形的孔区（图 8-2）。核孔复合体中央有一个中央颗粒，孔缘上下各有八个辐射状对称排列的环孔颗粒，上下环孔颗粒之间还有八个边围颗粒。颗粒与颗粒之间有纤维状物质相联系，纤维状物质还可伸向核质或细胞质中。另外，有人认为，核孔复合体中出现的中央颗粒，可能是正在通过的新合成的核糖体或其他颗粒，并非是核孔复合体本身的结构。核孔复合体对细胞核与细胞质的物质交换具有选择性的关键作用。

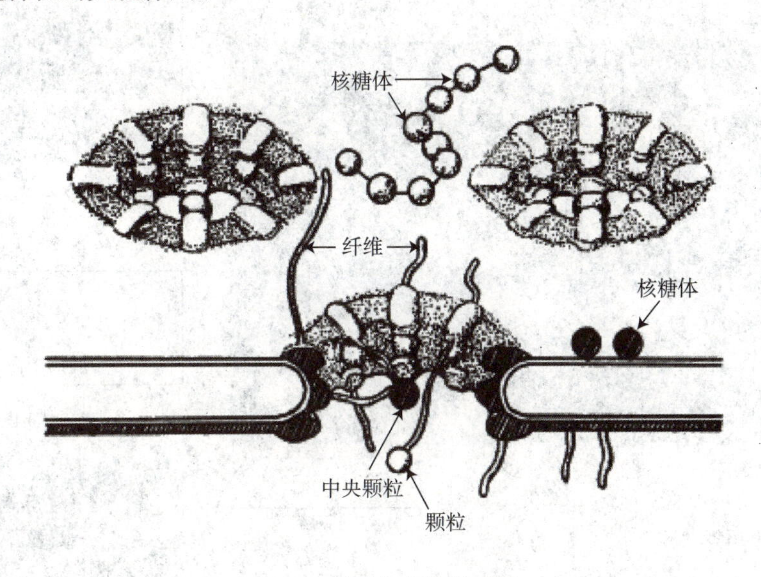

图 8-2 核孔复合体模式图

（二）核孔复合体的功能

核孔复合体的功能主要是进行物质运输，是核质交换的双相选择性亲水通道。

1. 控制细胞核与细胞质的物质交换 通过核膜的物质交换大致有几种方式，一方面物质可以直接通过形似水道的核孔复合体进出细胞核或细胞质，另一方面物质还可直接通过核膜或者通过胞饮作用等方式进入核周间隙，再转运至内质网腔，最后可排出细胞外。细胞外或细胞质中的物质也可以同样的方式进入细胞核中。

2. 无机离子和小分子物质可以自由通过核膜 核膜是细胞核与细胞质的界膜，它可防止某些大分子物质、小颗粒物质自由进出。单糖、氨基酸、核苷酸、组蛋白、DNA酶、RNA酶等小分子物质以及无机离子和水分子等可以自由通过核膜。对某些离子如Na^+，则有一定屏障作用。

五、核纤层

在与核质相邻的核膜内表面有一层厚30 ~ 160nm的网络状蛋白质，叫核纤层，对核被膜起支撑作用。

（一）核纤层的化学组成

核纤层由3种分子量为60 ~ 75kD的多肽亚单位A、B、C（lamin A、B、C）组成，属于中间纤维的一种，直径约10nm（图8-3）。在某些细胞中核纤层在内核膜的内侧形成连续的层，而有些细胞中的核纤层蛋白形成一段一段的网络结构。

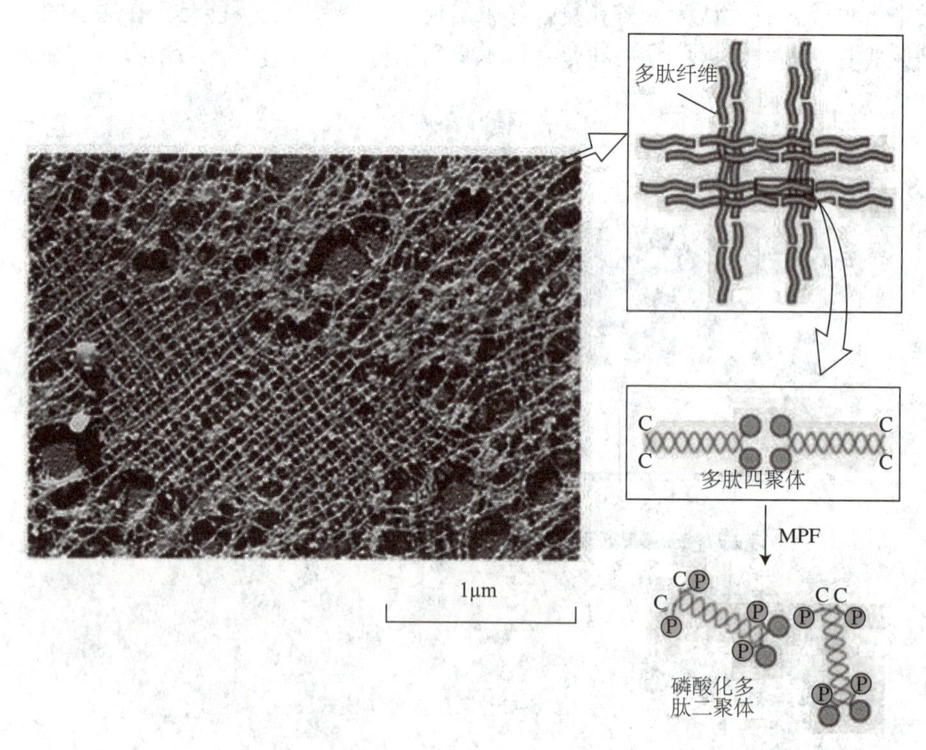

图8-3 核纤层的结构（引自Ward和Coffey）

1986年Mckeon等已克隆并分析编码核纤层蛋白的mRNAs，从序列分析中推论核纤层蛋白具有与细胞质骨架的中间纤维蛋白如波形蛋白、结蛋白和角蛋白等的α螺旋区同源的氨基酸顺序。多肽亚单位A和多肽亚单位C是由同一基因的不同RNA顺序所编码，两种蛋白之间仅在-COOH末端不同，它们都有一段长为350氨基酸残基的顺序，该顺序与中间纤维蛋白高度保守的 α 螺旋区具有很强的同源性，约 28% 氨基酸相同。而核纤层蛋白与中间纤维的波形蛋白之间，在同源区域则有 70% 氨基酸相同，其同源性强于不同中间纤维蛋白之间的同源程度。因此，认为核纤层蛋白是一种中间纤维蛋白。但不是所有的细胞类型都有核纤层蛋白，而且，不同的细胞类型和不同的发育阶段有其特异的核纤层蛋白。

（二）核纤层的功能

1. 与核膜重建的关系 免疫荧光研究表明，在细胞分裂时，核膜的裂解和重建与核纤层的解聚和重聚密切相关。细胞分裂间期核纤层紧贴于核膜内层，但在细胞分裂前期，核纤层蛋白磷酸化，并开始解聚，多肽亚单位 A 与多肽亚单位 C 分散到细胞质中，而多肽亚单位 B 与核膜结合力最强，因此，解聚的多肽亚单位 B 与核膜小泡结合，这些小泡在细胞分裂末期作为核膜重建的基础。在细胞分裂末期，电镜下可见核纤层又重新聚集在细胞核的周围。Gerace 等推论，细胞分裂周期中核纤层的可逆性解聚调节着细胞核的裂解与重建。

2. 核纤层的解聚与染色质凝集的关系 在细胞分裂间期，染色质紧紧地结合于核纤层的内面，可以认为这种结合对染色质螺旋化成染色体有一定的阻碍作用。当细胞分裂进入前期时，染色体形成，核纤层解聚并散布于细胞质中。这说明核纤层的解聚与染色质的凝集化相关。以微量的核纤层蛋白抗体注射入分裂期中的培养细胞，核纤层蛋白抗体不仅可抑制核纤层的重聚，同时也可阻断细胞分裂末期染色体的解旋，可见它们之间的密切关系。这种关系有助于维持和稳定细胞分裂间期染色质高度有序的结构。

3. 核纤层与细胞核构建的关系 在间期细胞中，核纤层和内核膜紧密联系，染色质也紧贴于核纤层内面，而且核纤层和核骨架也相互联结，组成了核的支架。那么，核纤层在细胞核的构建中如何发挥作用呢？1986 年 Burke 等的研究指出，在 CHO 细胞非细胞体系核组装系统（cell free nuclear assembly system）中，选择性地除去多肽亚单位 A、多肽亚单位 C 和多肽亚单位 B，可广泛地抑制核膜和核孔复合体围绕染色体的组装。另外，非细胞体系核组装实验，也显示核纤层参与细胞核的体外组装。因此，可以认为核纤层在间期核的组装中具有决定性的作用。

第三节 染色质与染色体

染色质（chromatin）和染色体（chromosome）是遗传信息的载体，是在细胞周期的不同时期中表现的不同形态。细胞分裂间期核中呈伸展、弥散、网状分布，易被碱性染料着色的，为染色质；细胞分裂期中，呈高度凝缩、折叠、盘曲成条状或棒状等特定形态的，为染色体。

一、染色质的化学成分

真核细胞的染色质是一种核蛋白的复合物，是由 DNA、组蛋白、非组蛋白及少量

RNA 等组成的复合体。其中 DNA 与组蛋白的含量比率近似，但非组蛋白的含量比率变动较大。

原核细胞的 DNA 没有与组蛋白结合，是裸露的。

1. DNA DNA 是染色质的重要组分，凡是具有细胞形态的生物其遗传物质都是 DNA，只有少数病毒遗传物质是 RNA。在真核细胞中，每条未复制的染色体包装一条 DNA 分子。一个生物储存在单倍染色体组中的总遗传信息，称为基因组。

真核细胞中染色质 DNA 的核苷酸中除了单一顺序外，还出现了重复顺序，而其重复范围在同一生物的不同基因之间及不同物种的同一基因之间都有差异。

2. RNA RNA 在染色质中的含量很低，来源与功能尚存在争议。

3. 组蛋白 组蛋白是在染色质中与 DNA 结合的碱性蛋白质。所有真核细胞中都含有 5 种组蛋白类型，即 H_1、H_2A、H_2B、H_3 和 H_4，但有两个例外：鱼类精子中以鱼精蛋白替代组蛋白，鱼类和鸟类红细胞中 H_1 被 H_5 替代。原核细胞中没有组蛋白存在，而各种真核细胞中的组蛋白成分、含量都十分相似，所以组蛋白无种属和组织特异性（H_1 除外，略有差异），是进化保守的物质。

4. 非组蛋白 非组蛋白是指细胞核中组蛋白以外的蛋白质。非组蛋白不仅包括以 DNA 作为底物的酶，也包括作用于组蛋白的一些酶，如组蛋白甲基化酶。此外，还包括 DNA 结合蛋白、组蛋白结合蛋白和调控蛋白。由于非组蛋白常常与 DNA 或组蛋白结合，所以在染色质或染色体中也有非组蛋白的存在。

二、染色质的组装

染色质的组装是指 DNA、组蛋白、非组蛋白及 RNA 等如何组装及其与功能相适应的问题。1973 ~ 1974 年发现核小体（nucleosome）是构成染色质的基本结构单位。这不仅为研究染色质（或染色体）的亚显微结构提供了形态依据，同时也促进了关于染色质（或染色体）功能的研究。但对染色质如何形成染色体等问题仍需进行深入的研究。

1. 染色质的一级结构——核小体 20 世纪 70 年代初期，科学家用非特异性的核酸酶处理染色质，发现大多数 DNA 都会形成长度为 200bp 的片段。如果用同样的核酸酶处理裸露的 DNA，产生随机大小的 DNA 片段。据此推测染色体 DNA 中除了某些位点外，都得到了保护，使核酸酶不能随机切割，并推测这种保护作用与 DNA 结合的蛋白质有关。1974 年，美国哈佛大学的 Kornberg 根据这些结果以及其他的研究结论，提出 DNA 和组蛋白组成重复的亚单位——核小体。

核小体是染色体的基本结构单位，由 200 个左右（160 ~ 240）碱基对的 DNA 和 5 种组蛋白结合而成。其中 4 种组蛋白（H_2A、H_2B、H_3 和 H_4）各 2 分子组成八聚体，是核小体的核心结构。146 个碱基对的 DNA 在核心外面绕 1.75 圈。每一分子的 H_1 与 DNA 结合，锁住核小体 DNA 的进出口，起稳定核小体结构的作用。两相邻核小体之间以连接 DNA（linker DNA）相连，连接区 DNA 的长度变化不等，因不同的种属和组织而异，但通常是 60bp（图 8-4）。用低离子浓度的溶液（如 0.7% NaCl）处理染色质，可选择性地除去组蛋白 H_1。用电子显微镜观察用盐处理的染色质时，可见到核小体核心颗粒和连接区 DNA 是分开的，看起来似绳珠结构。

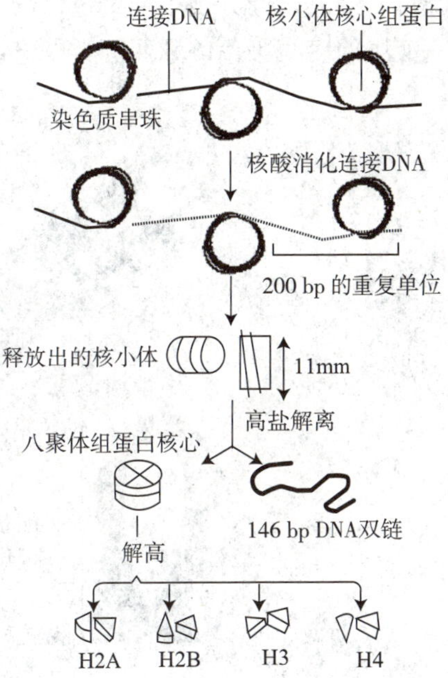

2. 染色质的二级结构——螺线管 1976 年，Finch 和 Klug 用小球菌核酸酶轻度消化鼠肝细胞核，制备含 10 ~ 100 个核小体的染色质。电镜下观察，当 Mg^{2+} 浓度达到 0.2mmol/L 时，10nm 的染色质纤维螺旋化，并缠绕成直径为 30 ~ 50nm 的细线。据此，他们提出螺线管模型。认为这个 30nm 的细线就是由核小体构成的，染色质纤丝螺旋化形成外径 30nm、内径 10nm、相邻螺距为 11nm 的中空结构，即螺线管。每周螺旋由 6 个核小体组成。

3. 染色质的三级结构——超螺线管 30nm 的螺线管进一步盘绕，即形成超螺线管，直径为 400nm，该结构为染色质的三级结构。

4. 染色质的四级结构——染色单体 超螺线管经过再一次折叠，可形成染色单体，即染色质的四级结构。

连接DNA
核小体核心组蛋白
染色质串珠
核酸消化连接DNA
200 bp 的重复单位
释放出的核小体
11mm
高盐解离
八聚体组蛋白核心
146 bp DNA双链
解高
H2A
H2B
H3
H4

图 8-4 核小体结构示意图（引自 B.Alberts）

在上述结构形成过程中，DNA 长度被逐级压缩。长约 5cm 的 DNA 形成核小体后，长度被压缩到 1/7；在形成二级结构的过程中，每圈螺旋由 6 个核小体组成，DNA 长度被缩短到 1/6；从螺线管到超螺线管，DNA 长度再次被压缩到约 1/40；最后形成的染色单体为 3 ~ 10μm。至此，从 DNA 到染色单体，DNA 长度被压缩到 1/8000 ~ 1/10000。该压缩率与分裂期染色体长度相符。上述各结构的折叠都是通过螺旋化实现的，因而被称为多级螺旋模型（图 8-5）。

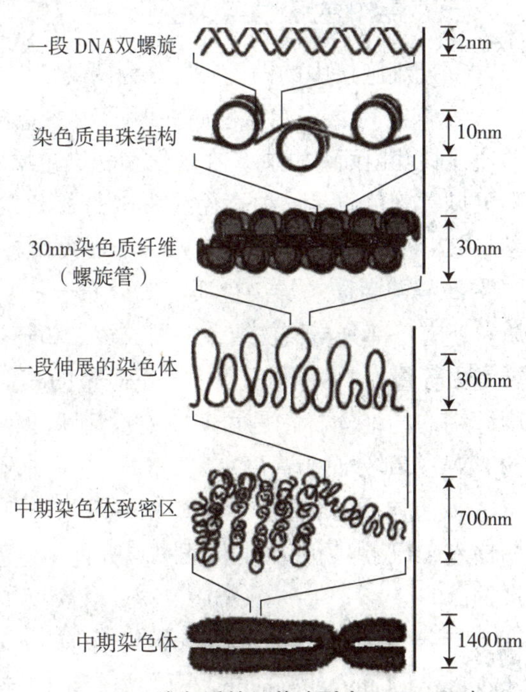

图 8-5 染色质的组装（引自 B.Alberts）

目前有关染色质高级结构的形成仍有争议，广泛存在的另外一种模型为袢环结构模型，即直径 30nm 的染色质纤维进一步折叠形成一系列袢环结构域，再经折叠盘曲形成染色单体（图 8-6）。该模型认为，30nm 染色质纤维形成的袢环沿染色单体纵轴向外伸出，形成放射环，环的基部连在染色单体中央的非组蛋白支架上。每个 DNA 袢环平均包含 63000 个碱基对，长度约 21cm，每 18 个袢环成放射平行排列形成微带。该模式与分裂中期染色体的电镜下形态相吻合，并在某些特殊染色体，例如果蝇唾液腺的多线染色体和两栖类卵母细胞的灯刷染色体中得到验证。

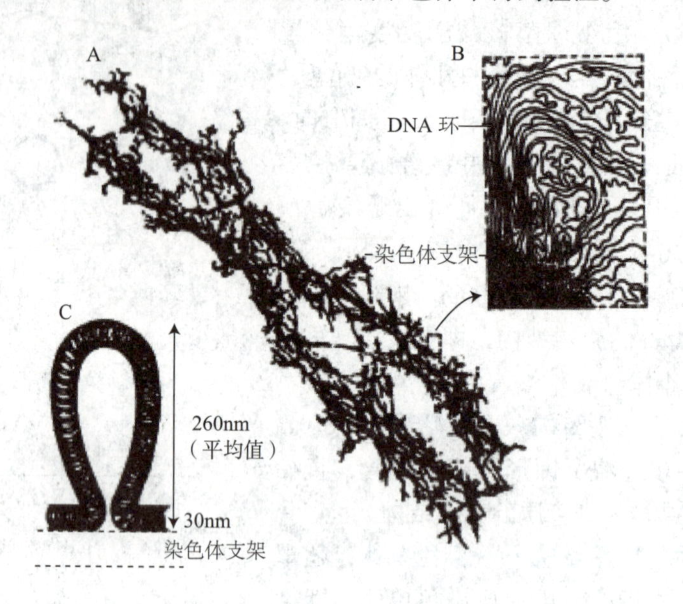

图 8–6 染色体支架与袢环结构

A. 电镜下中期染色体的染色体支架 B. 支架周围密集的 DNA 环（局部） C. 侧环结构示意图

三、常染色质与异染色质

间期细胞核中的染色质可分为两类，即常染色质和异染色质。

1. 常染色质 常染色质一般位于细胞核中央部分，有一部分介于异染色质之间，并通达核孔内面。此外，在核仁相随染色质中，也有一部分常染色质伸入核仁内。电镜下可见常染色质是一种直径约 3nm 螺旋化较疏松的原纤维结构。在间期核中，其 DNA 参与 RNA 及蛋白质的合成，在一定程度上控制着间期细胞的代谢活动。

2. 异染色质 异染色质一般分布于核基质内，常紧贴于核纤层内面，称周围染色质。还有一部分与核仁结合，构成核仁相随染色质的一部分。电镜下，可见异染色质主要是由等量的 DNA 和组蛋白与不等量的其他蛋白质结合在一起形成的长 10 ~ 25nm 高度缠绕的纤维丝。它是间期核中不活跃的染色质。分子生物学研究表明，异染色质中的 DNA 大部分属于高度重复 DNA，它们永不或极少被转录。因此，一般情况下不参与 RNA 及蛋白质的合成。但近年来发现异染色质也可合成 5S rRNA 及 tRNA。细胞分裂 S 期掺入 ^{3}H 胸腺嘧啶的实验证明，所有异染色质的普遍特性是迟复制的，异染色质是不被翻译的。

异染色质又可分为结构异染色质（constitutive heterochromatin）和兼性异染色质（facultative heterochromatin）两大类。结构异染色质是异染色质的主要类型，在所有细胞中呈永久浓缩状态，常位于染色体着丝粒处及长、短臂末端的端粒处。这种类型的异染色质包含高度重复的DNA顺序，它不形成细胞的结构蛋白或酶，但可能与控制细胞分裂、分化及控制结构蛋白质的基因表达有关。兼性异染色质仅在某些类型的细胞中或特殊的发育阶段中呈浓缩状态。例如，人类女性体细胞成对的X染色体中，一个X染色体保持有活性，呈常染色质状态，而另一个X染色体则无活性，在间期核中呈X染色质。但在受精卵早期两条X染色体均有活性，仅在发育的第16～18天，其中一条X染色体才失活，在间期核中呈异固缩状态。

第四节 核　　仁

核仁是真核细胞内组装、产生核糖体的非膜相结构，是rRNA基因转录和转录产物加工、成熟的形态学表现。真核细胞中除少数细胞有多个核仁外，一般有1～2个。核仁的大小通常反映细胞的生理活性。在蛋白质合成旺盛的细胞中，例如卵母细胞、神经细胞、分泌细胞等，核仁大，其体积可达细胞核的25%，并可有多个核仁；蛋白质合成不活跃的细胞，例如精子细胞、淋巴细胞及肌细胞等，核仁少或无。丧失核仁或核仁功能受抑制的细胞，细胞寿命不长。总之，核仁对细胞生命活动具有重要的意义，尤其与蛋白质合成密切相关。

一、核仁的化学组成和结构

在电镜的超微切片中可以看到，核仁包括4个不完全分隔的部分（图8-7）。

1. 纤维中心和致密纤维部分 纤维中心是电镜下观察超薄切片时可见的核仁中低密度区，它被致密的纤维部分不同程度地包围着。一些研究证明纤维中心含无转录活性的DNA，并认为它是核仁组织区的一部分。致密纤维部分是核仁中电子密度较高的部分，一般围绕纤维中心。电镜下可见它是由密集的细纤维构成，是rRNA合成活跃的区域，rDNA就在这里进行转录。

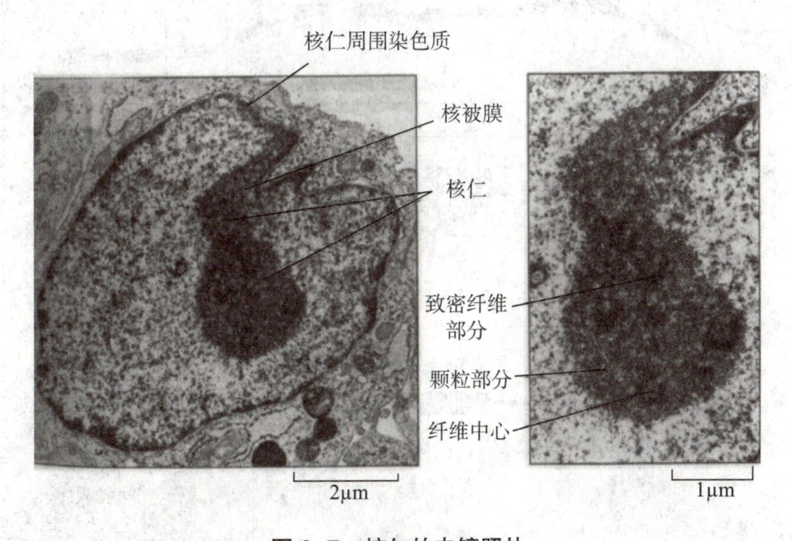

图8-7 核仁的电镜照片

2. 颗粒部分 颗粒部分分布在致密纤维部分的外侧直到核仁边缘，它是 rRNA 基因转录产物进一步加工、成熟的区域，主要由直径约 15nm 的核糖体前体颗粒组成。

3. 核仁相随染色质 核仁相随染色质是指紧靠核仁的染色质，一部分围绕核仁的周边，称核仁周围染色质，主要是不活跃的异染色质；一部分伸入核仁区，称核仁内染色质，主要为常染色质，其中的 DNA 伸展到致密纤维部分，为合成 RNA 提供模板。

4. 核仁基质 用 DNA 和 RNA 酶处理核仁，电镜下可见核仁残余结构，称核仁基质或称核仁骨架。对其结构和功能，目前了解甚少。它主要是由蛋白质构成。

核仁是一种动态结构，随细胞周期的变化而变化，即形成 - 消失 - 形成，这种变化称为核仁周期（nucleolar cycle）。在细胞的有丝分裂期，核仁变小，并逐渐消失；在有丝分裂末期，rRNA 的合成重新开始，核仁形成。核仁形成的分子机制尚不清楚，但需要 rRNA 基因的激活。

二、核仁的功能

核仁的主要功能涉及核糖体的生物发生，从核仁纤维部分开始，再向颗粒部分延续。这一过程包括 rRNA 的合成、加工和核糖体亚单位的装配。

1.rRNA 基因转录 rRNA 基因是一种高度串联重复的 DNA 分子。人类细胞每个单倍体基因组中约含 200 个 rRNA 基因，成簇分布在五条染色体上。而以每个 rRNA 基因为模板可同时进行 rRNA 分子的转录合成。在伸展的核仁染色质标本中，电镜下可见到这种高效的转录包装（图 8–8）。图中长轴为 rDNA，沿 rDNA 有一系列箭头样重复结构单位，即"圣诞树样"结构。二个"圣诞树样"结构之间有一间隔 DNA。每个箭头结构代表一个 rDNA 基因或一个 rRNA 转录单位。每一 rDNA 基因长轴两侧为转录中的 45S 前体 rRNA 分子。每个 rRNA 转录单位上有 100 个以上 RNA 聚合酶 I 边读码边转录。随着前体 rRNA 的加长，形成了特殊的"圣诞树样"结构，从而产生大量的 45S rRNA。

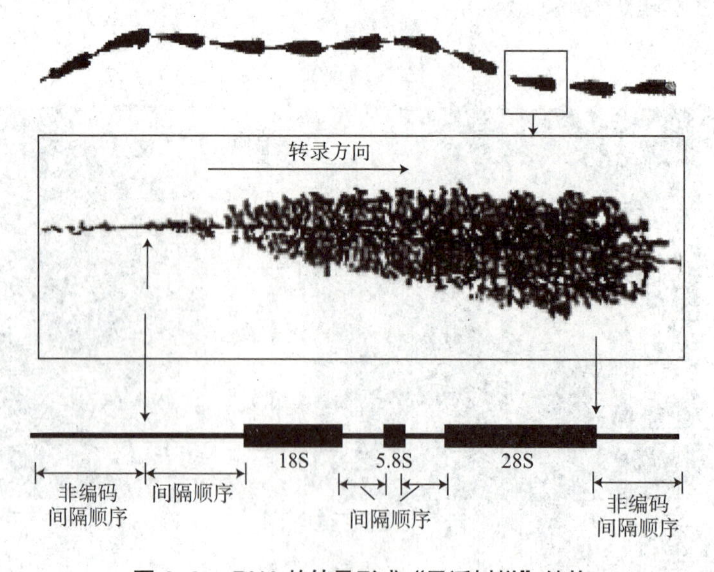

图 8–8 rRNA 的转录形成"圣诞树样"结构

2. 核糖体大小亚基装配 45S rRNA 需要经过一系列加工过程，这个过程是以核糖体蛋白（ ribonucleoprotein ，RNP）的形式进行的。电镜下可见每条前体 rRNA 5′ 端都有一富含蛋白质的颗粒。当 45S rRNA 被转录后，就与进入核仁的蛋白质结合形成 RNP 复合体。这时 45S rRNA 被核酸酶逐级降解成 5.8S、18S 和 28S 的 rRNA 分子。18S rRNA 的 RNP 形成核糖体的小亚基，28S 和 5.8S rRNA 的 RNP 则再与核染色质转录后运至核仁的 5S rRNA 结合，形成核糖体的大亚基，从而完成核糖体大小亚基的装配。

第五节 核 基 质

1974 年 Berezney 和 Coffey 首次用核酸酶和去垢剂处理细胞核，除去了 95% 的核物质后，剩下的竟是不溶于水的纤维网络，这种结构被称为核基质（nuclear matrix），或称为核骨架（nucleoskeleton）。

一、核基质的组成成分

核基质的成分较复杂，主要是纤维蛋白，还有少量的 RNA。近年来的研究表明，核基质的蛋白成分包括核基质蛋白和一些功能性的核基质结合蛋白。

1. 核基质蛋白 核基质蛋白的成分极为复杂，在不同类型的细胞以及不同生理状态的细胞中都有明显的差异。用双向凝胶电泳对核基质蛋白成分进行分析，发现有 200 种以上蛋白质，可分为两类，一类是各种类型细胞共有的，另一类则与细胞类型及分化程度相关。

2. 核基质结合蛋白 核基质复杂多样的生物学功能，除了靠核基质本身的蛋白质完成外，更重要的是通过多种核基质结合蛋白的共同参与。研究表明，核基质结合蛋白大致有四种类型，即与核基质结合的酶、细胞调控蛋白、RNP 及病毒蛋白等。

二、核基质的功能

从核基质的概念可知核基质的功能很多，主要是作为骨架，提供附着或支撑点。

1. 作为染色体骨架 实验证实，分离有丝分裂前的染色体，并用溶液溶解组蛋白和大多数主要的非组蛋白，然后在电子显微镜下观察，可见一完整的染色体构架或支架。因此推测，染色体构架是细胞核中的核基质蛋白。当细胞进入有丝分裂前期时，非组蛋白的染色体骨架形成中心轴，染色质通过染色质结合蛋白在染色体骨架上进一步压缩包装，形成放射环。

2. 组成核纤层蛋白 核纤层位于内核膜的下方，是一种纤维网络，为细胞核提供结构支持。核纤层蛋白装配成核纤层纤维网络后附着在内核膜上，成为膜骨架，极大地增强了核膜的机械强度，实际上为细胞核的形态与功能提供了结构支持，同时对于核重建也具有重要作用。另外，细胞核内的染色质通常要组成大的染色体环，核纤层为染色质提供锚定位点，从而介导了染色体环的形成。

知识拓展

在细胞核内，除了核仁还存在一些其他核体结构，如Cajal体、GEMS(Gemini of coiled body)及染色质间颗粒，这些结构也没有膜包被，且高度动态变化。它们的出现是蛋白质与RNA组分相互作用的结果。关于这些亚结构的功能尚未明确。目前研究已知，Cajal体与端粒复合物有直接的关系。通过基因剔除等手段发现GEMS包含SMN（survival of motor neurons）蛋白，该蛋白突变可导致可遗传的脊柱肌肉萎缩症。

目标检测

1. 真核细胞核孔复合物的结构及其功能是什么？
2. 试述从DNA到染色体的包装过程。
3. 在细胞有丝分裂周期中，核仁消失与重现的机制是什么？

第九章　细胞的增殖

细胞增殖（cell proliferation）是指细胞通过分裂使细胞数目增加，使子细胞获得和母细胞相同遗传特性的过程。细胞增殖是细胞生存发育过程中一个非常重要的特性。单细胞生物通过细胞增殖繁衍后代，多细胞生物通过细胞增殖提供个体发育所需的体细胞。成年人由近 100 万亿个细胞组成，这些细胞由一个受精卵分裂而得。因此，细胞增殖是细胞生命活动的重要体现，是个体生长发育和生命延续的基础。

高等生物的细胞增殖方式有三种，即无丝分裂（amitosis）、有丝分裂（mitosis）和减数分裂（meiosis）。无丝分裂是一种直接进行细胞核与细胞质分裂的方式。有丝分裂是真核细胞的主要增殖方式，能均等地将遗传物质分配到两个子细胞中，从而保证细胞在遗传上的稳定性。减数分裂是有性生殖过程中一种特殊的细胞分裂，细胞连续分裂两次，而染色体只复制一次，因此分裂后的子细胞染色体数目减少一半。

细胞增殖的实质是细胞遗传物质以及有关成分的复制、分配，而这种复制分配在体内是极其精确和有序的，这种精确性和有序性受到细胞内某些机制的调控，如果调控失常，即可导致细胞的非正常增殖。如果细胞增殖不能正常进行，有机体就会因失去平衡而产生各种疾病。在成年时期，机体局部细胞失去控制而过度增殖，就可导致恶性肿瘤。如果细胞增殖受到抑制，就会发生各种功能不全或异常的疾病。

第一节　细胞周期

一、细胞周期的概念

细胞周期（cell cycle）又称细胞增殖周期，是指细胞从一次分裂结束开始到下一次分裂结束为止的过程。这一过程所经历的时间称为细胞周期时间。

20 世纪 50 年代以前，人们把细胞周期划分为分裂期和静止期两个阶段。在光学显微镜下，前者可见有形态学变化，后者无显著变化。50 年代初期，人们用 ^{32}磷标记蚕豆幼苗细胞，然后在不同时间取根尖分生组织做细胞放射自显影研究，发现 DNA 合成是在分裂间期中的某个特定时期进行的，这一特定时期称为 DNA 合成期（DNA synthesis phase，简称 S 期）。进一步研究发现，S 期既不在分裂间期的开始，也不在分裂间期的末尾，而是在其中间某个时期。因此，在 S 期之前与上次细胞分裂之后，必然存在一个时间间隔（gap），人们称之为第一时间间隔，简称 G_1 期；在 S 期与细胞分裂之前，也必然存在一个时间间隔，人们称之为第二时间间隔，简称 G_2 期。现在一般将细胞周期分为分裂间期（interphase）和分裂期（mitosis）两个阶段。细胞在一次分裂结束之后即进入分裂间期，这是新的细胞周期的开始。间期又可分为三个分期，即 DNA 合成前期（G_1 期）、DNA 合成期（S 期）和 DNA 合成后期（G_2 期）。G_2 期结束后立即进入有丝分裂期（M 期），M 期又根据细胞的形态学变化分为前期、中期、后期、末期四个小分期。细胞周期中的各个时期也常称为时相（图 9–1）。

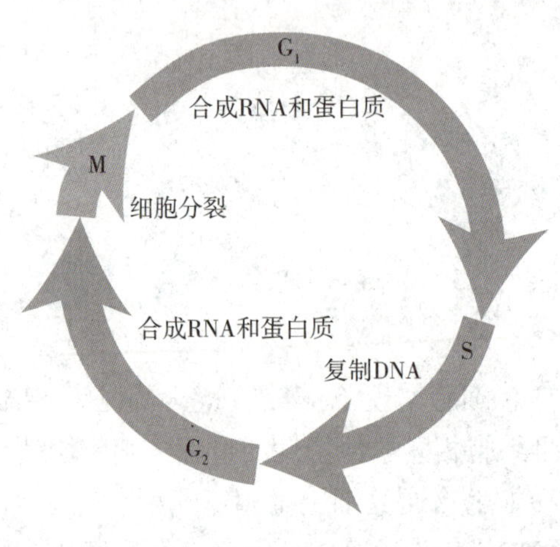

图 9–1 细胞周期

细胞周期普遍存在于高等生物中，但细胞周期时间在不同生物和不同组织的细胞间存在较大的差异，为数小时至数年不等。就高等生物而言，细胞周期时间长短主要差别在 G_1 期，而 S 期、G_2 期和 M 期的总时间相对恒定。尤其是 M 期持续的时间更为恒定，常常仅持续半小时左右。

二、细胞周期各时期的特点

1.G_1 期 G_1 期是指前一次细胞分裂结束到 DNA 合成开始前，是细胞生长发育的时期。G_1 期主要进行 RNA 和蛋白质的合成。RNA 在此期大量合成，导致蛋白质含量明显增加。S 期所需的 DNA 复制相关的酶系如 DNA 聚合酶，及与 G_1 期向 S 期转变相关的蛋白质如触发蛋白、钙调蛋白、细胞周期蛋白等均在此期合成。触发蛋白是一种不稳定蛋白质，它对于细胞从 G_1 期进入 S 期是必需的。只有当其含量积累到临界值，细胞周期才能朝 DNA 合成方向进行。钙调蛋白是真核细胞内重要的 Ca^{2+} 受体，它调节细胞内 Ca^{2+} 的水平。钙调蛋白的含量，在 G_1 晚期可达到峰值，用抗钙调蛋白药物处理细胞，可延缓其从 G_1 期到 S 期的进程。

蛋白质的磷酸化作用在 G_1 期也较为突出。组蛋白的磷酸化在 G_1 期开始增加，这将有利于 G_1 晚期染色体结构成分的重排。非组蛋白、一些蛋白激酶在 G_1 期也可发生磷酸化，已知大多数蛋白激酶磷酸化发生于其丝氨酸或苏氨酸、酪氨酸部位。

由于 G_1 期主要是细胞生长期，随着生长，细胞的发展趋向有三种类型：

（1）继续增殖细胞：细胞继续进行增殖过程中的各时期，并最终完成分裂。此类细胞物质和能量代谢水平高，分化程度低。如骨髓干细胞、消化道黏膜上皮细胞、生殖上皮细胞、体外培养的对数生长期细胞。

（2）暂不增殖细胞：此类细胞有增殖能力，但在一定时间停留在 G_1 期。这种暂不增殖细胞代谢水平降低，细胞发生结构和功能的分化，并较长时间处于周期以外的静止状态，此类细胞又称 G_0 期细胞。如肝、肾、胰等脏器细胞均属暂不增殖细胞，只有当组织受到损伤或淋巴细胞接受植物凝集素刺激后，才恢复增殖能力而进入周期。

（3）不再增殖细胞：细胞丧失了增殖能力，永远停留在 G_1 期。此类细胞属高度分化细胞，如成熟红细胞、多形核白细胞、角化上皮细胞、肌细胞、神经元细胞。亦有人称此为深 G_0 期细胞或“不育细胞”。

G_0 期细胞和不再增殖细胞的界限有时难以划分，有的细胞过去认为属于不再增殖细胞，目前可能被认为是 G_0 期细胞。

2.S 期　S 期是从 DNA 合成开始到 DNA 合成终止的时期，是 DNA 在细胞周期中功能最活跃的时期。S 期是细胞进行大量 DNA 复制的阶段，组蛋白及非组蛋白也在此期大量合成，最后完成染色体的复制（图 9-2），使 DNA 的含量增加一倍。

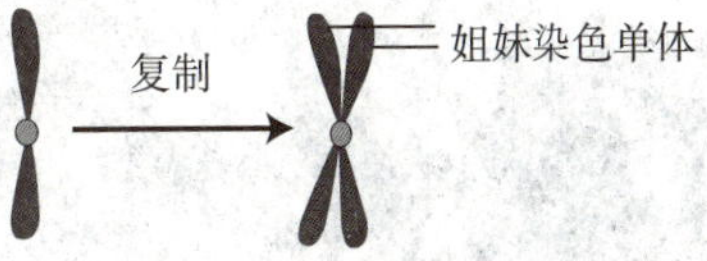

图 9-2　染色体的复制

DNA 的复制需要多种酶的参与，包括 DNA 聚合酶、DNA 连接酶、胸腺嘧啶核苷激酶、核苷酸还原酶等。随着细胞由 G_1 期进入 S 期，这些酶的含量或活性可显著增高。

DNA 复制具有严格的时间顺序性，通常，GC 含量较高的 DNA 序列在 S 期早期复制，S 期晚期复制的主要为 AT 含量较高的 DNA 序列；就染色质而言，常染色质先复制，异染色质后复制，性染色质的复制是在 S 期结束后才完成的。

S 期是组蛋白合成的主要时期，此时胞质中可出现大量的组蛋白 mRNA，新合成的组蛋白从胞质进入胞核，与复制后的 DNA 迅速结合，组装成核小体，进而形成具有两条单体的染色体。除了组蛋白合成以外，在 S 期细胞中还进行着组蛋白持续的磷酸化。

中心粒的复制也在 S 期完成。原本相互垂直的一对中心粒发生分离，各自在其垂直方向形成一个子中心粒，由此形成的两对中心粒在以后的细胞周期进程中，将发挥微管组织中心的作用，纺锤体微管、星体微管的形成均与此相关。

3.G_2 期　G_2 期是从 DNA 合成结束到细胞分裂开始前的阶段。细胞进入 G_2 期后，开始新的 RNA 和蛋白质的合成。G_2 期为细胞分裂准备期，细胞中合成一些与 M 期结构、功能相关的蛋白质，与核膜破裂、染色体凝集密切相关的成熟促进因子。微管蛋白在 G_2 期合成达高峰，为 M 期纺锤体微管的形成提供了丰富的来源。

已复制的中心粒在 G_2 期逐渐长大，并开始向细胞两极分离。

4.M 期　M 期即细胞分裂期。在此期细胞中，染色体凝集后发生姐妹染色单体的分离，核膜、核仁破裂后再重建，胞质中有纺锤体、收缩环出现，随着两个子核的形成，胞质也一分为二，由此完成细胞分裂。

在有丝分裂期间，除非组蛋白外，细胞中蛋白质合成显著降低，其原因可能与染色质凝集成染色体后，其模板活性降低有关。RNA 的合成在 M 期则完全被抑制。M 期细胞的膜也发生显著变化，细胞由此变圆，根据这一特点，可进行细胞同步化筛选。

第二节　细胞的有丝分裂

有丝分裂是真核细胞在长期进化过程中形成的细胞分裂方式。在有丝分裂过程中，当细胞核发生一系列复杂的变化（DNA 复制、染色体组装等）后，细胞通过有丝分裂装置或纺锤体将遗传物质平均分配到两个子细胞中，从而保证了细胞在遗传上的稳定性。

一、有丝分裂过程及其特点

根据分裂细胞形态和结构的变化，可将连续的有丝分裂过程人为地划分为前期、中期、后期、末期和胞质分裂等几个时期（图 9-3）。

1. 前期 前期（prophase）是有丝分裂过程的开始阶段。细胞发生的主要变化包括

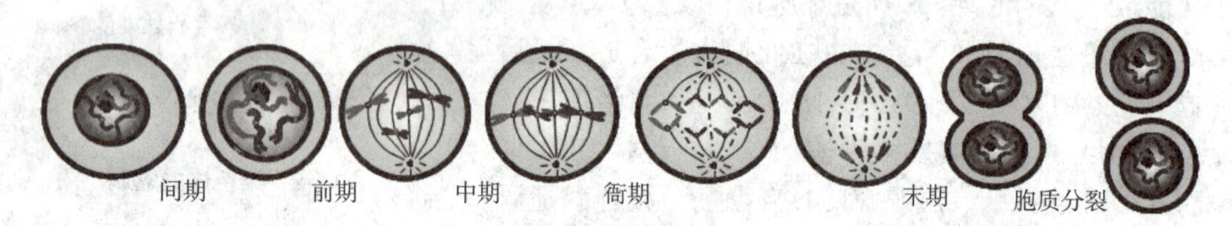

图 9-3 细胞的有丝分裂

染色质凝集、核仁解体、核膜破裂、纺锤体形成及染色体向赤道面运动。

染色质凝集：间期的染色质纤维开始螺旋化、折叠，这标志着前期的开始，其结果是形成棒状或杆状的染色体。每条染色体由两条染色单体构成，单体间靠着丝粒（centromere）相连，着丝粒两边附着的是由多种蛋白质组成的一种复合结构，称为动粒（kinetochore），电镜下呈板状或杯状。伴随着染色质凝集，作为核小体组分之一的组蛋白也发生着磷酸化，因组蛋白参与了核小体的组装，其磷酸化被认为有助于染色质的凝集。在染色质凝集过程中，核仁开始逐渐分解，并最终消失，其原因可能与染色质上的核仁组织中心组装到了染色体中、RNA 合成停止有关。

核膜破裂：发生于前期末，原因与核纤层蛋白磷酸化有关，磷酸化可发生于核纤层蛋白多肽链的多个位点，致使核纤层解聚，核膜因此破裂，形成许多断片及小泡，散布于胞质中。

纺锤体形成：纺锤体（spindle）是在前期末出现的一种纺锤样的细胞器，由星体微管、极间微管、动粒微管纵向排列组成（图 9-4）。

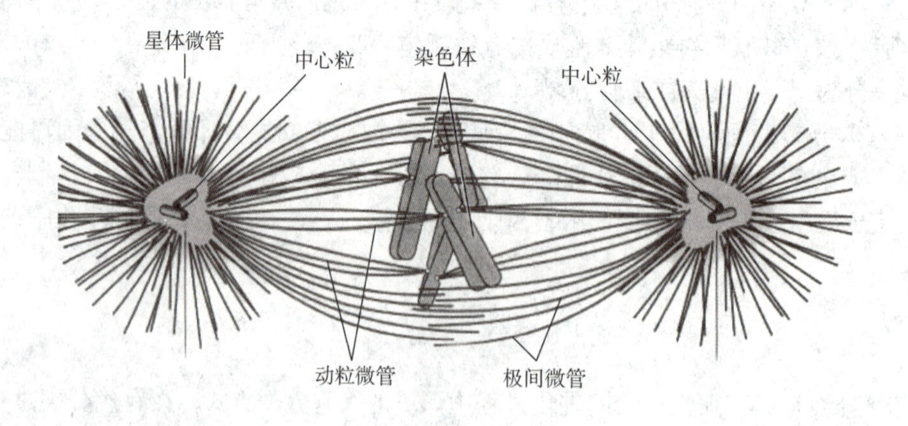

图 9-4 纺锤体微管的组成

在前期的开始，细胞中的一对中心粒已复制为两对，因中心粒具微管组织中心（MTOC）的作用，每对中心粒周围出现放射状的星体微管（astral microtubule），由此构成两个星体（aster），并位于核膜附近。而两极中心体之间也有微管形成，因这些微管由纺锤体的一极通向另一极，故称为极间微管（polar microtubule）。绝大多数极间微管不是连续的，而是由来自两极的微管在纺锤体赤道面彼此重叠、侧面相连构成。星体微管、极间微管通过其远离中心粒的一端（A端）加入微管蛋白二聚体，可不断伸长，从而推动中心粒移向细胞两极。到前期末，随着核膜的崩裂，由纺锤体一极发出的一些微管可进入胞核，其A端附着于染色体的动粒上，这些微管即成为动粒微管（kinetochore microtubule），此时，这些微管的延长，则由其靠近中心粒的一端（D端）加入微管蛋白二聚体来完成。

染色体向赤道面的运动：染色体在纺锤体微管的牵引下，剧烈地旋转、运动，逐渐移向细胞中央的赤道面。

2. 中期 中期（metaphase）的主要标志是染色体排列在细胞中央的赤道面上。纺锤体呈现典型的纺锤样。位于染色体两侧的动粒微管长度相等，作用力均衡。除动粒微管外，许多极间微管在赤道区域也相互搭桥，形成貌似连续的微管结构。

3. 后期 后期（anaphase）的主要标志是姐妹染色单体分离，并移向细胞两极。姐妹染色单体分离的原因主要与染色体着丝粒分裂有关，动粒微管的张力对其影响不大，因为已证实，在经秋水仙素处理后，虽微管形成被破坏，但两条单体仍可分离。分离染色单体的向极运动可在动粒微管的牵引下完成，动粒微管可因其动粒端（A端）微管蛋白的解聚，而不断地缩短，由此带动了染色体动粒的移动。染色体两臂的移动常落后于动粒，可呈V、J或棒形。

4. 末期 末期（telophase）的主要标志是两个子细胞核的形成和胞质分裂。在后期末，随着染色体移动到两极，染色体可因其组蛋白的去磷酸化而发生解螺旋，染色质纤维重新出现；分散在胞质中的核膜小泡与染色质表面相连，并相互融合，形成核膜；核孔重新组装，去磷酸化的核纤层蛋白又结合形成核纤层，并连接于核膜上；RNA合成恢复，核仁重新出现，至此，两个子核形成。

5. 胞质分裂 胞质分裂（cytokinisis）开始于细胞分裂后期，完成于细胞分裂末期。胞质分裂开始时，赤道板周围细胞表面下陷，形成环形缢缩，称为分裂沟（furrow）。随细胞由后期向末期转化，分裂沟逐渐加深，直至两个子代细胞完全分开。分裂沟的形成靠多种因素的相互作用。在分裂沟的下方，除肌动蛋白之外，还有微管、小膜泡等物质聚集，共同构成一个环形致密层，称为中间体（midbody）。胞质分裂开始时，大量的肌动蛋白和肌球蛋白在中间体处装配成微丝并相互组成微丝束，环绕细胞，称为收缩环（contractile ring）。收缩环收缩，分裂沟逐渐加深，细胞形状也由原来的圆形逐渐变为椭圆形、哑铃形，直到两个子细胞相互分离。

在末期，尽管核分裂与胞质分裂通常相随进行，但它们彼此间是相互独立的。果蝇早期胚胎细胞，核可以连续分裂13次而不进行胞质的分裂。现已知道，在动物细胞中，胞质分裂发生的时间及部位与纺锤体的作用密切相关。在胞质分裂初期，质膜总是在与纺锤体相垂直的赤道面上折叠形成分裂沟。在分裂沟形成的初期，若用显微操作的方法移动纺锤体在细胞中的位置，分裂沟将消失，而在纺锤体新的位置上，将有新的分裂沟形成。

综上所述，有丝分裂包括了核分裂和胞质分裂两个过程，其实质是通过细胞骨架的重排，将染色质与细胞质平均分配到子细胞中。染色质凝集、纺锤体及收缩环的出现是有丝分裂活动中三个重要的特征。在有丝分裂过程中，蛋白质的磷酸化与去磷酸化是细胞许多形态变化产生的分子基础，如染色质凝集与去凝集、核膜的解聚与重建等。此外，蛋白质磷酸化状态还可影响分裂细胞的黏附性，比如有丝分裂时，细胞彼此间及细胞与胞外基质间连接松弛，即与此相关。

二、有丝分裂的异常变化

有丝分裂过程虽然很精细，但某些细胞由于长期执行某些特殊功能以及周围环境的变化，其有丝分裂也会发生异常而导致细胞分裂的变异。常见的有：胞质不分离，即细胞在有丝分裂过程中仅有核分裂而胞质不分裂，形成双核或多核细胞，如骨骼肌细胞、破骨细胞、肝细胞等；核内复制，指细胞核内 DNA 多次复制，而细胞不分裂，形成多倍体，例如，哺乳动物的肝细胞、肿瘤细胞；姐妹染色单体不分离，形成双染色体，偶见于体外培养的细胞；多线染色体，细胞核 DNA 多次复制，DNA 不分离，结果形成既长又有一定宽度的多线染色体，例如，果蝇幼虫唾液腺染色体；体细胞减数分裂，形成单倍体细胞，如玉米、水稻的根尖细胞等；多极有丝分裂，纺锤体的极纵裂并转动方向，导致染色体不是通常的两极而是三极或多极的分裂形式，随着细胞分裂将形成染色体的多极分离，结果形成的细胞染色体数目不等，或胞质不分裂形成多核细胞，如某些肿瘤细胞等。

第三节　减数分裂

减数分裂是发生在有性生殖过程中的一种特殊的细胞分裂。其特征是细胞连续分裂两次，而 DNA 只复制一次，结果形成染色体数目减半的生殖细胞，从而保证了有性生殖的生物染色体数目的恒定。而在这种分裂中进行的遗传物质的交换、重组及自由组合，则构成了生物变异及多样性的基础。

一、减数分裂的过程及其特点

减数分裂（meiosis）的特点是 DNA 复制一次，而细胞连续分裂两次，形成单倍体的精子和卵子，通过受精作用又恢复二倍体。减数分裂过程中同源染色体间发生交换，使配子的遗传多样化，增加了后代的适应性，因此减数分裂不仅保证了物种染色体数目的稳定，同时也使物种适应环境变化不断进化。

减数分裂的过程由两次分裂组成（图 9–5），分别称为第一次减数分裂（meiosis Ⅰ）及第二次减数分裂（meiosis Ⅱ），两次分裂之间，可有一个间隔期。通常第一次减数分裂分离的是同源染色体，第二次减数分裂分离的是姐妹染色单体。染色体数目减半及遗传物质交换均发生于第一次减数分裂。

（一）间期

细胞进入减数分裂之前的间期称为减数分裂间期。与有丝分裂不同的是，DNA 不仅在 S 期合成，而且也在前期合成一小部分。

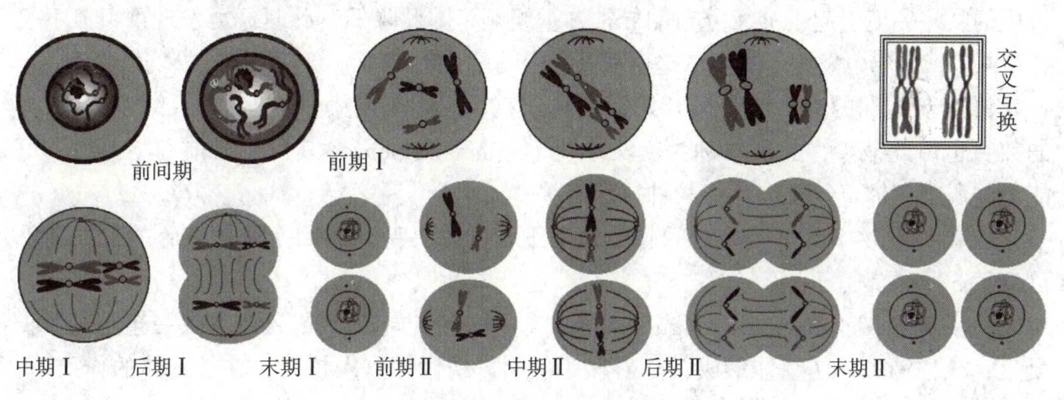

图 9-5 减数分裂过程图解

（二）分裂期

减数分裂Ⅰ

1. 前期Ⅰ 持续时间长，胞核显著增大，同源染色体进行配对、交换，此期细胞呈现出的这些特征，均为减数分裂所特有。前期Ⅰ又可分为以下五个亚期：

（1）细线期（leptotene stage）：染色质开始凝集，但仍呈细线状并附着于核膜上，染色质纤维上有被称为染色粒的成串的珠状结构。此时核及核仁的体积均增大，推测与 RNA、蛋白质合成有关。

（2）偶线期（zygotene stage）：又称合线期。染色质进一步凝集，同源染色体（homologous chromosomes）配对，称为联会（synapsis）。在联会的同源染色体之间，沿纵轴方向，存在一种特殊的结构，即联会复合体（synaptonemal complex，SC）。配对从同源染色体上的若干接触点开始，进而像拉链一样迅速扩展到整个染色体所有的同源片段。完全配对的同源染色体被称为二价体（bivalent），共有四条染色单体，又被称为四分体（tetrad）。同源染色体的相互识别是配对的前提，但机制尚不清楚，染色体附着于核膜上可能与此相关。

（3）粗线期（pachytene stage）：此期染色体呈粗线状，一方面由于其进一步的凝集，另一方面则因为同源染色体的配对。同源染色体间的联会复合体中央，可见一些椭圆形或球形的富含蛋白质及酶的结构，称为重组节。此期细胞中，还进行着同源染色体片段的交换及重组（图 9-5），其发生可能与重组节的作用有关。在粗线期，细胞中也存在 DNA 的合成，称为 P-DNA，交换过程中 DNA 链的修复、连接均与此相关。在粗线期核仁融合成一个大核仁，并与核仁形成中心所在的染色体相连。

（4）双线期（diplotene stage）：染色体长度进一步变短，联会复合体因发生去组装而逐渐消失，紧密配对的同源染色体相互分开，而在非姐妹染色单体之间的某些部位上，可见其相互间有接触点，称为交叉（chiasma）。交叉被认为是粗线期染色体交换发生的细胞形态学证据，其数目决定于物种类型及染色体长度。在人类，平均每对染色体的交叉数为2～3个。若染色体较长，则其交叉也较多。交叉的分布与重组节有关。已经知道，交叉与重组节在总的数量上是相等的，而在联会染色体上的分布方式两者也极为相似，果蝇的某些突变引起了交叉分布的异常，重组频率因此降低，此时，可发现重组节不仅数量减少，分布也发生了变化，这也从另一个角度证明重组节与染色体交换的发生有关。

随着双线期的进行，交叉开始远离着丝粒，并逐渐向染色体臂的端部移动，交叉的数目也由此减少，此现象称为交叉端化（terminalization），其机制目前尚不清楚，可能与同源染色体着丝粒间存在某种排斥有关。

在某些生物中，持续的时间长是该期细胞的另一特点，如人卵母细胞的双线期就可持续50年之久。

（5）终变期（diakinesis stage）：同源染色体在其端部靠交叉结合在一起并进一步凝集，核仁消失，纺锤体形成；随着核膜破裂，纺锤体进入核区，在纺锤体的作用下，染色体开始移向细胞中部的赤道面上。

2. 中期Ⅰ 配对的同源染色体即四分体，排列于细胞的赤道面上，构成赤道板。与有丝分裂不同的是，虽然此时每一染色体仍有两个动粒，但与它们相连的动粒微管均位于纺锤体的同一侧。

3. 后期Ⅰ 在纺锤体微管的牵引下，以端化的交叉连接在一起的同源染色体发生分离，并移向细胞的两极。此时每条染色体均由两条染色单体组成。在移向两极的过程中，非同源染色体之间可发生自由的组合。同源染色体分离的过程可能与交叉的作用关系密切，已观察到，若某些联会的同源染色体之间缺乏交叉的形成，则不能正常分离，最终可导致子细胞中染色体数目异常增多或减少。

4. 末期Ⅰ 染色体去凝集成细丝状或不发生明显的去凝集，核仁、核膜重新出现，胞质分裂，形成两个子细胞。而在某些生物中，在子细胞形成时，染色体可以仍然保持凝集状态。

减数分裂间期

第一次减数分裂后，细胞进入减数分裂间期，此期持续时间较短，无新的DNA的合成，细胞中染色体数目已经减半。

减数分裂Ⅱ

过程与有丝分裂类似，也可分为前、中、后、末四个时期，分别称为前期Ⅱ、中期Ⅱ、后期Ⅱ、末期Ⅱ。细胞在进行第二次减数分裂时，若染色体已去凝集，则此时将发生再凝集，呈棒状或杆状。每一染色体由两条单体组成，纺锤体形成后，每一染色体上的两个动粒分别与不同极的动粒微管相连，并逐渐移向细胞中央，核仁、核膜消失。中期时，染色体排列在赤道面上，之后在纺锤体微管的牵引下，两条染色单体分开，进入两极，去凝集后，核仁、核膜重新出现，胞质分裂后，新的子细胞形成。

细胞经过上述减数分裂的过程，共可形成 4 个子细胞，子细胞染色体数目与母细胞相比，减少了一半，而且染色体的组成及组合彼此之间也各不相同，这些变化主要在第一次减数分裂中完成。

二、减数分裂的生物学意义

减数分裂在真核生物的遗传和生命周期中具有非常重要的意义：①通过减数分裂，生殖细胞中染色体数目减半，受精作用后染色体数目又加倍，这样保证了亲代与子代之间染色体数目的相对稳定，也保证了遗传性状的相对稳定，这是减数分裂最重要的生物学意义。②减数分裂中同源染色体分离，非同源染色体随机组合，非姐妹染色单体交叉互换，正是遗传三大定律的细胞学基础。③减数分裂形成不同染色体组成的生殖细胞，使后代个体间表现出多样性，是生物变异的细胞学基础。

第四节　精子与卵子的发生及性别决定

人类精母细胞经过减数分裂产生 4 个精子细胞；卵母细胞经减数分裂，由于胞质分裂不对称，产生 1 个成熟卵细胞和 3 个极体。两者的形成过程有某些差异，其共同特征是经过减数分裂，染色体数目由二倍体（2n=46）变为单倍体（n=23）。精子和卵子的发生又称配子的发生。

一、精子的发生

精子的发生在男性睾丸的生精小管中进行，分为增殖期、生长期、成熟期和变形期四个阶段（图 9–6）。

1. 增殖期　睾丸生精小管上皮的精原细胞（spermatogonium）通过有丝分裂不断增

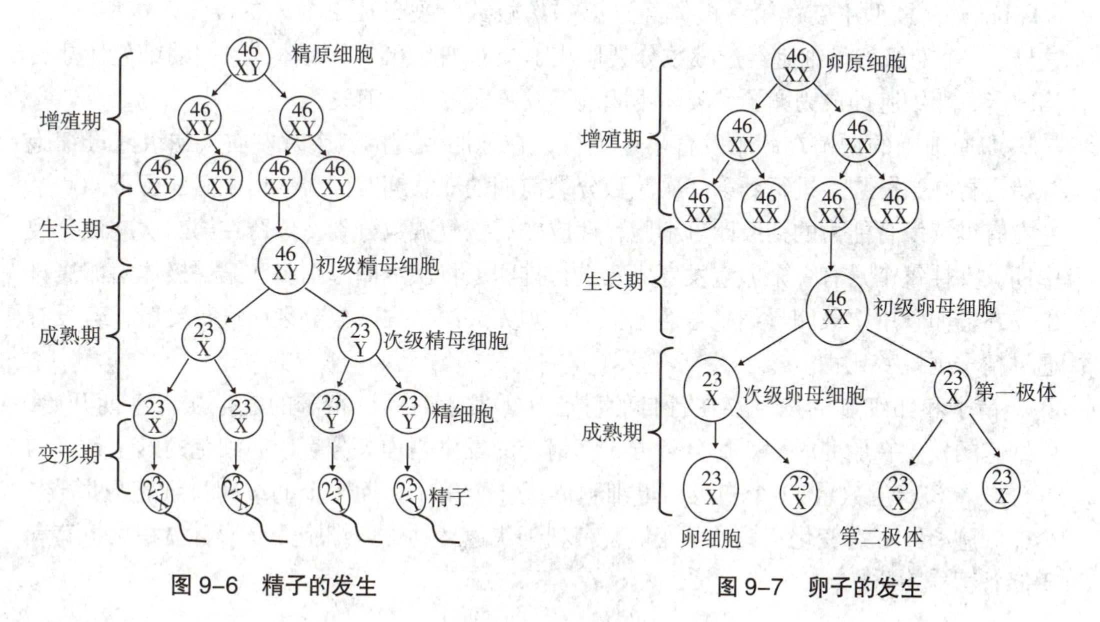

图 9–6　精子的发生　　图 9–7　卵子的发生

加细胞数目，其染色体数目和体细胞一样，都是二倍体，核型为46，XY。

2. 生长期 精原细胞体积逐渐增大，分化为初级精母细胞（primary spermatocyte），其染色体数目仍为二倍体。

3. 成熟期 初级精母细胞经过第一次减数分裂形成2个次级精母细胞（secondary spermatocyte），变成单倍体，核型为23，X或23，Y。再经过第二次减数分裂共形成4个精细胞（spermatid），核型不变。

4. 变形期 精细胞经过形态和生理变化，发育成具有头、颈和尾的蝌蚪状能运动的精子（spermatozoon）。

精子的发生自男性性成熟之后开始不断进行，完成一个周期一般大约需要两个月，形成的精子贮存在附睾中，与精浆组成精液。

二、卵子的发生

卵细胞的发生在女性的卵巢中进行，其基本过程与精子的发生相似，分为增殖期、生长期、成熟期三个阶段，无变形期（图9-7）。

1. 增殖期 卵巢生发上皮的卵原细胞（oogonium）通过有丝分裂不断增加细胞数目，其染色体数目和体细胞一样，都是二倍体，核型为46，XX。

2. 生长期 卵原细胞体积逐渐增大，分化为初级卵母细胞（primary oocyte），细胞内积累了大量卵黄、RNA和蛋白质等物质，为受精后的发育提供物质和能量准备，其染色体数目仍为二倍体。女性胚胎发育后期，其体内的初级卵母细胞被卵泡细胞包围构成卵泡。

3. 成熟期 初级卵母细胞经过第一次减数分裂形成1个次级卵母细胞（secondary oocyte）和1个体积较小的第一极体（first polarboby），变成单倍体，核型都是23，X。次级卵母细胞经过第二次减数分裂形成1个卵细胞（ovum）和1个第二极体（second polarboby），核型不变；第一极体经过第二次减数分裂形成2个第二极体，核型不变。这样，1个初级卵母细胞经过减数分裂形成1个卵细胞和3个极体，它们的染色体数目均减半，卵细胞即成为卵子，极体不能继续发育而退化、消失。

卵原细胞的增殖在胚胎发育早期进行，在胚胎发育的5个月左右，初级卵母细胞开始进行减数分裂，进行到第一次减数分裂前期的双线期时停滞。出生后只留下400个左右有继续发育能力的初级卵母细胞，性成熟后恢复减数分裂，停留在第二次减数分裂中期。女性每个月有一个卵泡发育成熟进行排卵，将次级卵母细胞和第一极体由卵巢排出，在输卵管中次级卵母细胞若遇见精子，则完成第二次减数分裂而进行受精，若没有遇见精子则蜕变死亡。

精子和卵细胞的发生存在各自的特点：①发生时间：精子的发生从青春期开始，卵细胞的发生在胎儿时期。②分裂方式：精子的发生是均等分裂，卵细胞的发生是不均等分裂。③产生数量：1个初级精母细胞形成4个精子，而1个初级卵母细胞只形成1个卵细胞。④形态变化：精子要变形，有利于快速运动，卵细胞无变形且体积大，有利于储备营养物质。

三、性别决定

精子与卵子融合形成受精卵的过程称为受精。受精卵既含精子带来的父源遗传物质又含卵子带来的母源遗传物质，受精使遗传物质重新组合；同时，受精的瞬间决定了新个体的性别。

人类体细胞中含有23对染色体，其中22对为常染色体，另1对为性染色体。常染色体组成男女一样，而性染色体组成男女有别，女性为XX，男性为XY。性染色体与性别决定有直接关系。

人类的精子和卵子是初级精母细胞和初级卵母细胞经过减数分裂产生的，男性可产生含有X染色体的X型精子和含有Y染色体的Y型精子，两种精子数目相等，而女性只产生含有X染色体的一种卵子。受精时，如果X型精子与卵子结合，则形成性染色体组成为XX的受精卵，将发育成女性个体；如果Y型精子与卵子结合，则形成性染色体组成为XY的受精卵，将发育成男性个体。自然状态下，两种类型的精子与卵子的结合是随机的，因此，人类男女性别比例大致保持平衡（1 ∶ 1）（图9–8）。

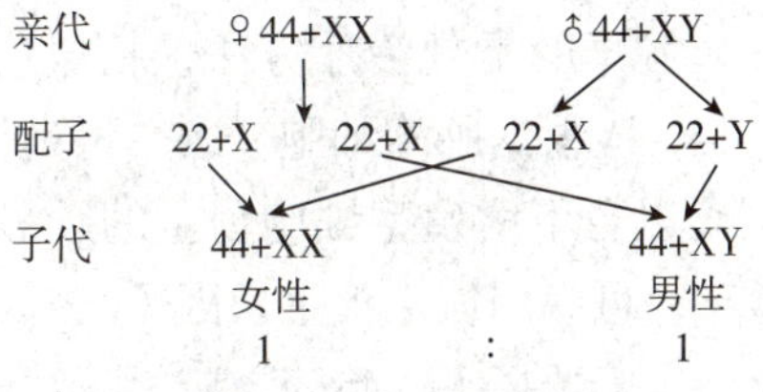

图9–8 人类的性别决定

Y染色体是性别的决定因素，通过诱导生殖嵴发育成睾丸来决定个体的性别，Y染色体上决定生成睾丸的关键基因称为Y染色体的性别决定区（sex–determining region of Y, SRY）。有Y染色体存在就可形成睾丸，发育为男性；无Y染色体存在则形成卵巢，发育为女性。

第五节 细胞的增殖与医学

细胞增殖理论在医学上具有广泛的指导作用，除机体生长、发育外，创伤组织的修复，细胞异常增殖如肿瘤，都可应用细胞增殖理论。这里主要介绍细胞增殖与肿瘤。

一、细胞增殖与肿瘤

细胞增殖与肿瘤有着非常密切的关系。机体正常器官、组织的细胞，在细胞周期进程中发生R点消失、自分泌大量生长因子等异常情况，其生长、分裂失去控制，恶性增生，形成的赘生物，即为肿瘤。肿瘤是机体细胞正常生长失去控制的结果。

肿瘤所含细胞群体，根据其细胞周期特点，可分为以下三类：①增殖型细胞：指肿瘤中连续进入细胞周期、不断进行分裂的细胞群体，与肿瘤增大直接相关，其数量多少决定肿瘤恶性的程度。②暂不增殖型细胞：主要是G_0期细胞，对肿瘤生长无大影响，但具有潜在分裂能力，在某些外界环境因素的刺激下，可重新进入细胞周期，发生分裂，是肿瘤复发的根源。③不增殖型细胞：一些脱离了细胞周期、丧失了分裂能力的细胞，经过一定的分化过程衰老、死亡，其数量增多，可降低肿瘤的恶性程度。

肿瘤的细胞增殖比率即增殖型细胞占总细胞数量的比例，公式表示如下：

$$GF=\frac{A}{A+B+C}$$

A：增殖型细胞；B：暂不增殖型细胞；C：不增殖型细胞。

与正常组织细胞相比，肿瘤细胞中 G_0 期细胞极少，有更多的细胞进入了细胞周期，发生分裂，高增殖比率是肿瘤快速生长的主要原因。

二、细胞周期是肿瘤治疗的理论基础

肿瘤的常规治疗方法包括放射治疗（放疗）、化学药物治疗（化疗）、手术治疗三大类，应根据肿瘤细胞分裂、增殖情况，选择适当的治疗方法。

以暂不增殖型细胞为主的肿瘤，生化代谢活动水平较低，对药物及物理因素均不敏感，可使用血小板生长因子(PDGF)激活它们，使之进入细胞周期，再行放疗、化疗。此外，若选择手术治疗，应尽量清除残余组织，以避免复发。

含增殖型细胞较多的肿瘤，处于细胞周期的不同时期，治疗方法有所不同。治疗 S 期肿瘤细胞，主要手段是化疗，药物通过影响 DNA 合成所需酶或直接作用于 DNA 单链模板上的活性部位，来抑制 DNA 合成，阻止肿瘤生长。G_2 期细胞对放射线敏感，放疗较为合适。

基因治疗是通过对体内细胞基因进行修饰来治疗疾病的治疗新技术，在肿瘤治疗中是一种新兴的治疗方法。我们可以将一些抑制细胞恶性增殖的基因注入肿瘤细胞中，从而阻止肿瘤的生长及恶性转化；也可以针对细胞周期调控基因制备相应的寡核苷酸，抑制肿瘤生长。研究显示，将抑癌基因 P53 注入人肺癌细胞中，肺癌生长速度减慢、恶性程度明显降低。

知识拓展

研究人员通过对大量临床肿瘤标本的免疫组化分析发现，$CUEDC_2$ 在多种肿瘤组织中高表达，并能引起细胞非整倍体染色体的产生，最终导致基因组的不稳定性。进一步研究证明，$CUEDC_2$ 蛋白质在有丝分裂期发生了 CDK_1 激酶催化的磷酸化，进而促进纺锤体检查点的及时关闭和 APC/C 泛素化 E_3 酶的有效激活，启动有丝分裂进入后期。研究还深入揭示了 $CUEDC_2$ 蛋白质通过促进纺锤体检查点蛋白质复合物 Mad_2 与 APC/C 复合物的解离，释放 APC/C 的酶，阐明了纺锤体检查点适时关闭的全新机制。重要的是，在大量不同肿瘤中都异常高表达的 $CUEDC_2$ 蛋白质，导致了纺锤体检查点的过早关闭和 APC/C 的提前激活，从而造成多倍体等基因组不稳定性发生和肿瘤形成。$CUEDC_2$ 蛋白质的这种生物学功能使得它可能成为肿瘤分子靶向治疗的一个理想新靶标，并有可能在此基础上进一步发展为高效、特异及低毒的抗肿瘤药物。

目标检测

1. 试述细胞周期各个时期的特点。
2. 试述有丝分裂前期细胞发生的主要变化，中期、后期、末期的主要标志。
3. 试述减数分裂 I 中前期 I 的几个时期，各个时期的特点。
4. 试述精子发生和卵子发生的共同点和区别。

第十章　细胞的分化、衰老与死亡

高等生物卵细胞受精后迅速进入反复有丝分裂（卵裂）进程，生成后代细胞，这些细胞将循不同的发育方向，按一定规律生长、变化、增殖、凋亡，并组成机体的各种组织和器官。在胚胎发育早期，卵裂球的细胞之间并没有形态和功能的差别，但到胚胎成熟期时，生物体内出现了几十种甚至上千种不同类型的细胞，这些细胞的结构和生化组成有明显的差异，而且执行不同的功能。如骨骼肌细胞呈圆柱状，含有大量与收缩有关的蛋白质和独特的亚细胞结构，能够进行收缩和舒张；神经细胞从胞体伸出可长达1m的许多长短不同的突起，并在末端以突触方式和其他细胞发生接触，能够感知、整合和传递外界信息；红细胞呈双凹面的扁圆盘状，具有携带氧气和完成气体交换的功能，等等。这是发生了细胞分化。从受精卵发育为正常成体生物的过程中，通过细胞增殖使细胞数目增加，通过细胞分化形成不同的细胞类型。细胞经历了增殖、分化后，最终归宿是衰老、死亡。

第一节　细胞分化

从受精卵发育为正常成体生物的过程中，细胞多样性的出现是细胞分化的结果。然而，受精卵和成体细胞一样，细胞核中含有相同的完整的遗传信息（基因组），而单纯的细胞分裂中的DNA复制等过程不可能产生不同的细胞。那么，为什么具有相同遗传物质的细胞在发育过程中出现了这么大的分化差异？由一个受精卵及其产生的同源细胞如何转变成功能结构和三维空间组成上高度复杂的胚胎？细胞分化的分子基础是什么？受到哪些因素的调节控制？异常分化是否可能引致机体功能缺陷或者带来严重的疾患？本节将围绕这些问题进行讨论。

一、细胞分化的一般概念

（一）细胞分化的概念

细胞分化（cell differentiation）是指从受精开始的个体发育过程中，同源细胞之间在形态结构、生理功能和蛋白质合成等方面逐渐产生稳定性差异的过程。受精卵含有亲代的全套遗传基因，可在遗传因素和整体性因素的调控下，按既定时空关系，经由复杂的细胞增殖和分化过程发育为预定的个体，其中，细胞增殖使机体细胞数量增加，而细胞分化使细胞由非专一性（非特化性）状态向形态和功能专一性（特化性）状态转变，成为具有不同表型结构的各种类型的细胞，不同表型的细胞进而组成不同结构和功能的组织、器官和系统，以行使机体各种复杂的功能。完整的细胞分化包括时、空两个方面的变化过程，时间上的分化指不同的发育时间内细胞之间的区别，空间上的分化指处于不同空间位置中的同一种细胞的后代之间出现的差异。

分化的主要标志首先是细胞内开始合成新的特异性的蛋白质，如红细胞分化过程中的血红蛋白和碳酸酐酶，角质形成细胞中不同种类的角蛋白，浆细胞的 γ 球蛋白，肌细胞中出现肌球蛋白和肌动蛋白等，这些蛋白质或者是作为细胞生命活动的特异催化剂，或者是作为组成细胞的结构成分的材料。接下来，分化中的细胞出现新组装生成的特异性亚细胞结构成分，如肌细胞内与收缩有关的肌节和肌浆网，上皮细胞的细胞骨架等。在神经细胞分化中，胞质中可见乙酰胆碱和肾上腺素等化学介质等，胞体也逐渐出现多个突起，如昆虫 H 细胞在胚胎 6 天时出现轴突，6 ~ 12 天树突发育并迅速分支，并可观察到有传递神经冲动的突触样结构。应强调指出，分化细胞中出现的各种新的蛋白质和细胞结构的变化是与细胞将要执行的功能相一致的。

细胞分化存在于机体的整个生命过程中，但胚胎期是细胞分化最典型和最重要的时期，因此常成为细胞分化研究的主要对象。

（二）细胞分化的特点

1. 稳定性 细胞分化进程是细胞原有的高度可塑性潜能逐渐减少和消失的过程。在一般情况下，已经分化形成为某种特异的、稳定类型的细胞不可能逆转到未分化状态或者成为其他类型的分化细胞。例如，神经元细胞和骨骼肌细胞在机体的整个生命过程中始终保持着稳定分化状态，而不再进行分裂；培养的上皮细胞会持久地保持其类型特点，不能再转化为成纤维细胞或肌细胞。

2. 可逆性 一般情况下，细胞分化过程是不可逆的。但在一定条件下，高度分化的细胞可以重新分裂而回到胚胎性细胞状态，这种现象叫做去分化（dedifferentiation）或称脱分化，也称细胞分化的可逆性。例如，不同分化程度的植物细胞在实验室的培养条件下可失去分化特性，重新进入未分化状态，再循正常发育途径，分化为不同类型的细胞，最后成为一株完整的植物。用溴脱氧尿苷处理已分化的细胞可使一些细胞去分化。动物细胞高度分化，完全去分化的情况较少，但可以见到转分化（transdifferentiation），即从一种分化状态变为另一种分化状态。例如，切除低等动物蝾螈的肢体，已分化的肌细胞可丢失肌原纤维并重新进入分裂，同时软骨细胞可溶去基质并分化为间质细胞和神经鞘细胞，最后形成完整的新肢。表皮细胞在过量维生素 A 的作用下可以转分化为黏液细胞，眼视网膜色素上皮细胞可以转分化为神经上皮细胞等。人体正常分化的细胞在物理、化学、生物等因素作用下，可转化为癌细胞。另外，胚胎期细胞表达的一些基因会在出生以前按时间顺序关闭，但某些成体细胞在特殊情况下可能恢复表达胚胎性基因，如肝细胞和胰腺细胞表达甲胎蛋白（α-foetoprotein），后者与肿瘤发生有关。

细胞分化的稳定性是普遍存在的，而细胞分化的可逆性是有条件的：细胞核处于有利于细胞去分化的特定环境中；去分化只发生于具有增殖能力的组织细胞中；分化能力的逆转必须具有相应的遗传物质基础。例如，红细胞在分化成熟时失去细胞核，缺少遗传物质，不可能再转化成其他细胞。

3. 时空性 多细胞生物既有时间上的分化，又有空间上的分化。时间上的分化指不同的发育时间内细胞之间的区别；空间上的分化指处于不同空间位置中的同一种细胞的后代之间出现的差异。在个体的细胞数目大量增加的同时，分化程度越来越复杂，细胞间的差异也越来越大，而且同一个体的细胞由于所处位置不同而在细胞间出现功能分工，头与尾、背与腹、内与外等不同空间的细胞表现出明显的差别。低等生物仅有几十个细胞和两三种细胞类型，人类体细胞总数达到 10^{15}，有 200 种以上不同的种类。高等生物细胞的多样化给形成多种组织和器官以及机体复杂功能的分工提供了基础，使机体更好地适应外界环境的变化。

4. 普遍性 细胞分化是一种普遍存在的生命现象，在整个个体发育的生命过程中均有细胞分化活动。

二、细胞的全能性与细胞决定

（一）细胞的全能性

单个细胞在一定条件下分化发育成为完整个体的能力称为细胞全能性（totipotency）。全能性细胞应该具有完整的基因组，可以表达基因库中任何基因，分化形成该个体任何种类细胞。生殖细胞，尤其是卵细胞是潜在的全能性细胞，可以进行孤雌生殖。两栖类在形成胚泡之前的受精卵和卵裂球，哺乳动物和人类的受精卵以及 8 细胞期以前的卵裂球的每个细胞均具有全能性。在胚胎发育的三胚层形成后，细胞所处的微环境和空间位置关系发生了变化，细胞的分化潜能已有限制，只能向发育为本胚层的组织器官的若干种细胞的方向分化，成为具有多能性（pluripotency）的细胞。虽然理论上体细胞应该是全能性的，但是研究发现，大多数动物的体细胞已经“单能化”，它们虽然含有全套基因组，但已经有相当程度的分化和专一化，不太可能重新再分化发育为一个完整个体，也难以分化成其他类型的细胞。体细胞全能性仅保留在少数低等动物中，如水螅的细胞可以发育为一个新个体。由“全能”向“多能”，最后到“单能”(unipotency)，是细胞分化的一个共同规律。

大量体外实验研究表明，如果将动物体细胞的细胞核移植到卵细胞或受精卵的胞质中，这个具有新核的细胞可以发育为一个新的个体。这说明分化成熟的体细胞的细胞核仍然保持完整的、在一定条件下可以表达的遗传信息，仍具有全能性。1996 年英国科学家 Wilmut 等利用克隆技术将取自一白面母绵羊乳腺细胞的细胞核移植入一黑面母绵羊的去核的卵细胞中，再将该重组卵细胞体外培养成早期胚胎，转移到另一黑面母绵羊的子宫内，成功地培育出世界上第一只克隆动物——“多利”羊（图 10-1），这被认为是 20 世纪生物学研究的一项重大突破。实验证明，高度分化的体细胞的细胞核具有

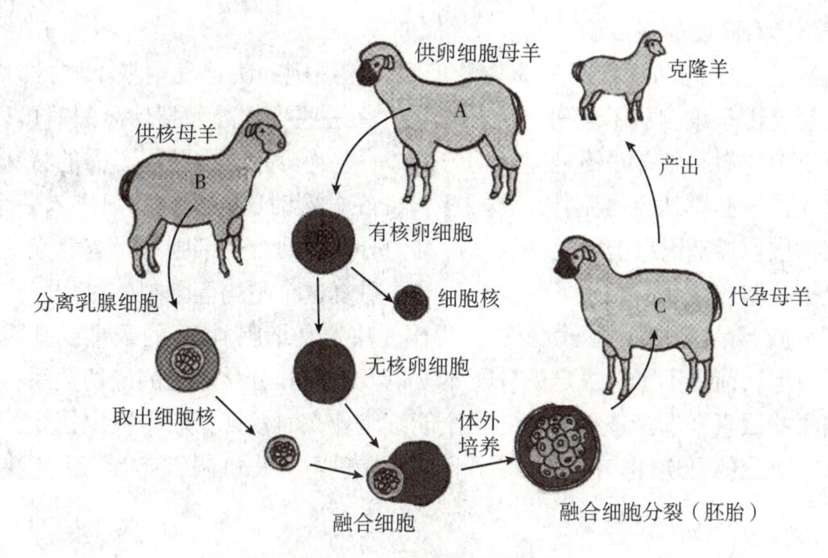

图 10-1 克隆羊产生过程

指导细胞发育为完整个体的全能性。

（二）细胞决定

人和哺乳动物胚胎发育经历大致相同的分化发育过程。受精后胚胎的早期发育主要包括卵裂、胚泡形成和宫内植入三个阶段。受精卵在向子宫腔内移动的同时经过数次快速的卵裂，形成 8 ~ 16 个细胞的卵裂球，称为桑椹胚。随着分裂和分化的不断进行，卵裂球细胞数目越来越多，细胞之间的分化差异也越来越大。接下来的几天中，早胚成为一个中间充满液体的单层细胞的薄壁泡状结构，称为胚泡（blastocyst）。胚泡的壁为滋养层（trophoblast），与供应胚胎的营养有关，最后形成胚胎外组织；胚泡腔一端的一群形态不规则的细胞称为内细胞群(inner cell mass)，将来形成胚胎本身。受精后第 6 ~ 8 天胚泡一端的滋养层细胞分泌蛋白酶，溶解子宫内膜，胚泡开始植入子宫内膜，此时滋养层细胞迅速分裂分化形成细胞滋养层和合体滋养层两层，并与母体的血管建立联系，为胚胎的进一步发育提供营养。内细胞群细胞分化，先出现内胚层（endoderrn）和原始外胚层（primary ectoderm），后者再分化出中胚层（mesoderm）。中胚层的发生和分化对整个胚胎的发育起着关键的作用。此后，内、中、外三个胚层形成。这时，虽然形态学上尚未出现可识别的分化细胞，但实际上早期胚胎各器官预定区已经确定，是胚胎发育的一个转折点。三胚层进一步分化，生成各器官原基（primordium），在此基础上，最终形成具不同形态和功能的各个组织、器官和系统。至胚胎临出生前，细胞分化的任务已经基本完成，动物出生后主要面临的是生长（体积增加）、组织维持和再生问题，一般不再有新的分化模式。

胚胎三胚层期，在细胞之间出现可识别的形态和功能的差异以前，细胞已经具备按特定的方向分化，最终形成一定表型细胞的能力。这种细胞的发育选择叫做细胞决定（cell determination），是细胞潜能逐渐受限的过程，也是有关分化的基因选择性表达前的过渡阶段，具有高度的遗传稳定性。

目前认为，不同动物和同一动物的不同分化细胞的决定发生在不同的时期，其部分原因可能是由于细胞质不均等分配的结果。在一些生物的卵裂球分裂时可以观察到，受精卵胞质中的物质分布并不是完全均匀的，一些将分化为中胚层必需的特殊物质可能在分裂时先“偏心”地突出胞体，形成极叶。在分裂时这部分胞质只进入一个子细胞，而同时核物质包括基因组倍增复制，然后均匀分配到两个子细胞中。有意义的是，分裂后这部分极叶胞质会缩回，到下一次分裂时再重复这个不均等分裂的过程。这说明，这种不均等分配不是随机的。虽然曾有人提出，决定是细胞 DNA 的重排或基因调控蛋白级联作用，但目前尚不了解决定的分子本质以及决定和分化之间的确切关系，例如，决定是根据哪些因素来选择基因表达的？全能细胞什么时候开始获得决定指令？其分子本质是什么？决定的可逆性如何？等等。目前，在进行分化机制研究时，细胞决定是一个重要的阶段。

三、细胞分化的分子基础

生物个体各种类型的体细胞均含有来自遗传的、同样的整套基因，但在形态结构、生化特征、生理功能上却有显著差异。从分子水平来看，细胞的结构和功能特点是由特异性蛋白质决定的，而特异性蛋白质的合成是特定基因表达的结果，因此，细胞分化的实质是基因的选择性表达。

实验表明，已经分化了的细胞仍保留着细胞全能性（植物）和细胞核全能性（动物）。例如，康奈尔大学 F.Steward 等证实了从成熟植物体上分离下来的单个细胞，在适当的条件下，经诱导能长成一株完全发育的植株，而且含有自然条件下正常植株所有类型的细胞。虽然来自成熟动物的单个细胞不能长成新个体，但实验表明这些细胞的核仍包含了发育成新个体的所有必要遗传信息，如“多利”羊。研究表明，分化细胞的核，无论是来自植物的根还是动物的腺体，各种类型的体细胞均含有来自遗传的、同样的整套基因。人类基因组测序研究认为，人体基因组的基因总数为 3 万 ~ 3.5 万个。大量研究发现，在个体发育分化的过程中，这些基因并不全部表达，而是按一定的时空顺序发生差异性表达（differential gene express），转录生成不同的 mRNA，翻译出不同的蛋白质，这样，细胞之间逐渐出现差别。

细胞中的基因可以被分为两大类：一类叫做持家基因（housekeeping gene），它们不参与细胞分化方向的确定，而仅指导生成维持细胞生存所必需的最基本的蛋白质，如染色质的组蛋白、膜蛋白、核糖体蛋白、细胞周期蛋白和多种酶蛋白等。持家基因在各种细胞的任何时期均可以表达，对细胞分化只起协助作用。另一类基因叫做奢侈基因（luxury gene），它们指导产生细胞分化时出现的各种特异蛋白，如肌细胞中的肌动蛋白和肌球蛋白、皮肤细胞的角蛋白、红细胞中与氧交换有关的血红蛋白等。这些蛋白和分化细胞的特异性状密切相关，但不是细胞基本生命活动必不可少的。实验研究证明，细胞分化是奢侈基因按一定顺序表达的结果，表达的基因数占基因总数的 5% ~ 10%。

想象一下，从一个骨髓的多能造血干细胞发育成一个红细胞的情形。在红细胞的蛋白质中，血红蛋白（hemoglobin）占了95%，但编码血红蛋白的基因在总DNA中还占不到百万分之一。这就意味着细胞不仅要大海捞针般地在染色体中找到必需的基因，而且对基因表达的调节必须达到高度精密的程度，以使这寥寥几种多肽的合成在细胞中成为占支配地位的活动。由于导致特定蛋白质的合成是由若干步骤组成的，所以真核细胞基因表达调控是多级调控系统（multistage regulation system），主要发生在三个彼此相对独立的水平上：转录水平的调控（transcriptional- level control），决定某个基因是否会被转录，并决定转录的频率；加工水平的调控（processing-level control），决定初始mRNA转录物（hn RNA）被加工为能翻译成多肽的信使RNA（mRNA）的途径；翻译水平的调控（translational-level control），决定某种mRNA是否会真正得到翻译，如果能得到翻译，还决定翻译的频率和时间长短。

四、影响细胞分化的因素

（一）细胞分化基因表达的调控

1. 转录水平的调控

（1）*真核生物的转录激活*：转录调控由为数众多的蛋白质即转录因子（transcription factors）主导。这类蛋白质从功能上可分为两类：通用转录因子（general transcription factors），与结合RNA聚合酶的核心启动子位点结合；特异转录因子（specific transcription factors），与特异基因的各种调控位点结合，促进或阻抑这些基因的转录。典型的转录因子至少包括两个结构域：一个DNA结合结构域（DNA-binding domain），它结合DNA的特异碱基序列；另一个是激活结构域（activation domain），它通过与其他蛋白质相互作用激活转录。

基因转录水平的调控错综复杂，且受多种因素影响，包括转录因子与特异DNA序列的亲和力，及其与DNA邻近位点的转录因子之间彼此协同作用的能力。除上述启动子内部和周围的DNA序列外，大多数基因的表达还受到远处DNA元件即增强子（enhancer）的调控。一个增强子的缺失可使转录水平降低100倍或更多。

（2）*真核生物的转录阻抑*：尽管对真核生物基因表达的研究主要集中在转录激活及其调控元件和调控蛋白方面，但很明显真核细胞也同样具有负调控机制。许多与特异启动子元件结合的负调控蛋白已被鉴定，这些负调控蛋白能阻断启动转录所必需的前起始复合体（preinitiation complex）的装配。还有一些阻抑物能与上游DNA序列结合，并抑制转录激活子（transcriptional activator）的结合或其功能。

2. 加工水平的调控　选择性剪接（alternate splicing）是在RNA加工水平上调节基因表达的重要机制。通过这种方式，一个基因能编码两个或多个相关的蛋白质。大多数真核细胞的基因是不连续基因，除编码的外显子（exon）之外，还有较长的不编码的内含子（intron），而且在转录时整个基因（包括外显子和内含子）都被忠实地转录，形成细胞内mRNA的前体。在细胞内mRNA的前体有两种基本剪接方式：一种剪接方式是编码蛋白质的不连续基因通过RNA剪接将内含子从mRNA前体中去除，然后规范地将外显子连接成成熟的mRNA，这种剪接方式称为组成型剪接（constitutive splicing）。通过组成型剪接，一个基因只产生一种成熟的mRNA，一般也只产生一种蛋白质产物。另一种剪接方式是可调控的选择性剪接。真核生物中有些基因的mRNA前体有几种不同的剪接方式，因而产生不同的成熟mRNA，翻译产生不同的蛋白质。不过，一般情况下通过选择性剪接所导致的外显子改变并不产生根本不同的蛋白质，而是产生一套结构相关、功能相似的蛋白质异形体（protein isoforms）。

在大多数情况下，某一特定基因经过选择性剪接产生的蛋白质肽链在长度上是相等的，但在关键区域却有所不同，这些区域会影响一些重要性质，如蛋白质的胞内定位，它们所结合的配体类型或者其催化活性动力学性质。例如，抗体分子既可以是膜结合型蛋白，也可以是分泌型可溶性蛋白，这取决于两个可变外显子中哪一个定位在mRNA的3'端。许多转录因子也是由能进行选择性剪接的基因产生的，所以这些转录因子产生许多变异体，决定细胞不同的分化途径。例如果蝇在胚胎发育过程中，导致胚胎性别决定的发育途径就是通过某些基因的转录产物经过选择性剪接决定的。

3. 翻译水平的调控 翻译水平的调控机制，一般是通过细胞质中特异的mRNA和多种蛋白质之间的相互作用来实现的。细胞质中成熟mRNA在5'和3'端都含有非编码片段，称作非翻译区（untranslated regions，UTRs），非翻译区是大多数翻译调控的影响位点。

（1）*mRNA的细胞质定位*：启动一个动物受精卵形成胚胎所需要的信息预存在卵子发生期的卵母细胞里。以果蝇为例：果蝇幼虫和成虫的前后（头－腹）轴的发育由特定mRNA在卵母细胞中沿相同的前后轴向定位决定。果蝇卵母细胞原位杂交显示，由Biocoid基因转录的mRNA优先定位在卵母细胞的前端，而由Oskar基因转录的mRNA定位在后端。由Biocoid mRNA编码的蛋白质在头部和胸部的发育中起重要作用，而Oskar mRNA编码的蛋白质对在幼虫后端发育的生殖细胞的形成是必需的。

控制mRNA在细胞质中定位的信息位于3'UTR，这可以用携带一个外源基因的果蝇来证明。这个外源基因的编码区与一段编码Biocoid或者Oskar mRNA的3'UTR的DNA序列相连接，当该外源基因在卵子发生期被转录时，则转录的mRNA被定位在由3'UTR决定的位点上。虽然mRNA定位的机制还不很清楚，但可以认为是通过能识别mRNA中定位序列的蛋白质介导的。

（2）*mRNA翻译的调控*：在许多脊椎动物和无脊椎动物的未受精卵细胞质中贮存许多mRNA，它们是发育早期蛋白质合成的模板，但它们大部分在卵细胞质中本身并不用来翻译合成蛋白质，因为它们在卵细胞质中与抑制蛋白结合而失去活性，常被称作"隐蔽"mRNA（masked mRNA）。这些mRNA在受精后被激活，其激活与两个不同的事件有关：一是结合的抑制蛋白被释放，二是通过卵细胞质中一种酶的作用使mRNA多聚（A）尾巴长度增加。

（3）*mRNA稳定性的调控*：一种mRNA在细胞内存在得越久，它用来作为多肽合成模板的时间就越长。如果一个细胞要控制基因表达，则调节这种mRNA的生存与调节它的合成同等重要。实验显示，缺乏多聚（A）尾巴的mRNA在被注射到细胞内后迅速降解，然而，同样的mRNA因拥有多聚（A）尾巴而相对稳定，提示一种mRNA的寿命与它的多聚（A）尾巴长度有关。研究发现3'UTR核苷酸顺序的不同似乎在多聚（A）尾巴变短时扮演一个与降解速率有关的角色。在α珠蛋白mRNA的3'UTR，包含许多CCUCC重复序列，这种序列被认为是稳定信使分子的特异性蛋白质结合位点。如果这些序列产生突变，mRNA就不稳定。相反，在短命的mRNA的3'UTR经常含有富含AU的序列（如AUUUA），这种序列被认为是使信使分子不稳定的蛋白结合位点。如果将这种使信使分子不稳定的序列导入珠蛋白基因的3'UTR，则本来稳定的珠蛋白mRNA将变得不稳定。

（二）影响细胞分化的外界因素

1. 胞外信号分子对细胞分化的影响　细胞分化是十分复杂的过程，受一系列信号分子调控，主要分为两类：一类是细胞旁分泌产生的细胞生长分化因子，包括成纤维细胞生长因子、转化生长因子、hedgehog家族、Wnt家族和Juxtacrine家族等五大因子；另一类是激素。例如，两栖类的幼体——蝌蚪发育为成蛙，要经过尾鳍和尾部被吸收、前后肢形成等变态发育过程，该过程与甲状腺素和三碘甲状腺氨基酸的分泌增加有关。

2. 细胞间的相互作用对细胞分化的影响　在胚胎发育过程中，一部分细胞对邻近的细胞产生影响，并决定其分化方向的现象称为胚胎诱导（embryonic induction）。胚胎诱导在动物胚胎发育过程中普遍存在。例如，眼的发生：初级诱导——中胚层脊索诱导外胚层细胞向神经方向分化，产生神经板；次级诱导——神经板卷折成神经管，然后其头端膨大的原脑视杯可诱导其外表面覆盖的外胚层形成眼晶状体；三级诱导——晶状体进一步诱导其外面的外胚层形成角膜，最终形成眼球。

与胚胎诱导相对，在胚胎发育过程中，分化的细胞如受到邻近细胞产生的抑制物质影响，称为细胞抑制。例如，将一个发育中的蛙胚放于含有成体蛙脑组织碎片的培养液中，则蛙胚不能发育正常的脑。说明已分化细胞能产生某种物质，抑制邻近细胞进行同样的分化，以避免相同器官的重复发生。

3. 环境因素对细胞分化的影响　生物个体的生长发育离不开环境。环境因子包括物理因素、化学因素、生物因素等都对细胞分化和个体发育有重要影响。哺乳动物受精卵正常发育的环境是子宫，在任何其他环境中都不能正常发育。如果哺乳动物的卵细胞因故未经排卵就被激活，在卵巢进行异位发育，异常环境使细胞的增殖和分化失控，形成已分化出毛发、牙、骨、腺上皮等和未分化的干细胞杂乱聚集的肿块，称为畸胎瘤（teratoma）。环境还会影响性别决定，如孵化温度可以决定某些爬行动物（如蜥蜴）的性别，低温孵化产生一种性别，高温孵化会产生另一种性别。妊娠早期，若受到大剂量辐射，易引起婴儿先天畸形；若感染风疹病毒易引起婴儿先天性心脏病。

五、细胞分化与癌细胞

细胞分化的过程往往伴随细胞的分裂，即使DNA精确地复制与修复，其基因的碱基突变率也仅能达到10^{-6}，从进化的角度看突变是选择的源泉，具有积极的意义。但如果在人的一生中，体细胞要分裂10^{16}次，那么推断在基因组中每个基因都可能发生突变。基因突变的结果有可能招致某些分化细胞的生长与分裂失控，脱离了衰老和死亡的正常途径而成为癌细胞（cancer cell）。癌细胞与正常分化细胞的不同点是：不同类型的分化细胞都具有相同的基因组；而癌细胞的细胞类型与特征相近，但基因组却发生不同形式的突变。随着环境因素的影响，基因突变率提高，细胞癌变的几率随之增加。因此，研究癌细胞的形成与特征不仅有助于研究细胞增殖、分化与死亡的调节机制的细节，而且也为彻底治疗癌症——这一维护人类健康所面临的十分严峻的问题提供线索和希望。

（一）癌细胞的基本特征

与正常细胞相比，癌细胞的形态特征是：细胞核大，核仁数目多，核膜和核仁轮廓清晰，电镜下可见大量游离核糖体和部分多聚核糖体，内膜系统不发达，微丝排列不规则，细胞质呈低分化状态，细胞表面微绒毛增多，细胞间连接减少。癌细胞还具有下列基本特征：

1. 细胞生长与分裂失去控制 在正常机体中细胞或处于生长与分裂状态，或处于静止状态，执行其特定的生理功能（如肝细胞和神经细胞）。在成体的一些组织中，会有新生细胞的增殖，衰老细胞的死亡，在动态平衡中维持组织与器官的稳定，这是一种严格受控的过程。而癌细胞失去控制，成为“不死”的永生细胞，核质比例增大，分裂速度加快，结果破坏了正常组织的结构与功能。

2. 具有浸润性和扩散性 动物体内特别是衰老的动物体内常常出现肿瘤，这些肿瘤细胞仅位于某些组织特定部位，称之为良性肿瘤，如疣、息肉。如果肿瘤细胞具有浸润性和扩散性，则称之为恶性肿瘤，即癌症发生。

良性肿瘤与恶性肿瘤细胞最主要的区别是：恶性肿瘤细胞（癌细胞）的细胞间黏着性下降，具有浸润性和扩散性，易于浸润周围健康组织，或通过血液循环或通过淋巴途径转移并在其他部位黏着和增殖。经转移并在身体其他部位增殖产生的次级肿瘤称为转移灶（metastasis）。这是癌细胞的基本特征。此外，在分化程度上癌细胞低于良性肿瘤细胞，且失去了许多原组织细胞的结构和功能。

3. 细胞间相互作用改变 正常细胞之间的识别主要是通过细胞表面特异性蛋白的相互作用实现的，进而形成特定的组织与器官。癌细胞冲破了细胞识别作用的束缚，在转移过程中，除了要产生水解酶类（如用于水解基底膜成分的酶类），还要异常表达某些膜受体蛋白，以便与别处细胞黏着并生长。同时借此逃避免疫监视作用，防止天然杀伤细胞等的识别和攻击。

4. 蛋白表达谱系或蛋白活性改变 癌细胞的蛋白表达谱系中，往往出现一些在胚胎细胞中所表达的蛋白，多数癌细胞中具有较高的端粒酶活性。此外癌细胞还异常表达与其恶性增殖、扩散等过程相关的蛋白成分。

5.mRNA 转录谱系的改变 癌细胞的种种生物学特征主要归结于其基因表达及调控方向的改变。人们曾用基因表达谱分析技术（serial analysis of gene expression，SAGE）对乳腺癌和直肠癌细胞与正常细胞中基因表达谱进行比较，在检测的 30 万个转录片段中至少相当于 4.5 万个所表达的基因中约有 500 个转录片段（相当于 75 个基因）有明显不同，仅占整个基因表达谱中的很少一部分。

此外，由于癌细胞突变位点不同，同一种癌甚至同一癌灶中的不同癌细胞之间也可能具有不同的表型，而且其表型不稳定，特别是具有高转移潜能的癌细胞其表型更不稳定，这就决定了癌细胞异质性的特征。

（二）癌基因与抑癌基因

癌症是由携带遗传信息的 DNA 的病理变化而引起的疾病。与遗传病不同，癌症主要是体细胞 DNA 突变，而不是生殖细胞 DNA 突变。

癌基因（oncogenes）是控制细胞生长和分裂的正常基因的一种突变形式，能引起正常细胞癌变。癌基因最早发现于诱发肿瘤的劳氏肉瘤病毒（Rous Sarcoma Virus，属反转录病毒科）。它携带 Src 基因，该基因对病毒繁殖不是必要的，但当病毒感染鸡后可引起细胞癌变。后来人们发现在鸡的正常细胞基因组中也有一个与病毒 Src 基因同源性很高的基因片段。鸡体内的 Src 基因编码一种与细胞分裂调控相关的蛋白激酶。它不具有致癌能力，但由于它的发现源于病毒癌基因及其与病毒癌基因的高同源性，因而不恰当地称为细胞癌基因（cellular oncogene）或原癌基因（proto-oncogene），但也以此表明该基因突变可能有致癌的危险。

对多种致癌的反转录病毒中存在的癌基因（v-oncogene）的研究，均导致正常细胞中原癌基因的发现，其中很多原癌基因的产物都是细胞生长分裂的调控因子。反过来，在人的多种癌细胞中证实了这些基因发生了突变。

反转录病毒所携带的癌基因可能是由于这类病毒特殊的增殖方式而从宿主细胞中捕获的，由于碱基序列的突变导致所编码的蛋白产物超活化或失去控制，最终导致肿瘤的形成。

目前已发现近百种癌基因。癌基因编码的蛋白主要包括生长因子、生长因子受体、信号转导通路中的分子、基因转录调节因子和细胞周期调控蛋白等几大类型。当然，因突变而诱发癌症的基因还不只这些。细胞信号转导是细胞增殖与分化过程的基本调节方式，而信号转导通路中蛋白因子的突变是细胞癌变的主要原因，如人类各种癌症中约30% 的癌症是信号转导通路中的 ras 基因突变引起的。癌基因的产物常常是正常细胞不表达或表达量很少或表达产物活性不能调控的一类蛋白。

然而人们注意到，视网膜母细胞瘤（retinoblastoma）是由于一种称为 Rb 的基因突变失活而导致的肿瘤。随后又发现 P53 等基因均有类似的现象。这类基因称为抑癌基因（tumor-suppressor gene）。抑癌基因实际上是正常细胞增殖过程中的负调控因子，它编码的蛋白质往往在细胞周期的检验点上起阻止周期进程的作用。如果抑癌基因突变，丧失其细胞增殖的负调控作用，则导致细胞周期失控而过度增殖。

通过细胞增殖相关基因和抑制细胞增殖相关基因的协同作用，共同调控细胞的正常增殖进程。肿瘤细胞的基本特征之一是细胞增殖失控，恰恰也是这两大类基因的突变，破坏了正常细胞增殖的调控机制，形成了具有无限分裂潜能的肿瘤细胞。

第二节　细胞衰老

在细胞成熟和行使功能的后期，细胞逐步走向衰老。细胞衰老是生物界的普遍规律，研究细胞衰老的规律及其机制，对揭示生命奥秘和延缓个体衰老具有重要意义。

一、细胞衰老的概念及特征

（一）细胞衰老的概念

人类个体随着年龄的增长，将出现头发变白、牙齿脱落、肌肉萎缩、血管硬化、感觉迟钝、记忆力衰退、代谢功能下降等衰老的变化。很难为衰老下一个确切的定义，这是因为尚没有适当的定量参数作为衡量衰老的指标。一般意义上，衰老（aging）是指生物体在其生命的后期阶段所进行的全身性的、多方面的、十分复杂的、循序渐进的退化过程。通常所讲的衰老是指生物体在其生命过程中生长发育到成熟后，随着年龄的增长在形态结构和生理功能方面出现的一系列慢性、进行性、退化性的变化。

有机体是由无数个细胞组成的，因此，在探讨衰老问题时就离不开细胞。任何细胞都要经历其自身的生长、发育、成熟、衰老直至死亡等不同阶段，这是生命发展的必然规律。细胞衰老（cellular aging）一般是指细胞在形态与生化成分上的改变，进而发生生理功能障碍的现象。对多细胞生物而言，细胞的衰老和机体的衰老是两个概念，机体的衰老并不等于所有细胞的衰老，因为在有机体发育的不同阶段，机体内总是有细胞在不断衰老与死亡，这些衰老细胞通常被免疫细胞所吞噬，同时机体内又有不断增殖的新细胞。但细胞的衰老与机体的衰老却又是密切相关的，大多数机体细胞皆经由未分化、分化到衰老直至死亡的历程，因此，机体的衰老是以细胞总体的衰老为基础的。

细胞也像生物体一样，有一定的寿命。正常人的成纤维细胞，在体外培养条件下，即使条件适宜，其分裂次数也是有限的，在最初期的活跃增殖之后，就表现出有丝分裂能力的逐渐丧失，最终停止分裂而死亡。1961 年，Hayfick 和 Moorhead 报道，体外培养的人二倍体细胞表现出明显的衰老、退化和死亡的过程。若将细胞数以 1 ∶ 2 的比例（即一瓶细胞分为两瓶细胞）连续进行传代，则平均只能传 40 ～ 60 代，此后细胞逐渐解体并死亡。这一发现很快被其他的研究者证实。他们的工作表明：细胞，至少是培养的细胞，不是永生的，而是有一定寿命的；它们的增殖能力不是无限的，而是有一定的界限，这就是著名的 Hayflick 界限。此外，Hayfick 等还发现，动物体细胞在体外可传代的次数，与物种的寿命有关。例如寿命为 3 年的小鼠，其培养细胞在体外的传代次数只有 12 次；而龟的寿命可达 200 年，细胞可以传 140 代。而且体外培养细胞可传代次数与细胞来源个体的年龄成反比。将正常人胚胎成纤维细胞培养时，细胞可在体外条件下传代 40 ～ 60 次，从新生儿到青年取得的细胞，可以传代 20 ～ 40 次，从成年人身上取下的成纤维细胞培养时，只能传 10 ～ 30 代。患有早老病的儿童（通常在 20 岁前死亡）的成纤维细胞，在体外培养增殖不超过 2 ～ 10 代。这种在体外培养的细胞增殖传代的能力，反映了细胞在体内的衰老状况。因此许多科学家认为多细胞个体的衰老始于细胞的衰老，对体外培养细胞有限寿命的观察和研究，有助于人们了解机体衰老过程的某些规律。

（二）细胞衰老的特征

细胞衰老是细胞生理与生化发生复杂变化的过程，表现为细胞形态结构和代谢功能的改变，主要特征如下：

1. 细胞中水分含量减少　衰老细胞内水分减少，导致细胞收缩，体积变小，一般认为是由于蛋白质亲水性降低造成的，胶体失水，胶粒分散度降低，不溶性蛋白质增多，导致原生质硬度增加，代谢速率减慢而趋于老化。例如老人的皮肤皱褶。

2. 细胞核的变化　在体外培养的二倍体细胞中发现，细胞核的大小与倍增次数有函数关系，即随着细胞分裂次数的增加，核不断增大。

细胞核结构的衰老变化中最明显的是核膜的内折（invagination），这在培养的人肺成纤维细胞中比较明显。在体内细胞中也可观察到核膜不同程度的内折，神经细胞尤为明显，这种内折程度与年龄俱增。染色质固缩化是衰老细胞核中的另一个重要变化。体外培养的细胞中，晚代细胞的核里可明显看到染色质的固缩化，而早代细胞的核只有轻微的固缩。除了培养细胞外，体内细胞，如老年果蝇的细胞、老年灵长类的垂体细胞及大鼠颌下腺的腺泡细胞中，都可观察到染色质的固缩化。

3. 内质网的变化　Hasan 和 Glees 比较了不同年龄大鼠海马细胞的内质网结构，发现年轻动物的细胞中，粗面内质网发育良好，排列有序；而在年老动物中，这种有序的排列已不复存在，内质网成分弥散性地分散于核周胞质中。在衰老大鼠的侧前庭核及小脑普肯耶细胞中，均观察到粗面内质网的解体趋势。观察体外培养的人胚肺成纤维细胞，发现 26 次倍增以前的细胞内质网膜腔膨胀扩大，含有不定形的致密物质，且为核糖体所覆盖，而 40 次倍增以后的细胞内质网膜腔未见膨胀，所含不定形致密物质亦少，且具无核糖体覆盖区段。

4. 线粒体的变化　多数研究者的工作表明，细胞中线粒体的数量随年龄增大而减少，而其体积则随年龄增大而增大。

5. 致密体的生成　致密体（dense bodies）是衰老细胞中常见的一种结构，绝大多数动物细胞在衰老时都会有致密体的积累。除了致密体外，这种细胞成分还有许多不同的名称，如脂褐质（lipofuscin）、老年色素（age or senile pigmen）、血褐质（hemofuscin）、脂色素（lipochrome）、黄色素（yellow pigment）、透明蜡体（hyaloceroid）及残体（residual bodies）等。近期研究表明，致密体是由溶酶体或线粒体转化而来的。多数致密体具单层膜且有阳性的磷酸酶反应，这与溶酶体是一致的。少数致密体显然是由线粒体转化而来的，因为可以看到双层膜结构，有时嵴的结构也依稀可见。

6. 膜系统的变化　年轻的功能健全的细胞的膜相是典型的液晶相，这种膜的脂质双分子层比较柔韧，脂肪酸链能自由移动，每个脂质分子与其相邻分子之间的位置交换极其频繁，埋藏于其中的蛋白质分子表现出最大的生物活性。衰老的或有缺陷的膜通常处于凝胶相或固相，这时磷脂的脂肪酸尾会被“冻结”，完全不能自由移动，而膜就变得有刚性，因此埋藏于其中的蛋白质也就不能再运动，在机械刺激或压迫等条件下，膜就会出现裂隙，其选择性通透性及其他功能均受到损害。

7. 代谢功能的改变 众多实验表明，细胞的代谢作用一般随年龄的增长而下降，其中最明显的是蛋白质合成速度降低，这可能与核糖体功能下降以及蛋白质合成有关成分如肽链延伸因子数量减少有关。另一方面，衰老细胞中往往出现一些特异蛋白质，如胞外基质的主要蛋白质——纤黏连蛋白在衰老细胞中大量合成，这可能与细胞的纤维形成有关。此外，衰老细胞中胶原酶蛋白也过量合成。

上述衰老细胞形态结构和代谢功能的改变，有些是共同现象，有些是部分衰老细胞所特有的现象。

二、细胞衰老的机制

细胞衰老是一个复杂的过程，受多种因素影响。半个世纪以来，科学家们对细胞衰老的机制进行了大量的研究，提出许多设想与假说，这里介绍几种具有代表性的学说。

（一）氧化性损伤学说

早在 20 世纪 50 年代，Harman 就已提出衰老的自由基理论，以后又不断有所发展。这一理论认为，代谢过程中产生的活性氧基团或分子（reactive oxygen species，ROS）引发的氧化性损伤的积累，最终导致衰老。细胞从外界吸收的氧中约有 2% ～ 3% 变成了 ROS，ROS 主要有三种类型，即超氧阴离子自由基（$\cdot O^{2-}$）、羟自由基（$\cdot OH$）和过氧化氢（H_2O_2）。它们的高度活性，引发脂质、蛋白质和核酸分子的氧化性损伤，从而导致细胞结构的损伤乃至破坏。例如 ROS 可以氧化不饱和脂肪酸，并产生过氧化脂质，后者进一步分解，产生小分子醛类物质，进而引起蛋白质等大分子的交联。根据衰老的自由基理论，清除 ROS，就可以延长寿命。事实也确实如此。近年来发现，超表达铜锌超氧化物歧化酶（Cu/Zn-SOD）和过氧化氢酶的转基因果蝇寿命比野生型长 34%，而将人 SOD1 的基因转入成年果蝇的运动神经元中，果蝇寿命延长 40%。

（二）端粒学说

端粒（telomere）是染色体末端的一种特殊结构，其 DNA 由简单的串联重复序列组成。它们在细胞分裂过程中不能被 DNA 聚合酶完全复制，因而随着细胞分裂的不断进行而逐渐变短，除非有端粒酶（telomerase）的存在。端粒酶是一种核糖核蛋白酶，由 RNA 和蛋白质组成。端粒酶 RNA 是合成端粒 DNA 的模板，而端粒酶的反转录酶亚基（在人细胞中为 hTRT）则催化端粒 DNA 的合成，合成的端粒重复序列加在染色体的末端。人的染色体端粒由 TTAGGG/CCCTAA 重复序列组成。在生殖细胞中，由于存在端粒酶的活性，端粒保持约 15kb 的长度，而在人的体细胞中，由于不存在端粒酶的活性，端粒要短得多。

1990 年 Harley 等人用人工合成的（TTAGGG）$_3$ 作为探针，对胎儿、新生儿、青年人及老年人的成纤维细胞的端粒长度进行测定，发现端粒长度随年龄增长而缩短。在体外培养的成纤维细胞中，端粒长度则随着分裂次数的增加而缩短。这些研究的基础蕴育出了细胞衰老的“端粒钟”学说，该学说认为，随着细胞的每次分裂，端粒不断缩短，当端粒长度缩短达到一个阈值时，细胞就进入衰老。

到了 1998 年，Wright 等人提出了更加令人信服的证据。他们将人的端粒酶反转录酶亚基（hTRT）基因通过转染，引入正常的人二倍体细胞（人视网膜色素上皮细胞和包皮成纤维细胞），发现表达端粒酶的转染细胞，其端粒长度明显增加，分裂旺盛，作为细胞衰老指标的 β－半乳糖苷酶活性则明显降低，与对照细胞形成极鲜明的反差。此外，表达端粒酶的细胞寿命比正常细胞至少长 20 代，且其核型正常。这一研究提供的证据确实令人信服，说明端粒长度确实与衰老有着密切的关系。

当然也有不少研究报告不支持这一学说。就在同年（1998 年），Carman 等报告说，二倍体的叙利亚仓鼠胚细胞在复制分裂的各阶段始终表达端粒酶，其端粒长度亦保持恒定，然而经过 20 ~ 30 代分裂后，仍然进入衰老。另外，某些小鼠终生保持较长的端粒，但并未因此而获得较长的寿命。特别是剔除端粒酶基因的小鼠已经获得，但在其前 5 代中，迄今未观察到相应的表型的变化（如寿命的缩短）。看来，衰老的“端粒钟学说”还需要经受更多的检验。

（三）遗传决定学说

遗传决定学说认为衰老是遗传上的程序化过程，受特定基因控制，按照内在预定程序控制细胞的生长、发育、老化和死亡，细胞衰老是有关衰老的基因“按时”启动与关闭，从而使细胞按期执行“自我毁灭”的指令。现已在动物体内发现多个与衰老有关的基因，包括衰老基因和抗衰老基因，它们相互作用调节机体的衰老进程。研究发现，人类的早老综合征患者 WRN 基因突变，DNA 复制出现严重障碍，引起衰老提前和寿命缩短。由此人们推测，衰老在一定程度上是由遗传决定的。

（四）线粒体 DNA 与衰老

20 世纪 80 年代，Cummings 等人曾经提出，线粒体 DNA 中存在着衰老 DNA（Sen-DNA）。线粒体 DNA 的高突变速率引起研究者的重视，近年来，应用 PCR 扩增技术进一步证明，随着年龄的增长，线粒体 DNA 的突变是相当显著的。衰老的骨骼肌细胞中 16.5kb 的线粒体 DNA 产生了许多随机的各不相同的删除突变。由于线粒体 DNA 参与电子传递链中某些成员的编码，因而线粒体 DNA 的突变可能导致电子传递链不能执行其正常功能。例如某种删除突变引起细胞色素氧化酶的缺失，从而干扰了电子传递，结果引起 ATP 水平和 NAD/NADH 比率的下降，促进了 ROS 的生成，反过来又引起线粒体 DNA 产生更多的突变。

虽然线粒体 DNA 突变的积累对细胞衰老产生一定的影响，然而这可能不是引起衰老的初始原因。近年研究发现，线虫的 age1 基因突变引起寿命延长，同时也明显减缓了线粒体 DNA 丢失突变的积累。这表明线粒体 DNA 的突变可能处于受 age1 突变直接影响的其他衰老事件的下游。

总的来说，细胞衰老机制的研究在近年确有不少建树，但谜底的真正揭晓，还要走相当长的路。

第三节 细胞死亡

一、细胞死亡的概念及标志

细胞衰老，最终将引向细胞死亡。细胞死亡（cell death）是细胞生命现象不可逆的停止。细胞死亡同细胞生长、增殖、分化一样，都是细胞正常的生命活动现象。单细胞生物细胞死亡，即是个体死亡。多细胞生物个体死亡时，并不是机体的所有细胞都立即停止生命活动。例如，人体心脏停止跳动后，皮肤表皮细胞可继续存活 120 小时以上，因此，人死后 10 小时的皮肤仍可进行手术植皮。

细胞死亡分为两种类型，即细胞坏死和细胞凋亡。细胞坏死（cell necrosis）是指由于受到某些外界因素，如缺血、物理（如高热、辐射等）、化学（如强酸、强碱、有毒物质等）、生物（如病原体）因素等作用而造成的细胞病理性、被动急速死亡的过程。细胞坏死表现为细胞肿大、胀裂，胞内物质溢出，并由此引起周围组织发生炎症等一系列崩溃裂解的现象。细胞凋亡（apoptosis）是在生理或病理条件下由基因控制的自主有序的死亡，是一种主动的过程。细胞凋亡受到严格的由遗传机制决定的程序性调控，所以也常常被称为细胞编程性死亡（programmed cell death，PCD）。多细胞生物随时都在进行着有规律的程序化细胞死亡，如人类的淋巴细胞系统。细胞坏死和细胞凋亡是细胞两种不同的死亡形式，在起因、细胞形态、炎症反应等方面都有本质区别（表 10–1）。

表 10–1 细胞坏死与细胞凋亡的主要特征比较

	细胞坏死	细胞凋亡
起因	病理性或物理、化学、生物因素等外因	生理性或病理性
范围	大片组织或成群细胞	单个散在细胞
调节过程	无基因调控	受基因调控
细胞形态	肿胀、变大	皱缩、变小
细胞膜	通透性增加、破裂	完整、皱缩、内陷
细胞器	受损	无明显变化
基因组 DNA	随机降解，电泳图谱呈涂抹状	有控降解，电泳图谱呈梯状
蛋白质合成	无	有
凋亡小体	无，细胞自溶，残余碎片被巨噬细胞吞噬	有，被邻近细胞或巨噬细胞吞噬
炎症反应	有	一般无

鉴定细胞是否死亡，常用染色法，其简便、易于操作。染色法分化学染色法和荧光染色法，不同方法虽然反应机理不同，但都是利用了死活细胞在生理机能和性质上的差异。①其死活细胞细胞膜通透性的差异：活细胞的细胞膜是一种选择性膜，对细胞起保护和屏障作用，只允许物质选择性的通过，而细胞死亡之后，细胞膜受损，通透性增

加。台盼蓝染色法就是利用了这一性质。台盼蓝，又称锥蓝，是一种阴离子型染料，不能透过完整的细胞膜，染色后只能使死细胞着色，而活细胞不被着色。②死活细胞在代谢上的差异：亚甲蓝染料鉴定酵母细胞死活即依据此。亚甲蓝是一种无毒染料，氧化型为蓝色，还原型为无色。由于活细胞中新陈代谢的作用，使细胞内具有较强的还原能力，能使亚甲蓝从蓝色的氧化型变为无色的还原型，因此亚甲蓝染色后活的酵母细胞无色；而死细胞无还原能力，使亚甲蓝处于氧化态，从而被染成蓝色。荧光素双醋酸酯（FDA）的染色机理也利用了死活细胞在代谢上的差异。FDA本身不产生荧光，也无极性，能自由渗透出入完整的细胞膜。当FDA进入活细胞后，被细胞内的脂酶分解，生成有极性的、能产生荧光的物质——荧光素，该物质不能自由透过活的细胞膜，积累在细胞膜内，使活细胞产生绿色荧光，而死细胞不能使FDA分解，无法产生荧光。除此之外，还有一些细胞器的专有染料，如液泡系的专有染料中性红，低毒性，可以使活细胞液泡着红色，而细胞质和细胞核不被着色；死细胞的液泡不被着色或浅染，染料弥散于整个细胞中，细胞核和细胞质被染成红色。

二、细胞凋亡的特征

（一）细胞凋亡的形态学特征

细胞凋亡的发生过程，在形态学上可分为三个阶段：①凋亡的起始：这一阶段的形态学变化表现为细胞表面的特化结构如微绒毛的消失，细胞间接触的消失，但细胞膜依然完整，未失去选择透性；细胞质中，线粒体大体完整，但核糖体逐渐从内质网上脱离，内质网囊腔膨胀，并逐渐与质膜融合；染色质固缩，形成新月形帽状结构等形态，沿着核膜分布。②凋亡小体的形成：首先，核染色质断裂为大小不等的片段，与某些细胞器如线粒体一起聚集，为反折的细胞膜所包围，从外观上看，细胞表面产生了许多泡状或芽状突起，以后逐渐分隔，形成单个的凋亡小体。③凋亡小体逐渐为邻近的细胞所吞噬并消化。细胞凋亡是单细胞的丢失，溶酶体等细胞器无明显变化，且始终有膜封闭，无内容物释放，因此不会引起炎症反应和周围组织损伤。

（二）细胞凋亡的生化特征

在caspase家族半胱氨酸蛋白酶在凋亡中的关键作用发现以前，人们所认识到的细胞凋亡的最主要特征是DNA发生核小体间的断裂，结果产生含有不同数量核小体单位的片段，在进行琼脂糖凝胶电泳时，形成了特征性的梯状条带（DNA ladders），其大小为180～200bp的整数倍。到目前为止，梯状条带仍然是鉴定细胞凋亡最可靠的方法。催化DNA降解的是依赖于Ca^{2+}/Mg^{2+}的核酸内切酶，而Zn^{2+}则抑制其活性。

凋亡细胞的另一个重要特征是组织型转谷氨酰胺酶（tissue transglutaminase，tTG）的积累并达到较高的水平。tTG催化某些蛋白质的翻译后修饰，主要是通过建立谷氨酰胺和赖氨酸之间的交联以及多胺掺入蛋白质而实现的，其结果导致蛋白质聚合。这类蛋白质聚合物不溶于水，不为溶酶体的酶所降解，它们进入凋亡小体，有助于保持凋亡小体暂时的完整性，防止有害物质的逸出。tTG只在不再分裂的、已完成分化的细胞中处于活性状态。tTG是依赖于Ca^{2+}的酶，在生活的正常细胞中，由于Ca^{2+}浓度较低（$<1\mu mol/L$），tTG的活性很低；当凋亡起始时，Ca^{2+}浓度上升，从而使tTG活化。

三、细胞凋亡的分子机制

（一）caspase家族与凋亡

1.caspase家族 caspases是近年来发现的一组存在于胞质溶胶中的结构上相关的半胱氨酸蛋白酶，它们的一个重要共同点是特异地断开天冬氨酸残基后的肽键。这种特异性使caspase能够高度选择性地切割某些蛋白质，这种切割只发生在少数（通常只有1个）位点上，主要是在结构域间的位点上，切割的结果或是活化某种蛋白，或是使某种蛋白失活，但从不完全降解一种蛋白质。

caspase的研究源于线虫（C.elegans）细胞程序化死亡的研究。研究发现线虫有11个基因与PCD有关，其中ced-3和ced-4基因是决定细胞凋亡所必需的，ced-9基因抑制PCD。人们发现哺乳类细胞中存在着ced-3的同源物ICE（interleukin 1β converting enzyme），它催化白介素1β的活化。在大鼠成纤维细胞中过量表达ICE和ced-3都会引起细胞凋亡，表明ICE和ced-3在结构和功能上具相似性。然而剔除ICE基因的小鼠其表型正常，并未发现细胞凋亡发生明显改变。进一步研究发现，另一个ICE成员，后来被称为apopain、CPP32或Yama的半胱氨酸蛋白酶，催化聚ADP核糖聚合酶（poly ADP ribose polymerase，PARP）的裂解，结果导致细胞凋亡，因而认为apopain执行与线虫中ced-3相同的功能。apopain被称为是“死亡酶”，而PARP被认为是“死亡底物”。

现已确定至少存在11种caspase。

2.caspase的活化 细胞中合成的caspase以无活性酶原状态存在，经活化后方能执行其功能。一般的蛋白酶活化时，只是将N端的肽段切除，而caspase的活化则需在两个亚基的连接区的天冬氨酸位点进行切割，结果产生了由两个亚基组成的异二聚体，此即具有活性的酶。通常N端的肽在活化时也被除去。目前认为细胞凋亡的起始者（caspase-2、8、9和10）和执行者（caspase-3、6和7）之间存在着上下游关系，即起始者活化执行者。

（二）天然的caspase抑制剂

如前所述，细胞凋亡是生物体用来清除病毒、防止其进一步侵染的一种机制，而病毒也发展出一种对抗机制，来逃避或阻止凋亡的发生，即抑制caspase的活性。痘病毒蛋白CrmA和杆病毒蛋白p35就是这样的天然的caspase抑制剂。CrmA能有效地抑制caspase-1和8，但对caspase-3、7和9的抑制作用很弱。p35则对大多数caspase有较强的抑制作用。

然而，在哺乳类细胞中没有发现p35的同源物，而CrmA的同源物虽然存在，且为数不少，但没有一种能抑制caspase。目前已知的哺乳类细胞内源的caspase抑制剂是编程性细胞死亡抑制因子(inhibitor of apoptosis,IAP)家族。它们特异地抑制 caspase-3 和 7，而对 caspase-1、8 和 10 无抑制作用，此外还发现 IAP 能抑制 caspase-9 的活化，在与其他蛋白的协同作用下，也能抑制 caspase 8 的活化。

(三) Bcl-2 家族

Bcl-2 是一种原癌基因，是 ced-9 在哺乳类中的同源物。与一般的癌基因不同，Bcl-2 能延长细胞的生存，而不是促进细胞的增殖。与 ced-9 一样，Bcl-2 能抑制细胞凋亡。

Bcl-2 可与线粒体及内质网膜相结合。Bcl-2 蛋白的羧基末端有一穿膜的结构域，若除去穿膜结构域，仍具有一定活性。在胚胎发育过程中，Bcl-2 的表达十分常见，而在成熟组织中，只在那些长期生存的细胞如干细胞以及分裂后的神经元等细胞中才会表达。

(四) p53 与细胞凋亡

p53 是肿瘤抑制基因，其产物主要存在于细胞核内。p53 基因是人类肿瘤有关基因中突变频率最高的基因。人类肿瘤有 50% 以上是由 p53 基因缺失造成的。如将 p53 基因重新导入已转化的细胞中则可能产生两种不同的结果，即生长阻遏和细胞凋亡，前者是可逆的，后者则不可逆。两种结果的导向取决于生理条件及细胞类型。在皮肤、胸腺及肠上皮细胞中，DNA 的损伤导致 p53 蛋白的积累并伴随着细胞凋亡，说明在这些细胞中，细胞凋亡是依赖于 p53 蛋白的。然而在另一些条件下，p53 蛋白并不是细胞凋亡的必要条件，例如糖皮质激素诱导的胸腺的凋亡就与 p53 蛋白无关。缺少 p53 基因的小鼠发育过程基本正常，说明正常发育过程中出现的各种细胞凋亡并不要求 p53 参与。

在依赖于 p53 蛋白的细胞凋亡中，p53 基因是通过调节 Bcl-2 和 Bax 基因的表达来影响细胞凋亡的。p53 蛋白能特异地抑制 Bcl-2 的表达，相反对 Bax 的表达则有明显的促进作用。研究表明，p53 蛋白是 Bax 基因直接的转录活化因子。在这些细胞中 p53 蛋白的积累和活动引起了细胞凋亡。

四、细胞凋亡的生物学意义

细胞凋亡现象普遍存在于人类及动植物中，对生物的正常发育和生存都是至关重要的。

1. 在发育过程中发挥作用 例如，小蝌蚪长成青蛙时，尾巴会逐渐消失，原来构成尾巴的细胞即是发生了凋亡，其中的物质转移到了身体的其他细胞中。

2. 在创伤中发挥作用 生物体受到创伤时，一些遭受重创、不可能再修复的细胞会干净利落地迅速凋亡，随后由健康细胞加速分裂产生的新细胞取代。

3. 维持成体组织结构 生物体通过细胞的增殖与凋亡维持平衡状态，使器官不会过分长大或萎缩。实验表明，肝可以通过调节细胞分裂与凋亡的速率保持其固定的大小。

4. 清除过剩免疫细胞 人体的免疫系统在病菌入侵时，会产生大量淋巴细胞吞噬病菌，病菌被消灭后，继续存在大量淋巴细胞则可能对人体的正常细胞造成危害，因此，过剩的淋巴细胞需要以细胞凋亡的形式迅速消失。

5. 清除发育不正常的细胞 脊椎动物神经系统发育过程中产生过量的神经细胞，它们竞争靶细胞所分泌的生存因子，接受了足够量的生存因子的神经细胞可存活，其他细胞则发生凋亡。

6. 清除衰老细胞 机体不断产生衰老细胞，一般通过细胞凋亡清除，使细胞得以更新，维持机体环境和功能的稳定。如人体内每天有 5×10^{11} 个血细胞通过细胞凋亡被清除，以平衡骨髓中新生的血细胞。

7. 清除病理活动中有潜在危险的细胞 如DNA损伤易导致癌变的细胞通过细胞凋亡被清除。在接受抗原刺激而发生的免疫反应中，参与反应的淋巴细胞和靶细胞均可发生凋亡，这是一种清除受病毒感染细胞和肿瘤细胞的机制。

知识拓展

肿瘤的发生是基因突变逐渐积累的结果

根据DNA复制过程中的基因突变率及人的一生中细胞分裂次数推测，在人的一生中，其基因组中每个基因都可能发生 10^{-10} 次的突变。如果再考虑生活环境中的致癌因素（如辐射等物理因素、化学诱变剂等化学因素和肿瘤病毒感染等生物因素），令人们感到惊奇的并不是细胞为什么会癌变，而是肿瘤的发生频率为什么如此之低。

根据大量的病例分析，癌症的发生一般并不是单一基因的突变，而至少在一个细胞中发生5～6个基因突变，才能赋予癌细胞所有的特征，即癌细胞不仅增殖速度快，而且其子代细胞能够逃脱细胞衰老的命运，取代相邻正常细胞的位置，不断从血液中获取营养，进而穿越基膜与血管壁在新的组织部位安置、存活与生长。

因此细胞基因组中产生与肿瘤发生相关的某一原癌基因的突变，并非马上形成癌，而是继续生长直至细胞群体中新的偶发突变的产生。某些在自然选择中具有竞争优势的细胞，再经过类似的过程，逐渐形成具有癌细胞一切特征的恶性肿瘤。如在直肠癌发生的病程中，开始的突变仅在肠壁形成多个良性的肿瘤（息肉），进一步突变才发展为恶性肿瘤（癌），全部过程至少需要10～20年或更长时间。因此从这一点上看，癌症是一种典型的老年性疾病，它涉及一系列的原癌基因与肿瘤抑制基因的致癌突变的积累。

在人的二倍体细胞中肿瘤抑制基因有两个拷贝，只要其中一个基因拷贝正常，便可保证正常的调控作用。如两个基因都丢失或失活，才能引起细胞增殖的失控，而原癌基因的两个拷贝中只要有一个基因发生突变，便可能起到与癌基因类似的作用。

在某些癌症病例中，其生殖细胞中原癌基因或肿瘤抑制因子发生致癌突变，致使体内所有体细胞的相应基因都已变异。在这种情况下，癌变发生所需要的基因突变数的积累时间就会减少，携带这种基因突变的家族成员更易患癌症。

目标检测

1. 简述影响细胞分化的因素。
2. 简述细胞衰老的特征。
3. 简要比较细胞坏死与细胞凋亡的不同特征。

第十一章　干细胞与细胞工程

第一节　干　细　胞

干细胞（stem cell）是一种具有复制能力，可以分化形成各种组织的早期未分化细胞。干细胞具有自我更新、高度增殖和多向分化的潜能。它可衍生出机体各种细胞、组织甚至器官，是个体的生长发育、组织器官的结构和功能动态平衡的基础，也是机体损伤后再生修复以及器官移植等的基础。

一、干细胞的形态与生化特性

1. 干细胞的形态特性　干细胞在形态上具有共性，通常呈圆形或椭圆形，细胞体积小，核相对较大，核质比大，细胞核多为常染色质。

2. 干细胞的生化特性

（1）端粒酶活性高：如造血干细胞具癌细胞的端粒酶活性，增殖能力强。随着增殖与分化，端粒酶活性下降。

（2）蛋白标志分子：不同干细胞有各异的蛋白质标志分子，可作为确定干细胞位置、分离提纯干细胞的标志。如巢素蛋白是神经干细胞的蛋白质标志分子，角蛋白 15 是表皮干细胞的蛋白质标志分子。

二、干细胞的增殖与分化特性

（一）干细胞的增殖特性

1. 干细胞的增殖缓慢性　当干细胞进入分化程序后，首先要经过一个短暂的增殖期，产生过渡放大细胞，过渡放大细胞是介于干细胞和分化细胞之间的过渡细胞，过渡放大细胞经若干次分裂产生分化细胞。通过这种方式，机体可用较少干细胞获得较多分化细胞。细胞动力学研究表明，干细胞的增殖速度较慢，组织中快速分裂的细胞是过渡放大细胞。如小肠干细胞的分裂速度是过渡放大细胞分裂速度的一半。干细胞增殖缓慢利于干细胞对外界信号做出反应，以决定细胞的发展方向，是继续增殖还是进入特定分化程序。另外增殖缓慢使干细胞有时间发现并纠正处于增殖周期过程中的错误，可以减少基因突变的危险。

2. 干细胞增殖系统的自稳定性　自稳定性（self-maintenance）是干细胞的基本特

征之一，指干细胞可在个体生命过程中自我更新并维持其自身数目恒定。干细胞的自稳定性是与肿瘤细胞区别的本质特征。干细胞通过其特有的分裂方式维持自稳定性。干细胞有对称与不对称两种分裂方式。干细胞分裂后产生两个子代细胞都是分化细胞或都是干细胞，称为对称分裂。如果干细胞分裂后产生的子代细胞一个是干细胞而另一个是分化细胞，则称为不对称分裂。对于无脊椎动物，不对称分裂是干细胞维持生物体细胞数目恒定的方式。对于哺乳动物，在大多数可自我更新的组织中，单个干细胞分裂产生的两个子代细胞可能是两个干细胞，也可能是两个分化细胞；但平均而言，每个干细胞产生一个子代干细胞和一个特定分化细胞，因此哺乳动物的干细胞是种群（不是单个干细胞）意义上的不对称分裂，称为种群不对称分裂。哺乳动物种群不对称分裂使机体对干细胞的调控更灵活，以适应机体的生理变化。哺乳动物通过多层次多角度调控，保持自稳定性，目前对其调控机制了解得还不深入。研究表明，转基因小鼠长期造血干细胞高表达 Bcl-2 后，使长期造血干细胞的数目显著增加，这说明细胞凋亡也是干细胞的调控方式。

（二）干细胞的分化特性

1. 干细胞的多潜能分化 干细胞具有分化为多种功能细胞的潜能。根据其分化潜能大小，干细胞可分为三类。①全能性干细胞：具有形成完整个体的分化潜能。如胚胎干细胞具有很强的分化能力，可无限增殖并分化为全身多种细胞类型及机体的各种组织、器官。②多能性干细胞：具有分化出多种细胞组织的潜能，但失去了发育成完整个体的能力。如骨髓多能造血干细胞，它可分化出至少十二种血细胞，但不能分化出造血系统以外的其他细胞。③专能性干细胞：也称单能、偏能干细胞。这类干细胞只能向一种类型或密切相关的两种类型的细胞分化。如上皮组织基底层的干细胞、肌肉中的成肌细胞等。

2. 干细胞的转分化与去分化 干细胞的转分化（transdifferentiation），是指一种组织类型的干细胞在适当条件下分化为另一种组织类型的细胞的过程。1997 年，M.A.Eglitis 等人通过实验研究证明，成体动物的造血干细胞可分化为脑组织的星形胶质细胞、少突胶质细胞和小胶质细胞。随后的一些研究表明，成体造血干细胞在一定条件下还可分化为肌细胞、肝细胞；神经干细胞还可转分化为造血细胞等。干细胞的去分化（dedifferentiation），是指一种干细胞向其前体细胞的逆向转化。实验表明，当把来自成体小鼠的造血干细胞注入胚泡的内细胞团后，成体小鼠造血干细胞的分化状态发生逆转，并开始表达胎儿的珠蛋白基因，还参与胚胎造血系统的发育。对于干细胞转分化和去分化的机制尚未明了，目前的证据大多是特定实验条件下观察到的现象，在正常生理条件下，机体干细胞是否存在转分化和去分化还缺乏证据。

三、几种重要的干细胞

（一）胚胎干细胞

胚胎干细胞（embryonic stem cell，ESCs，简称 ES 细胞）是早期胚胎（原肠胚期之前）

或原始性腺中分离出来的一类细胞，它具有体外培养无限增殖、自我更新和多向分化的特性。无论在体外还是体内环境，胚胎干细胞都能被诱导分化为机体几乎所有的细胞类型。进一步说，胚胎干细胞是一种高度未分化细胞，它具有发育的全能性，能分化出成体动物的所有组织和器官，包括生殖细胞。研究和利用胚胎干细胞是当前生物工程领域的核心问题之一。由 20 世纪 50 年代畸胎瘤干细胞的发现开始了胚胎干细胞的生物学研究。目前许多研究工作都是以小鼠胚胎干细胞为研究对象展开的。1998 年末，研究者成功培养出人类胚胎干细胞，保持了胚胎干细胞分化为各种体细胞的全能性，使科学家利用人类胚胎干细胞治疗各种疾病成为可能。

（二）成体干细胞

成体干细胞是指存在于已分化组织中的未分化细胞，可以自我更新，同时在一定的条件下也可以分化，产生各种特异的细胞类型。成体干细胞存在于机体的各种组织器官中。成年个体组织中的成体干细胞在正常情况下大多处于休眠状态，在病理状态或在外因诱导下可以表现出不同程度的再生和更新能力。成年动物的许多组织和器官，比如表皮和造血系统，具有修复和再生的能力，成体干细胞在其中起着关键的作用。在特定条件下，成体干细胞或者产生新的干细胞，或者按一定的程序分化，形成新的功能细胞，从而使组织和器官保持生长和衰退的动态平衡，如造血干细胞、神经干细胞、肝干细胞、间充质干细胞等都属于成体干细胞。

1. 造血干细胞 造血干细胞（hematopoietic stem cell，HSC）是指存在于造血组织的一类能分化生成各种血细胞的原始细胞，又称多能造血干细胞（multipotential hematopoietic stem cell）。造血干细胞在一定微环境和某些因素的调节下，可增殖分化为多能淋巴细胞和多能髓性造血干细胞，前者可进一步分化、发育成功能性淋巴细胞，后者则首先发育成粒细胞巨噬细胞系、红细胞系、巨核细胞系等造血祖细胞，然后再进一步分化为白细胞、红细胞和血小板，维持机体外周血平衡。

造血干细胞具有良好的分化增殖能力，可以用于很多血液病的治疗，最常见的就是白血病。捐献造血干细胞对捐献者的身体并无很大伤害。目前造血干细胞来源只有三种，即骨髓来源、外周血来源、脐带血来源。1957 年，美国华盛顿大学多纳尔· 托玛斯发现正常人的骨髓移植到病人体内，可以治疗造血功能障碍。这一技术很快得到全世界的认可，并已成为治疗白血病等病的主要手段。

造血干细胞移植是现代生命科学的重大突破。造血干细胞移植可治疗恶性血液病、部分恶性肿瘤、部分遗传性疾病等 75 种致死性疾病，包括急性白血病、慢性白血病、遗传性代谢性疾病、遗传性免疫系统疾病、非血液系统恶性肿瘤、急性放射病等。

2. 神经干细胞 神经干细胞（neural stem cell，NSC）是指在中枢神经系统中具有自我更新及分化产生成熟脑细胞能力的细胞。长期以来，人们一直认为成年哺乳动物脑内神经细胞不具备更新能力，一旦受损乃至死亡不能再生。这种观点使人们对中枢神经系统疾病的治疗受到了很大限制。1992 年，Reynodls 等从成年小鼠脑纹状体中分离出能在体外不断分裂增殖，且具有多种分化潜能的细胞群，并正式提出了神经干细胞的概念，从而打破了认为神经细胞不能再生的传统理论。1996年，从成年哺乳动物脊髓内分离得到神经干细胞。

科学研究证明了神经干细胞的定向分化性，使修复和替代死亡的神经细胞成为现实。神经干细胞移植是修复和代替受损脑组织的有效方法，能重建部分环路和功能。此外神经干细胞可作为基因载体，用于颅内肿瘤和其他神经疾病的基因治疗。神经干细胞作为基因治疗载体，弥补了病毒载体的一些不足。此外，神经干细胞对于判断药效及药物毒性等也有一定实用价值，如可以利用神经干细胞培养技术观察某些天然化合物和合成化合物的神经活性，为发展小分子治疗药物提供理论基础。

干细胞理论的日臻完善和技术的迅猛发展必将在疾病治疗和生物医药等领域产生划时代的成果，是对传统医疗手段和医疗观念的一场重大革命。随着基因工程、胚胎工程、细胞工程等各种生物技术的快速发展，按照一定的目的，在体外人工分离、培养干细胞已成为可能，利用干细胞构建各种细胞、组织、器官作为移植器官的来源，这将成为干细胞应用的主要方向。

第二节 细胞工程

细胞工程（cell engineering）是生物工程的一个重要分支，是指应用现代细胞生物学、发育生物学、遗传学和分子生物学的理论与方法，按照人们的需要和设计，在细胞水平上进行遗传操作，重组细胞结构和内含物，以改变生物的结构和功能，即通过细胞融合、核质移植、染色体或基因移植以及组织和细胞培养等方法，快速繁殖和培养出人们所需要的新物种的生物工程技术。目前细胞工程应用于医学领域的主要有细胞融合、单克隆抗体、转基因动物以及干细胞工程等。

一、细胞融合

细胞融合是在自发或人工诱导下，两个不同基因型的细胞或原生质体融合形成一个杂种细胞，基本过程包括细胞融合形成异核体，异核体通过细胞有丝分裂进行核融合，最终形成单核的杂种细胞。

细胞融合是20世纪60年代发展起来的一门细胞工程技术。1962年，日本科学家发现日本血凝型病毒能引起艾氏腹水瘤细胞融合的现象。1965年，英国科学家进一步证实了灭活的病毒在适当的条件下也可以诱发动物细胞融合。后来科学家又成功诱导了不同种动物的体细胞融合，并且能将杂种细胞培养成活。1974年加拿大华裔学者高国楠创立了聚乙二醇（PEG）化学融合法。1975年Kohler和Milstein成功地融合了小鼠B淋巴细胞和骨髓瘤细胞而产生能分泌稳定单克隆抗体的杂交瘤细胞。20世纪80年代出现了电融合技术。

有性繁殖时发生的精卵结合是正常的细胞融合。人工诱导的细胞融合不仅能产生同种细胞融合，也能产生种间细胞的融合。基因型相同的细胞融合成的杂交细胞称为同核体，基因型不同的细胞融合成的杂交细胞则称为异核体。

同种细胞在培养时两个靠在一起的细胞自发合并，称自发融合；异种间的细胞必须经诱导剂处理才能融合，称诱发融合。细胞融合的诱导方法很多，常用的主要有生物法如用灭活的仙台病毒，化学法如用聚乙二醇（polyethyleneglycol，PEG），和物理法如电脉冲、振动、离心、电击等。目前应用最广泛的是聚乙二醇，因为它易得，方法简便，且融合效果稳定。PEG 的促融机制尚不完全清楚，它可能引起细胞膜中磷脂的酰键及极性基团发生结构重排。动植物细胞融合方法不同，利用灭活仙台病毒诱导只能使动物细胞融合。

以人鼠细胞融合实验（图 11-1）为例：首先用荧光染料标记抗体，将小鼠的抗体与发绿色荧光的荧光素结合，人的抗体与发红色荧光的罗丹明结合；然后将小鼠细胞和人细胞在灭活的仙台病毒的诱导下进行融合；最后将标记的抗体加入到融合的人、鼠细胞中，让这些标记抗体同融合细胞膜上相应的抗原结合。开始，融合的细胞一半是红色，一半是绿色。在 37℃下 40 分钟后，两种颜色的荧光在融合的杂种细胞表面呈均匀分布，这说明抗原蛋白在膜平面内经扩散运动而重新分布。这一实验结果令人信服地证明了膜整合蛋白的侧向扩散运动。

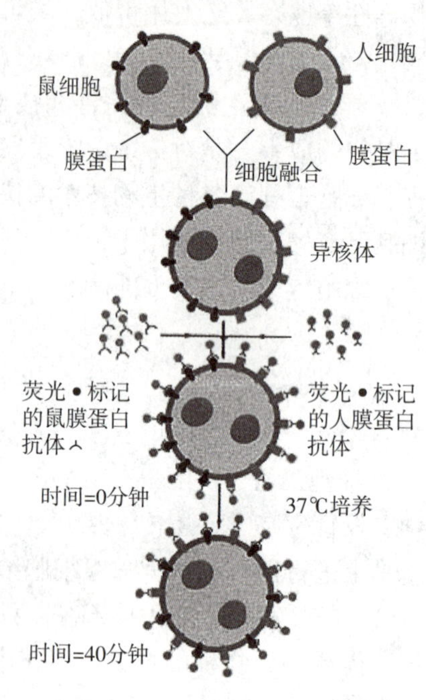

图 11-1　人 – 鼠细胞融合过程

理论上说任何细胞，都有可能通过体细胞杂交而成为新的生物资源，因此，细胞融合对于种质资源的开发和利用具有深远的意义。融合过程不存在有性杂交过程中的种性隔离机制的限制，这为远缘物种间的遗传物质交换提供了有效途径。体细胞杂交产生的杂种细胞含有来自双亲的核外遗传系统，在杂种细胞的分裂和增殖过程中双亲的叶绿体、线粒体 DNA 亦可发生重组，从而产生新的核外遗传系统。细胞融合还作为一种实验方法被广泛适用于淋巴细胞杂交瘤和单克隆抗体的制备。

二、杂交瘤技术与单克隆抗体

杂交瘤技术（hybridoma technique）即淋巴细胞杂交瘤技术，又称单克隆抗体技术，是指两个或两个以上细胞通过融合，形成一个细胞，它们的细胞核在同一细胞中表达功能。这项技术是在体细胞融合技术基础上发展起来的。

动物受到抗原刺激后可发生免疫反应，产生相应的抗体，这一职能由 B 淋巴细胞来承担。一个淋巴细胞只能产生一种抗体，要想获得大量单一的抗体，就必须使一个 B 淋巴细胞大量增殖。但是在体外培养条件下，一个 B 淋巴细胞不能大量增殖，因此，要通过 B 淋巴细胞培养增殖的方法，来制备大量单一抗体，实际上是不可能的。

1975 年两位英国科学家首先将产生抗体的单个 B 淋巴细胞同瘤细胞融合，这个技术解决了上述困难。瘤细胞在体外培养条件下可以无限传代。为大量制备单克隆抗体，他们把小鼠骨髓瘤细胞（由骨髓中的浆细胞转化成的恶性瘤细胞）与经绵羊红细胞免疫过的小鼠脾细胞（B 淋巴细胞）在聚乙二醇或病毒的介导下发生融合。融合的杂交瘤细胞具有两种亲本细胞的特性，一方面可分泌抗绵羊红细胞抗体，另一方面像瘤细胞一样，可在体外培养条件下或移植到体内无限增殖，从而分泌大量单一抗体。

B 淋巴细胞杂交瘤技术的主要步骤之一是使骨髓瘤细胞和 B 淋巴细胞融合。可是只有一部分细胞融合成了杂交瘤细胞，因此必须设法把杂交瘤细胞从未融合的细胞中筛选出来。目前的通用办法是利用次黄嘌呤－鸟嘌呤磷酸核糖转移酶缺陷型（$HGPRT^-$）和胸腺嘧啶核苷激酶缺陷型（TK^-）骨髓瘤细胞株，这两种缺陷型细胞在 HAT 选择培养液（含次黄嘌呤、氨基蝶呤、胸腺嘧啶脱氧核苷的细胞培养基）中不能存活而被淘汰。HAT 选择培养液对淋巴细胞无选择作用，但淋巴细胞在培养条件下不能长期存活，因而也被自然淘汰。只有骨髓瘤细胞和淋巴细胞融合而成的杂交瘤细胞，才能在 HAT 选择培养液中长期生长存活，这种长期存活并能分泌抗体的杂交细胞即称为 B 淋巴细胞杂交瘤细胞。杂交瘤细胞通过克隆化培养，形成克隆系。单克隆杂交瘤细胞可在体外培养，从培养液中提取其分泌的抗体，也可接种到小鼠腹腔中繁殖，从腹水或血清中提取其分泌的抗体。这种由同一杂交瘤细胞克隆分泌的抗体，在化学结构上极为纯一，是针对特定抗原决定簇的，此即单克隆抗体（monoclonal antiboty）。

用于形成杂交瘤细胞株的理想骨髓瘤细胞必须能使杂交瘤具有两个基本特性，即生长旺盛和分泌高浓度的免疫球蛋白。现在使用效果最佳的小鼠骨髓瘤细胞为 NS-1 细胞系，常用的小鼠为 BALB/c 近交系小鼠。

单克隆抗体技术的实验成功，不仅在免疫理论上有重要意义，而且有着巨大的实用价值，它成了 20 世纪 70 年代细胞工程中最卓越的成就。单克隆抗体在医学上的用途十分广泛，抗病毒单克隆抗体已用于临床，例如用于流感病毒类型的诊断和狂犬病的治疗。单克隆抗体最受重视的用途是用于肿瘤的诊断治疗。将带有放射性同位素标记的针对某种肿瘤抗原的单克隆抗体注入体内，抗体和肿瘤细胞专一结合后，即可根据放射性同位素在体内的分布而对肿瘤进行定位诊断。单克隆抗体也可作为载体分子，与抗癌药物或细胞毒素结合，将它们定向运载到肿瘤部位，杀灭癌细胞，这种抗体－药物结合物被称为“生物导弹”，能定位杀灭癌细胞，避免或减少对正常细胞的伤害，大大减轻抗癌药物的副作用。

淋巴细胞杂交瘤技术除可用于生产单克隆抗体外，尚可根据其原理将 T 淋巴细胞性淋巴瘤或胸腺瘤同 T 淋巴细胞融合，产生 T 淋巴细胞杂交瘤，分泌均一的淋巴因子。此外，还可以利用杂交瘤原理，研究生产其他细胞分泌产物。

三、干细胞工程

干细胞工程是在细胞培养技术的基础上发展起来的一项新的细胞工程技术。它利用干细胞的增殖特性、多分化潜能及其增殖分化的高度有序性，通过体外培养干细胞、诱导干细胞定向分化或利用转基因技术处理干细胞以改变其特性。干细胞的获取、诱导分化以及在疾病治疗中的应用称为干细胞工程。

干细胞工程的主要研究内容包括两个方面：一是胚胎干细胞（ES）的研究，如建立胚胎干细胞系并利用胚胎干细胞的发育多能性即环境因素对细胞分化发育的影响，定向诱导细胞分化为特定的细胞如肌细胞、神经细胞等，作为细胞移植的新来源。二是成体干细胞的研究，主要包括成体组织干细胞的分离培养，植入体内，更新机体病变的组织器官，恢复其正常功能；用干细胞作为基因治疗的靶细胞；研究体内有效活化组织干细胞的方法，增强其功能。例如，以色列科学家以胚胎干细胞培育出人类心脏组织，提示细胞移植治疗心脏病的巨大可能性；英国科学家用骨髓干细胞培育出肾脏组织，在器官移植手术中是一个重大突破；脐血干细胞治疗白血病；一定药剂调控下皮肤干细胞对烧伤皮肤的原位再生、修复等等。

以上例子表明，临床应用干细胞治疗许多疑难病症，如提供器官移植的供体，以及康复、保健、减轻老化、恢复青春活力等，已为期不远。干细胞是目前细胞工程研究最活跃的领域，随着基础研究、应用研究的进一步深化，这项技术将会在相当大程度上引发医学领域的重大变革，它已成为 21 世纪生命科学领域的一个热点。

四、转基因动物

转基因动物是指将特定的外源基因导入动物受精卵或胚胎，使之稳定整合于动物的染色体基因组并能遗传给后代的一类动物。

根据外源基因导入的方法和对象的不同，目前制作转基因动物的方法主要有显微注射法、反转录病毒法、胚胎干细胞法、电脉冲法、精子载体导入法等。哺乳类动物显微注射法，是将改建后的目的基因（或基因组片段）注入实验动物的受精卵（或着床前的胚胎细胞），然后将此受精卵（或着床前的胚胎细胞）再植入受体动物的输卵管（或子宫）中，使其发育成携带有外源基因的转基因动物。

转基因动物广泛用于肿瘤学、免疫学及心血管疾病、遗传病等医学研究中。转基因疾病动物模型的开发已成为转基因动物的热点，有的已进入应用阶段。此外，起源于对转基因小鼠研究的基因治疗（gene therapy），即用分子生物学技术将外源基因导入靶细胞，以纠正、补偿基因缺陷或者抑制和阻断异常基因的过度表达，从而达到治疗疾病的目的，作为一种全新治疗疾病的手段，发展极快，并有几例已进入临床实用阶段，解决了传统方法无法解决的临床难题。

21 世纪，转基因技术包括转基因动物的研究与开发，进入了人工设计、合成基因与基因调控链的转基因系统生物技术新时期，改变了以往的单基因克隆、载体构建与基因转移方法，开启了全基因合成、基因调控网络设计乃至人工基因组转移的多基因转基因生物技术时代。

五、细胞治疗与再生医学

（一）细胞治疗

细胞治疗是近几年兴起的疾病治疗新技术，是指利用某些具有特定功能的细胞的特性，采用生物工程方法获取和（或）通过体外扩增、特殊培养等处理后，使这些细胞具有增强免疫、杀死病原体和肿瘤细胞、促进组织器官再生和机体康复等治疗功效，从而达到治疗疾病的目的。

1950 年，医学家将骨髓细胞移植到遭受致死剂量辐射的动物，发现能够挽救生命，可重建骨髓造血免疫系统。1985 年，美国国家肿瘤中心率先将细胞免疫治疗正式列入肿瘤综合治疗的第四大模式。20 世纪 90 年代，世界第一个脐血干细胞库在美国创建。

细胞疗法治疗疾病的机理主要分为两大类：一是细胞的直接作用，直接运用其特定的生物活性修复受损伤的组织和器官，或起到特异性 / 非特异性杀伤作用；二是细胞的间接作用，如分泌相关的因子或活性分子来调节患者自身细胞的增殖和功能活动。

治疗性的细胞包括 NK、T、CD3AK、DC–CIK、细胞因子或单克隆抗体活化的免疫细胞、树突状抗原呈递细胞、成体组织间充质细胞、血液 - 淋巴干细胞、人工诱导的多能干细胞等，应用于慢性肾衰、椎间盘受损等慢性疾病，小脑萎缩、帕金森等退行性疾病，红斑狼疮、类风湿关节炎等自身免疫性疾病，恶性肿瘤，肝硬化、糖尿病、股骨头坏死等其他疾病。

随着社会的进步，科技的蓬勃发展，人类对生命质量和预期寿命也有了更高的期望。细胞治疗以其良好的疗效，副作用小，更个体化、个性化等独特的优势，在当前和今后很长的历史阶段，将在临床治疗中担当重要的角色，21 世纪将是细胞治疗发挥重要作用的时代。

（二）再生医学

再生医学是指利用生物学及工程学的理论方法，促进机体自我修复与再生，或构建新的组织与器官，以修复、再生和替代受损的组织和器官的医学技术。这一技术领域涵盖了干细胞技术、组织工程和基因工程等多项现代生物工程技术，力图从各个层面寻求组织和器官再生修复和功能重建的可能性。

“再生医学”这一名词的提出还不到 20 年时间，这是在生命科学、材料科学、工程学、计算机技术等多学科的飞速发展和日益交融的基础上发展起来的一门新兴学科，是人类医学发展的一次飞跃。再生医学的发展同时也带动了上述各学科向应用领域的发展以及交叉合作。

干细胞具有再生各种组织器官的潜在功能，因此干细胞技术成为再生医学的基础。1968 年，美国明尼苏达大学医学中心首次采用骨髓造血干细胞移植，成功治疗了一例先天性联合免疫缺陷病。干细胞移植技术现已用于多种疾病的临床治疗和相关基础研究，几乎涉及人体所有的组织和器官。

组织工程是指采用各种种子细胞和生物材料在体外进行组织构建，再造各种人工组织或器官，它涉及生命科学、材料学和工程学等多个领域。目前，多种生物材料已经成功应用于人工骨和关节、人工晶体、医用导管、人工心脏瓣膜以及血管支架。人造肺、心脏、肝、肾和角膜等各种人工器官也在大力研究开发。

基因工程技术是再生医学中必不可少的手段。对干细胞甚至已经分化的体细胞进行基因重新编程，可以用于治疗各种基因缺陷造成的遗传性疾病或恶性肿瘤。人工器官中的种子细胞往往也需要通过基因重新构建才能向特定方向分化。结合基因打靶技术以及干细胞克隆技术可以改变异种组织和器官的表型，使得异种移植有望成为可能。

再生医学的核心和终极目标是修复或再生各种组织和器官，解决因疾病、创伤、衰老或遗传因素造成的组织器官缺损和功能障碍。可以想象，如果将来人类有能力对任何细胞都进行编程和干细胞诱导分化，生产制造出任何一种人工器官，那么，绝大多数疾病就能治愈，人类可实现延长寿命之梦。

知识拓展

制作单克隆抗体的基本过程是：首先向 BALB/c 小鼠腹腔中注射特定的抗原进行免疫，在最后一次注射后的第三天处死动物，取出脾脏，用 RPMI1640 培养液冲洗，并制成细胞悬液。取悬浮于 GKN 液（由 NaCl、KCl、Na_2HPO_4、NaH_2PO_4、葡萄糖等组成）中的 10^8 个脾细胞与（1 ~ 5）$\times 10^7$ 个瘤细胞混合，离心后去掉上清液，迅速向细胞沉淀物中加入 0.5 ~ 1.0 mL40% ~ 50% 聚乙二醇（PEG），静置 1 分钟，随即加稀释液，终止 PEG 的作用。然后用培养板在含有小牛血清的 HAT 培养液中进行选择培养。有些实验表明，培养时尚需加饲养细胞协助生长。大约 10 天后，取出长有足够大的杂交瘤克隆的凹孔上清液，进行抗体滴度检验，把阳性克隆再度重复克隆化，将杂交瘤细胞注入 BALB/c 小鼠腹腔或在体外扩大培养，以收取单克隆抗体。

目标检测

1. 简述干细胞的形态与生化特性。
2. 简述干细胞的增殖与分化特性。
3. 什么是细胞工程、干细胞工程？
4. 什么是转基因动物？目前制作转基因动物的方法主要有哪些？

第十二章　医学遗传学概述

第一节　医学遗传学的研究范畴及其分支学科

医学遗传学是医学与遗传学相结合的一门边缘学科，是遗传学知识在医学领域中的应用。通过研究人类疾病的发生发展与遗传因素的关系，提供诊断、预防和治疗遗传病和与遗传有关疾病的科学根据及手段，从而改善人类健康素质。

医学遗传学不仅与生物学、生物化学、微生物及免疫学、病理学、药理学、组织胚胎学等基础医学密切有关，而且已经渗透到各临床学科之中。人们把研究临床各种遗传病的诊断、产前诊断、预防、遗传咨询和治疗的学科称为临床遗传学。

与医学遗传学密切相关的其他遗传学分支还有：

1. 群体遗传学　研究群体中基因的行为。探讨人类正常和病理性状在群体中分布及变迁的规律，研究从群体水平对遗传病的防治做远期效果估价。群体细胞遗传学和遗传流行病学是这一学科的分支。

2. 免疫遗传学　从分子水平阐明人类免疫现象的遗传和变异规律以及与遗传有关免疫性疾病的遗传背景，以揭示生物免疫现象的本质及遗传控制。

3. 药物遗传学　研究药物反应个体差异的遗传基础。在理论上，它从一个侧面阐明遗传易感性的物质基础；在实践上，为指导医生用药的个体化原则提供理论依据。

4. 辐射遗传学　研究辐射对生物产生遗传效应的规律。从进化角度来看，确定辐射对地球上所有生物的遗传效应，可以达到影响整个生物圈的进化过程。

5. 毒理遗传学　或称遗传毒理学，是用遗传学方法研究环境因素对遗传物质的损害、产生机制及子代影响的一门学科。具体包括致变、致癌及致畸及其检测和评价这类效应的一套手段。

6. 体细胞遗传学　通过体细胞，特别是离体培养的体细胞，研究基因的作用。它对基因定位的调节、细胞分化、个体发育、肿瘤的发生以及基因治疗都提供了重要的研究手段。

7. 行为遗传学　研究基因对人类和动物行为的影响。这门学科对阐明人类正常及异常的社会行为、个性、智力、神经病和精神病的发生和表现都极为重要。

8. 发育遗传学　研究基因对发育过程的控制与调节，研究基因在发育不同阶段的表达及调控机制。

9. 肿瘤遗传学 研究肿瘤发生发展的遗传因素，研究恶性变、发展、转移的遗传基础。它不仅有助于探讨肿瘤的病因和发病机制，而且对肿瘤的早期诊断、预后和防治可提供科学根据。

10. 优生学 是研究用遗传学的原理和手段来提高人类素质的一门科学。

第二节 遗传病的特点、分类及与环境因素的关系

一、遗传病的概念与特点

广义的遗传病是指因遗传物质改变所引起的疾病，具体是指生殖细胞或受精卵、体细胞的遗传物质改变引起的疾病。狭义的遗传病是指由于生殖细胞或受精卵的遗传物质在结构或功能上发生了改变所引起的疾病。

遗传病（inherited disease）具有以下特点：

1. 遗传物质改变 遗传物质改变是遗传病的本质属性。细胞的遗传物质改变方式有基因突变和染色体畸变。

2. 家族聚集现象 即家族中有多个成员患病，或者一对夫妇反复生育患同样疾病的病孩。例如，19 世纪英国维多利亚女王家庭就是一个著名的血友病家庭。在女王的后裔中，血友病患者屡见其人，并通过携带致病基因的女儿与其他皇族的联姻，将血友病传给了欧洲的一些皇族，由此出现了一系列的血友病患者和血友病基因携带者。这是这一家族的灾难性悲剧。但不是所有遗传病都表现为家族性，如白化病（AD 型）常见到散发病例。

3. 先天性 遗传病患者大多在母体内即已患病，很多遗传病患者在出生前或出生之时就有明显症状或畸形。大多数遗传病婴儿一来到人世，就已经是个遗传病患者。少数遗传病的孩子出生时是正常的，但到一定的年龄时便会出现临床症状。如先天性肌紧张，一般在青春期发病；遗传性舞蹈症则要到 30 ~ 40 岁时才开出现临床症状。尽管是出生后多年才发病，但祸根却是在精卵结合的瞬间就已种下。所以说遗传病都具有先天性。但先天性疾病不一定是遗传病，如先天性风疹综合征，它是宫内感染造成的。

4. 终生性 多数遗传病都很难治愈，具有终生性的特点。一方面是对大多数遗传病还缺乏有效的临床治疗措施，一旦病情发生，很难彻底纠正或根治；另一方面，主要是指无法改正患者的致病基因。患者通过饮食控制、内外科技术及当今发展起来的基因治疗技术，在某种程度上可以改善甚至完全纠正临床症状，如蚕豆病患者不接触蚕豆花粉，不吃蚕豆，也不服用有关药物，就可避免发病，但这并未根治致病基因，患者仍可通过生殖将有害基因传给下一代。而且就现有技术还无法使异常的染色体或基因恢复正常，所以，有害基因将在患者体内终生存在。

5. 垂直传递 患者携带的致病基因将会通过生殖细胞传递给后代，即遗传病只在血缘亲属中自上代往下代传递，无血缘的家族成员不受影响。体细胞遗传物质改变引起的疾病一般不会在亲代和子代间传递。

二、遗传病分类

按照遗传方式和遗传物质的改变，遗传病分如下几类：

1. 单基因遗传病　是指受一对等位基因控制疾病。有常染色体显性遗传病、常染色体隐性遗传病、X 连锁遗传病、Y 连锁遗传病。

2. 多基因遗传病　是指受微效多基因和环境因素双重影响的遗传病。

3. 染色体病　是指因染色体数目异常或染色体结构异常引起的疾病。

4. 线粒体遗传病　是指因线粒体基因突变造成的疾病，呈母系遗传特征。

5. 体细胞遗传病　是指因体细胞的遗传物质改变造成的疾病，如肿瘤。

三、遗传病与环境因素的关系

1. 一些遗传病的发生由遗传因素决定，几乎不受环境因素的影响。如白化病、Down 氏综合征、苯丙酮尿症。

2. 遗传因素在某些遗传病的发生中起主要作用，但环境因素是发病之诱因。比如蚕豆病是一种单基因遗传病，患者因缺乏葡萄糖 -6- 磷酸脱氢酶，平时表现正常，但是吃蚕豆或服用药物伯氨喹后发生溶血性贫血。

3. 多基因遗传病受遗传和环境双重因素影响，但不同病种受影响的大小有所不同。如精神分裂症，遗传因素在发病中起主导作用，占病因的 80%，而先天性心脏病遗传因素在病因中只占 35% 的比例。

第三节　遗传病的危害

遗传病对人类健康有很大危害，也严重影响人口素质。遗传病的危害反映在以下几方面：

1. 出生缺陷　出生缺陷是一个新生儿在出生时已存在的缺陷，包括形态结构、生理功能异常。如无脑儿、脊柱裂、唇裂、腭裂等先天性畸形。全世界每年大约有 500 万出生缺陷婴儿出生，平均每 5 ~ 6 分钟就有一个，85% 以上发生在发展中国家。我国先天残疾儿童总数高达 80 ~ 120 万，占我国出生人口总数的 4% ~ 6%。

2. 造成儿童死亡　统计表明，儿童医院住院患儿中 20% ~ 25% 患遗传病；在我国儿童死亡原因中，先天畸形占首位，恶性肿瘤占第四位。其中由于异常因素造成的先天畸形占先天畸形死亡总数的 90%，与遗传因素有关的恶性肿瘤占恶性肿瘤死亡总数的 70%。故遗传病或与遗传因素有关的疾病为儿童死亡的重要原因。

3. 智力低下　智力低下发生在发育时期内，一般智力功能明显低于同龄水平，同时伴有适应性行为缺陷。智商（IQ）低于人群均值 2.0 标准差（人群的 IQ 均值定为 100，一个标准差的 IQ 值为 15），一般 IQ 在 70（或 75）以下即为智力明显低于平均水平。适应性行为包括个人生活能力和履行社会职责两方面。遗传因素在智力低下的病因中占重要地位。脑的先天畸形或遗传性综合征占 9.5%。先天畸形包括脑积水、头小畸形、神经管闭合不全等。遗传性综合征如肾上腺脑白质营养不良等。染色体畸变占 5.1%，如 Down 氏综合征、猫叫综合征。据统计，在我国现有人口中，因各种疾病所致的智力低下的人数已达 1300 万，而其中一半是未成年人。因此，智力低下给社会和家庭带来沉重的负担，是影响我国人口质量的重要因素。

4. 遗传病病种增多 据统计，人类遗传病已达上万种，并且每年在以 10 ~ 50 种的速度递增，估计人群中有 4% ~ 5% 的人受累。多基因病在人群中发病率高，大约有 15% ~ 20% 的人患有某种多基因病，如糖尿病、家族性高血压、精神分裂症。

5. 携带者可将致病基因传递给后代，是遗传病发病的潜在威胁 由此观之，遗传病对人类健康和人口素质的提高构成极大危害，揭示遗传病发病规律、发病机理、诊断和防治措施，以降低遗传病发病率，提高人口素质，是医学遗传学的长期目标和任务。

第四节 医学遗传学的研究现状和研究方法

一、医学遗传学的研究现状

近年来医学遗传学有了飞速发展，阐明了一些遗传病机理和传递规律，对某些遗传病的诊断、防治等方面取得了突破性的发展，特别是在严重威胁人类健康的癌症研究中，癌基因、抗癌基因的发现，为治疗遗传病和恶性肿瘤开辟了新的途径。

（一）人类基因组计划

人类基因组计划（HGP）是一项规模宏大的科学探索工程，其宗旨是测定组成人类染色体（指单倍体）中所包含的 30 亿个碱基对组成的核苷酸序列，绘制出人类基因组图谱，并辨识其载有的基因及其序列，达到破译人类遗传信息的最终目的。基因组图谱包括遗传图谱、物理图谱、序列图谱、基因图谱。2005 年人类基因组计划的测序工作已经完成。

遗传图谱又称连锁图谱，它是以具有遗传多态性（在一个遗传位点上具有一个以上的等位基因，在群体中的出现频率皆高于 1%）的遗传标记为“路标”，以遗传学距离（在减数分裂事件中两个位点之间进行交换、重组的百分率，1% 的重组率称为 1cM）为图距的基因组图。遗传图谱的建立为基因识别和完成基因定位创造了条件。对于疾病而言，找基因和分析基因是个关键。六千多个遗传标记已经能够把人的基因组分成六千多个区域，使得用连锁分析法可以找到某一致病的或表现型的基因与某一标记邻近（紧密连锁）的证据，把这一基因定位于这一已知区域，然后再对基因进行分离和研究。

物理图谱是指有关构成基因组的全部基因的排列和间距的信息，它是通过对构成基因组的 DNA 分子进行测定而绘制的。绘制物理图谱的目的是把有关基因的遗传信息及其在每条染色体上的相对位置线性而系统地排列出来。DNA 物理图谱是指 DNA 链的限制性酶切片段的排列顺序，即酶切片段在 DNA 链上的定位。因限制性内切酶在 DNA 链上的切口是以特异序列为基础的，核苷酸序列不同的 DNA，经酶切后就会产生不同长度的 DNA 片段，由此而构成独特的酶切图谱。因此，DNA 物理图谱是 DNA 分子结构的特征之一。

序列图谱是由 DNA 测序得到的。要经过制备 DNA 片段化及碱基分析、DNA 信息翻译等多过程。

基因图谱是在识别基因组所包含的蛋白质编码序列的基础上绘制的结合有关基因序列、位置及表达模式等信息的图谱。在人类基因组中鉴别出占有 2% ~ 5% 长度的全部基因的位置、结构与功能，最主要的方法是通过基因的表达产物 mRNA 反追到染色体的位置。

（二）基因诊断

核酸分子杂交是基因诊断的最基本的方法之一，它的基本原理是：互补的 DNA 单链能够在一定条件下结合成双链，即能够进行杂交。这种结合严格按照碱基互补的原则进行。因此，当用一段已知基因的核酸序列作探针，与变性后的单链基因组 DNA 接触时，如果两者的碱基完全配对，它们即互补地结合成双链，从而表明被测基因组 DNA 中含有已知的基因序列。由此可见，进行基因检测有两个必要条件，一是特异的 DNA 探针，二是基因组 DNA，当两者都变性呈单链状态时，就能进行分子杂交。

1. 基因探针技术 基因探针技术又称分子杂交技术，是利用 DNA 分子的变性、复性以及碱基互补配对的高度精确性，对某一特异性 DNA 序列进行探查的新技术。基因探针（probe）又称“寡核苷酸探针”，简称“探针”，是一段利用同位素、生物素等标记的特定 DNA 片断，是与目的基因或 DNA 互补的特异核苷酸序列，它可以包括整个基因，也可以仅仅是基因的一部分，它可以是 DNA 本身，也可以是由之转录而来的 RNA。该片断可大至寄生虫基因组 DNA，小至 20 个碱基。

2. 聚合酶链反应 21 世纪，基因分析和基因工程技术有了革命性的突破，这主要归功于聚合酶链反应（PCR）的发展和应用。PCR 模拟于 DNA 的自然复制过程，引物与 DNA 模板互补结合以后，在 DNA 多聚酶的作用下，按照碱基配对的原则，从引物开始合成与模板 DNA 互补的 DNA 链，经变性、退火、延伸等一次循环，DNA 链数量增加一倍。仅需用极少量模板，在一对引物介导下，在数小时内可扩增至 100 万 ~ 200 万份拷贝，可检出微量靶序列（甚至少到 1 个拷贝）。扩增的片段可以直接通过电泳观察，也可用于进一步的分析。这样，少量的单拷贝基因不需通过同位素提高其敏感性来观察，通过扩增至百万倍后就可直接观察到，原先需要一两周才能做出的诊断现可以缩短至数小时。

3. 限制性核酸内切酶技术 限制性核酸内切酶（restrictionendonuclease）是基因工程和基因诊断重要的一类工具酶。它们的发现和应用为从基因组中分离目的基因提供了必要的手段。限制酶能特异地识别和切割特异的核苷酸序列，将双链 DNA 切成较小的片段。酶切后目的基因可能完整地或部分地保存于某一 DNA 片段上，并被分离出来，这在基因的连锁诊断中具有极重要的意义。

（三）基因治疗

基因治疗是指将外源正常基因导入靶细胞，以纠正或补偿因基因缺陷和异常引起的疾病，从而达到根治遗传病的目的。基因治疗主要是治疗那些对人类健康威胁严重的疾病，包括遗传病（如血友病、囊性纤维病）、恶性肿瘤、感染性疾病（如艾滋病）。基因治疗包括体细胞基因治疗和生殖细胞基因治疗。1991 年美国批准了人类第一个对遗传病进行体细胞基因治疗的方案，即将腺苷脱氨酶（ADA）导入一个 4 岁患有严重复合免疫缺陷综合征的女孩。8 个月后，患儿体内 ADA 水平达到正常值的 25%，未见明显副作用。此后又进行了第 2 例治疗并获得类似的效果。1991 年，我国科学家也进行了世界上首例血友病 B 的基因治疗临床试验，目前已有 4 名血友病患者接受了基因治疗，治疗后体内Ⅸ因子浓度上升，出血症状减轻，取得了安全有效的治疗效果。基因治疗是现代医学发展的重要领域，人们正在不断探索中。

二、医学遗传学的研究方法

1. 群体筛查法 群体筛查法是指用一种或几种高效、简便并有一定准确性的方法，对某一人群进行某种遗传病或性状的普查。这种普查需在一般人群和特定人群（例如患者亲属）中进行。通过患者亲属发病率与一般人群发病率比较，从而确定该病与遗传是否有关。如果此病与遗传有关，则患者亲属发病率应高于一般人群。而且发病率还应表现为一级亲属（父母、同胞、子女）>二级亲属（孙子女、叔舅姨姑、侄甥）>三级亲属（堂表兄妹、曾祖父母等）>一般人群。由于同一家族成员往往有相同或相似的生活环境，故在确定某病亲属患病率是否较高时，应排除环境因素影响的可能性。

2. 系谱分析法 系谱分析法是先对某家族各成员出现的某种遗传病的情况进行详细调查，再以特定的符号和格式绘制成反映家族各成员相互关系和发生情况的图解（系谱图），对各成员的表现型和基因型进行分析。通过分析，可以判断某种性状或遗传病的遗传方式（单基因遗传、多基因遗传）。系谱图的绘制方法常以该家系中首次确诊的患者（又称先证者）开始，追溯其直系和旁系各世代成员及该病患者在家族亲属中的分布情况。通常用以辨别单基因病抑或多基因病、确定遗传方式、开展遗传咨询及产前诊断、探讨遗传异质性等。

3. 双生子法 双生子分两种，一种称为单卵双生（同卵双生），另一种称为双卵双生（异卵双生）。单卵双生子在不同环境中生长发育可以研究不同环境对表型的影响；双卵双生子在同一环境中发育生长可以研究不同基因型的表型效应。通过比较单卵双生和双卵双生某一性状（或疾病）的发生一致性，可以估计该性状（或疾病）发生中遗传因素所起作用的大小。一般可用发病一致率（同病率）来表示：

发病一致率（%）=同病双生子对数 / 总双生子（单卵或双卵）对数 ×100%

4. 疾病组分分析法 疾病组分分析是指对待比较复杂的疾病，特别是其发病机制未完全弄清的疾病，如果需要研究其遗传因素，可以将疾病“拆开”来对其某一发病环节（组分）进行单独的遗传学研究。这种研究方法又称为亚临床标记研究。如果证明所研究的疾病组分受遗传控制，则可认为这种疾病也有遗传因素控制。

5. 种族差异比较　种族是在繁殖上隔离的群体，也是在地理和文化上相对隔离的人群。各个种族的基因库（群体中包含的总的遗传信息）彼此不同。因此，如果某种疾病在不同种族中的发病率、临床表现、发病年龄和性别、合并症有显著差异，则应考虑该病与遗传可能有关。例如中国人的鼻咽癌发病率在世界上居首位。在中国出生侨居美国的华侨鼻咽癌发病率比当地美国人高 34 倍。当然，不同种族生活的地理环境、气候条件、饮食习惯、社会经济状况等方面也各不相同，故在调查不同种族发病率及发病情况时，应严格排除这类环境因素的影响。为此，这种调查常安排在不同种族居民混杂居住的地区进行，最好选择生活习惯和经济条件比较接近的对象。

目标检测

1. 解释遗传病，说出其种类。
2. 遗传病有哪些危害？
3. 人类基因组计划的宗旨和任务是什么？
4. 遗传病的诊断方法有哪些？

第十三章　基因与基因突变

基因（gene）是遗传变异的主要物质基础，储存着生命的种族、生长、繁殖、凋亡过程的全部信息。19 世纪 60 年代，遗传学家孟德尔提出生物的性状是由遗传因子控制的观点。20 世纪初期，遗传学家摩尔根通过果蝇的遗传实验，认识到基因存在于染色体上，并且在染色体上是呈线性排列的，从而得出了染色体是基因载体的结论。丹麦遗传学家约翰逊（W. Johansen）在《精密遗传学原理》一书中正式提出“基因”的概念。50 年代以后，随着分子遗传学的发展，尤其是沃森和克里克提出 DNA 双螺旋结构以后，人们进一步认识了基因的本质。现代遗传学认为，基因是具有遗传效应的 DNA 片断，是控制生物性状的基本遗传单位。自从 RNA 病毒发现之后，人们知道基因的存在方式不仅仅只存在于 DNA 上，还存在于 RNA 上。

第一节　核基因组的序列组织

一、单一序列和重复序列

人类基因组包括核基因组和线粒体基因组，一般意义上的基因组（genome）是指核基因组。基因组是指一个物种单倍体染色体上携带的全部基因。对于两性生殖的生物而言，基因组是指一个配子所携带的全部基因。人类基因组由 3.2×10^9 个碱基对组成，包括核基因组和线粒体基因组。

每个基因组的 DNA 在结构和功能上有较大差异，其中与蛋白质合成有关的基因只占整个基因组序列的 2%，绝大部分 DNA 序列是不表达的，这些序列构成基因间的插入序列、间隔序列、重复序列等。根据功能序列即 DNA 的碱基排列顺序在基因组中重复出现数目的大小（即拷贝数的多少）不同，将人类基因分为四大类，即单一序列、重复序列、多基因家族、拟基因。

1. 单一序列　单一序列是指在一个基因组中只出现一次或少数几次的 DNA 序列，亦称非重复序列或单拷贝 DNA。真核生物的绝大多数结构基因（structural gene）在单倍体中是单拷贝或几个拷贝（1 ~ 5 个拷贝），这种序列具有编码蛋白质的功能。

2. 重复序列　重复序列是指在基因组中有多个拷贝的 DNA 序列。根据拷贝数的不同，将重复序列分为高度重复序列和中度重复序列。

高度重复序列由长度为 6 ~ 200bp 的 DNA 顺序重复 10^5 ~ 10^7 次直线连接而成，

散在分布于基因组，占基因组 DNA 的 10% ~ 30%，比例随物种而异。高度重复序列没有转录功能，不编码蛋白质，主要是参与维持染色体的结构及减数分裂时染色体的配对，包括卫星 DNA、小卫星 DNA、微卫星 DNA。

中度重复序列为长度 300 ~ 7000bp 的 DNA 顺序重复 10^2 ~ 10^5 次直线连接而成，占基因组的 20% ~ 30%，大多与单一序列间隔排列，少数成串排列，以不同的量分布于整个基因组的不同部位。

二、多基因家族

多基因家族（multigene family）是指基因组中由一个祖先基因经重复和变异所形成的一组来源相同、结构相似、功能相关的基因。基因家族大致分为两类：一类是基因家族成簇地分布于某一条染色体上，它们可同时发挥作用，合成某些蛋白质（如组蛋白）；另一类是一个基因家族的不同成员成簇地分布于不同染色体上，这些不同成员编码一组功能上紧密相关的蛋白质，称为超基因家族。超基因族是基因重复的最显著的特征。人类基因组的超基因家族如血红蛋白基因簇，位于 16p13 和 11p15，跨度约 30kb，分别编码血红蛋白的 α 和 β 珠蛋白，α 珠蛋白基因簇有 5 个相关基因，β 珠蛋白基因簇有 6 个相关基因。又如 HLA 基因家族位于人类 6 号染色体短臂上，长约 3600kb，共有 224 个基因座位，有产物表达的功能基因 128 个，是人类最复杂的超基因家族。

除上述核基因组的序列组织外，人类核基因组还有假基因。假基因也称拟基因，是基因组上与编码基因序列非常相似的非功能性基因组 DNA 拷贝，一般情况都不被转录，且没有明确生理意义。在进化过程中，起初这类基因是有功能的，由于发生变异导致不能表达。假基因中通常含很多突变，如起始密码子 ATG 变成 GTG；5′ 端的两个内含子也有突变，可能是破坏了 RNA 剪接；在编码区内也有许多点突变和缺失。假基因根据其来源可分为复制假基因和已加工假基因。迄今为止，明确鉴定的人类假基因多为已加工假基因，有 8000 个之多。大多数基因家族中都有假基因，假基因的准确鉴定对基因组进化、分子医学研究和医学应用具有重要意义。

第二节　真核生物结构基因的结构

按功能不同，基因可分为结构基因和调控基因。调控基因是指某些可调节控制结构基因表达的基因。调控基因的突变可以影响一个或多个结构基因的功能，或导致一种或多种蛋白质（或酶）量的改变。结构基因（structural gene）是指某些能决定某种多肽链（蛋白质）或 RNA 的基因。大多数结构基因编码蛋白质的多肽链，决定多肽链氨基酸的种类和排列顺序。少数结构基因只转录而不翻译，如 rRNA 和 tRNA 的基因只转录形成 rRNA 和 tRNA。结构基因的突变可导致特定蛋白质（或酶）一级结构和功能的改变。结构基因可据编码蛋白质的碱基序列连续与否分为断裂基因和连续基因，前者只存在于真核细胞中，后者只存在于原核细胞中。

真核生物编码蛋白质的基因的编码序列往往被非编码序列所分割，呈现断裂状的结构，故而称断裂基因（split gene），也称割裂基因。编码序列和非编码序列构成的区域称编码区。

一、外显子和内含子

真核生物编码蛋白质的基因的编码序列称为外显子（exon），它在剪接后仍会被保存下来，并可在蛋白质生物合成过程中表达为蛋白质。外显子是最后出现在成熟 RNA 中的基因序列，又称表达序列，既存在于最初的转录产物中，也存在于成熟的 RNA 分子中。真核生物编码蛋白质的基因的间隔的非编码序列称为内含子（intron）。内含子会被转录到前体 RNA 中，但 RNA 上的内含子转录物会在 RNA 离开细胞核进行翻译前的加工中被剪除，故内含子不参与蛋白质的翻译，又称非表达序列。不同基因的外显子和内含子的数目有较大的差别。例如，人类血红蛋白 β 珠蛋白基因长度为 1700bp，有 3 个外显子和 2 个内含子，编码 146 个氨基酸；假肥大型肌营养不良症的基因长达 2400kb，有 75 个外显子和 74 个内含子，编码 3685 个氨基酸。

外显子－内含子的接头区是一高度保守的一致顺序，称为外显子－内含子接头。每一个内含子的 5′ 端起始的两个碱基是 GT，3′ 端最后的两个碱基是 AG，通常把这种接头形式叫做 GT–AG 法则。这两个序列是高度保守的，在各种真核基因的内含子中均相同。

二、侧翼序列

每个断裂基因中第一个外显子的上游和最末一个外显子的下游，都有一段不被转录的非编码区，称为侧翼顺序，包括启动子、增强子、终止子等。已发现的一些启动子包括 TATA 框、CAAT 框、GC 框，是人类基因组的一些特殊序列，称为调控序列，对基因的有效表达是必不可少的。

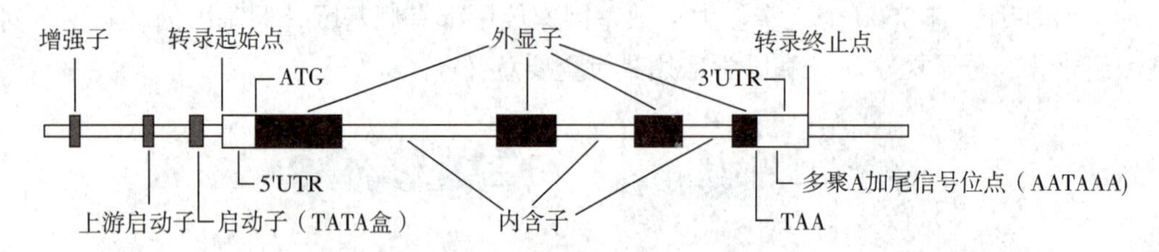

图 13–1　真核细胞断裂基因示意图

1. 启动子　启动子是 RNA 聚合酶特异性识别和结合的 DNA 序列，是基因的一个组成部分，位于结构基因 5' 端上游，能活化 RNA 聚合酶，使之与模板 DNA 准确地结合并具有转录起始的特异性。它控制基因表达（转录）的起始时间和表达的程度。启动子就像“开关”，决定基因的活动。启动子本身并不控制基因活动，而是通过与称为转录因子的蛋白质结合而控制基因活动的。基因的启动子部分发生改变（突变），则导致基因表达的调节障碍。这种变化常见于恶性肿瘤。启动子有三种：

（1）TATA 框：TATA 框是构成真核生物启动子的元件之一。其一致顺序为

TATATAT，是一段高度保守的序列。它在多数真核生物基因转录起始点上游约 30bp（-25 ~ -32bp）处，基本上由 A-T 碱基对组成，是决定基因转录起始的选择，为 RNA 聚合酶的结合处之一，RNA 聚合酶与 TATA 框牢固结合之后才能开始转录。在 mRNA 前体转录的起始过程中，需先由转录因子 TF_2 与 TATA 框结合，形成稳定的复合物，然后由其他转录因子和 RNA 聚合酶按一定时空顺序与 DNA 结合形成转录起始复合物开始转录。

（2）CAAT 框：在起始位点上游 70 ~ 78 bp 处有一段保守序列 CCAAT，称为 CAAT 框，是转录因子的结合点，结合之后能提高转录效率。

（3）GC 框：含有保守序列 GGGCGG，常有两个拷贝，位于 CAAT 框两侧，可帮助 RNA 聚合酶结合在转录起始点的附近。

2. 增强子　指增加与它连锁的基因转录频率的 DNA 序列。有效的增强子可以位于基因的 5′ 端，也可位于基因的 3′ 端，有的还可位于基因的内含子中。增强子是通过启动子来增加转录的。增强子的作用同增强子的取向（5′ -3′ 或 3′ -5′）无关。增强子一般能使基因转录频率增加 10 ~ 200 倍，有的甚至可以高达上千倍。例如，人珠蛋白基因的表达水平在巨细胞病毒增强子作用下可提高 600 ~ 1000 倍。

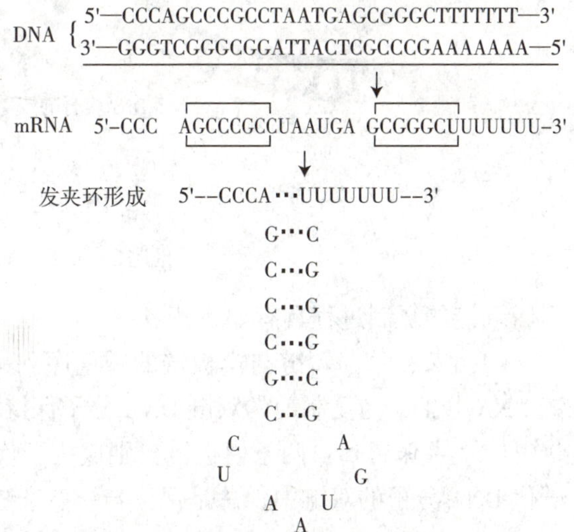

图 13-2　终止子结构和功能示意图

3. 终止子　是给予 RNA 聚合酶转录终止信号的 DNA 序列。位于 poly A 位点下游、结构基因 3′ 末端，由 5′ AATAAA3′ 和一段反向重复序列组成。5′ AATAAA3′ 是多聚腺苷酸 poly A 的加尾信号，反向重复序列转录后形成的发卡结构可阻碍 RNA 聚合酶的移动，因而终止转录。其终止作用的发生是在该 DNA 序列转录产生的 RNA 分子上。

第三节　基因的表达与调控

基因是 DNA 上的有效功能片段，DNA 分子中碱基对的排列顺序蕴藏着遗传信息，决定了基因的基本功能和特性。基因通过复制与表达控制生物性状。通过复制，将亲代的遗传信息拷贝后传递给子代；通过转录，将 DNA 上的遗传信息转移到 mRNA 分子上，由 mRNA 控制翻译蛋白质，从而实现对性状的控制。

一、基因表达

（一）自我复制

基因具有自我复制的重要特性。通过自我复制将遗传信息由亲代传递给子代，实现对子代性状的控制，保证物种的稳定。复制发生在细胞分裂周期的 S 期，DNA 双螺旋结构解旋为两条单股的脱氧多核苷酸链，以 DNA 分子自身的每一股单链为模板进行自我复制合成新的 DNA 分子。复制的起点由特定的碱基序列组成。真核生物的复制从多个位点同时开始进行。

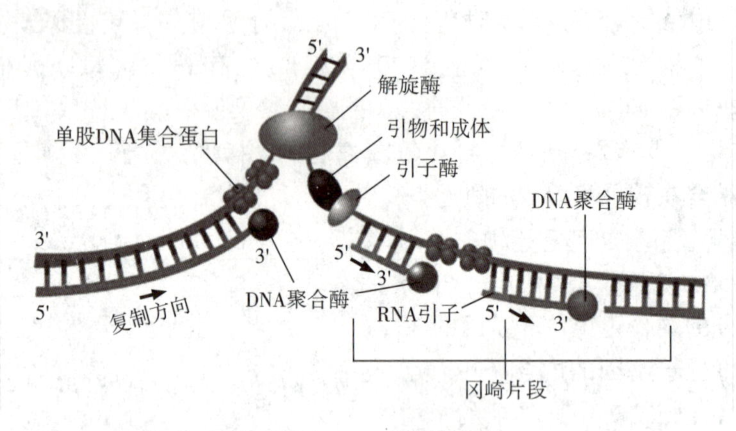

图 13-3 DNA 复制示意图

新链的复制过程具有如下特点：

（1）互补性：新链与模板链的碱基序列呈互补关系，这样就构成了一个完整的双链 DNA 分子，与复制前的双链 DNA 分子保持完全一样的结构。

（2）半保留性：两条模板链分别成为子代 DNA 分子双链中的一条单链，即在每个子代 DNA 分子的双链中，总是保留着一条亲链。

（3）反向平行性：DNA 分子的两条双链之间是反向平行的，一条是 5′ →3′ ，另一条必然是 3′ →5′ 。新复制出来的 DNA 分子的子链与亲链也是反向平行的。

（4）半不连续性：DNA 的复制是不对称的，即以 3′ →5′ 亲链作模板时，其子链合成是连续的；而以 5′ →3′ 亲链作模板时，子链的合成是不连续的，即先合成许多 DNA 小片段（冈崎片段），而后由 DNA 连接酶催化使其连接成一条完整的新链。

（二）转录和翻译

在一个细胞或生物体内，基因表达是把基因所储存的遗传信息转变为由特定的氨基酸种类和序列构成的多肽链，再由多肽链构成蛋白质或酶分子，从而决定生物各种性状的过程。基因表达包括转录和翻译两个步骤。真核生物结构基因的转录在细胞核中进行，翻译在细胞质中进行。

1. 转录 转录是在 RNA 聚合酶的催化下，以 DNA 的 3′ →5′ 单链（反编码链）为模板，按照碱基互补配对原则（但 RNA 以 U 和 DNA 的 A 配对，其余配对形式与复制时一致），以三磷酸核苷酸（NTP）为原料合成 RNA 的过程。转录的最终产物是 mRNA、tRNA 和 rRNA 等。

（1）转录过程：一般将 mRNA 的合成分为起始、延伸和终止三个连续的步骤。在起始阶段，RNA 聚合酶Ⅱ与启动子结合，即可启动 RNA 的转录合成；延伸过程是 RNA

聚合酶Ⅱ由全酶构型变为主酶构型，并沿着模板链的 3′ → 5′ 方向移动，并精确地按照碱基互补原则，以三磷酸核苷酸（UTP、CTP、GTP 和 ATP）为底物，在 3′ 端逐个添加核苷酸，使 mRNA 不断延伸；终止是 RNA 聚合酶Ⅱ在 DNA 模板上移动到达终止信号时，RNA 合成停止。

（2）转录产物的加工和修饰：由 RNA 聚合酶Ⅱ催化所形成的初始转录产物，仅仅是mRNA的前体（hnRNA），必须经过加工和修饰，才能形成有功能的mRNA。主要包括：①戴帽：是指在 hnRNA 的 5′ 端的第一个核苷酸前加一个 7- 甲基鸟嘌呤核苷酸。②加尾：是指在 hnRNA 的 3′ 端 poly A 的附加信号（AAUAAA 序列）处加由 200 个左右腺苷酸聚合成的多聚腺苷酸（poly A）。戴帽和加尾增强了 mRNA 的结构稳定性，也便于 mRNA 由细胞核进入细胞质。③剪接：是指在酶的作用下，按 GT-AG 法则将 hnRNA 中的内含子转录序列切除，再将外显子由连接酶逐段连接起来，形成成熟的 mRNA 分子的过程。

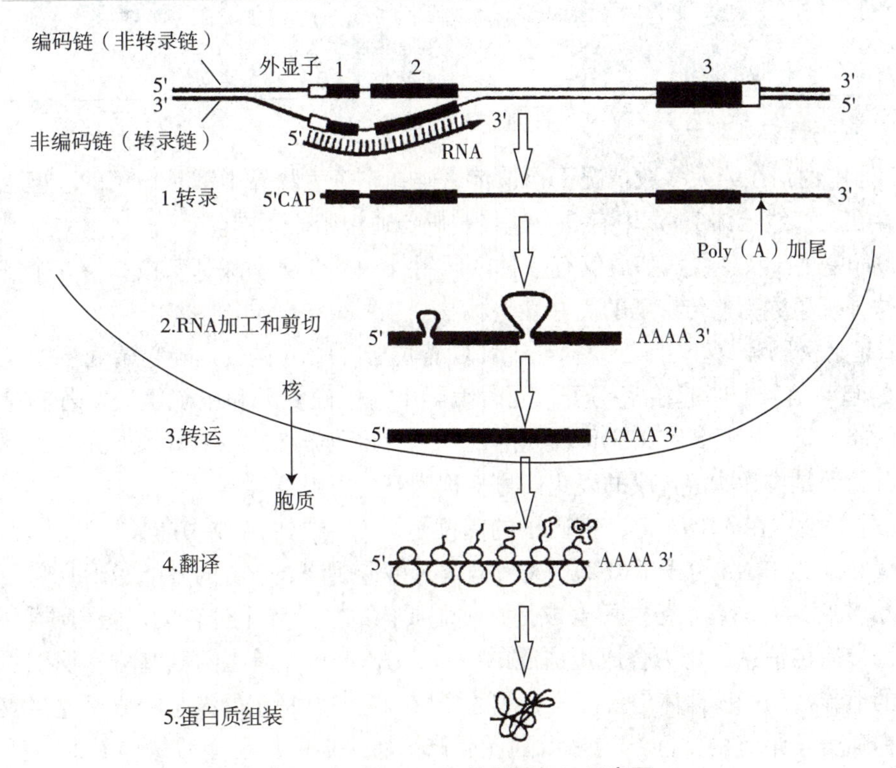

图 13-4　mRNA 转录及加工示意图

2. 翻译　翻译是以 mRNA 为模板指导蛋白质合成的过程，即把 mRNA 上的碱基排列顺序转化为蛋白质分子的一级结构多肽链的氨基酸排列顺序。

（1）遗传密码：在 mRNA 的核苷酸长链上，每三个相邻的碱基序列构成一个三联体密码，每个三联体密码能编码某种氨基酸，故三联体是遗传信息的具体表现形式，因而称其为遗传密码或密码子（genetic code）。

遗传密码表

第一个核苷酸	第二个核苷酸				第三个核苷酸
	U	C	A	G	
U	苯丙氨酸	丝氨酸	酪氨酸	半胱氨酸	U/C/A/G
	苯丙氨酸	丝氨酸	酪氨酸	半胱氨酸	
	亮氨酸	丝氨酸	终止密码	终止密码	
	亮氨酸	丝氨酸	终止密码	色氨酸	
C	亮氨酸	脯氨酸	组氨酸	精氨酸	U/C/A/G
	亮氨酸	脯氨酸	组氨酸	精氨酸	
	亮氨酸	脯氨酸	谷氨酰胺	精氨酸	
	亮氨酸	脯氨酸	谷氨酰胺	精氨酸	
A	异亮氨酸	苏氨酸	天冬酰胺	丝氨酸	U/C/A/G
	异亮氨酸	苏氨酸	天冬酰胺	丝氨酸	
	异亮氨酸	苏氨酸	赖氨酸	精氨酸	
	甲硫氨酸	苏氨酸	赖氨酸	精氨酸	
G	缬氨酸	丙氨酸	天冬氨酸	甘氨酸	U/C/A/G
	缬氨酸	丙氨酸	天冬氨酸	甘氨酸	
	缬氨酸	丙氨酸	谷氨酸	甘氨酸	
	缬氨酸	丙氨酸	谷氨酸	甘氨酸	

遗传密码具有如下特性：

1）通用性：在绝大多数情况下，遗传密码在整个生物界中都是通用的。但也有一些例外存在，如线粒体 DNA 中有 3 个遗传密码与通用密码不同。

2）简并性：除少数氨基酸仅有一种密码子外，其余氨基酸都各被 2 ~ 6 个密码子编码，这种现象称为遗传密码的简并性。

3）起始密码和终止密码：密码子 AUG 若位于 mRNA 的 5′ 端起始处，则是蛋白质合成的起始信号，叫起始密码子，同时编码甲酰甲硫氨酸和甲硫氨酸；若不是位于 mRNA 的起始端，则只具有编码甲硫氨酸的作用。密码子 UAA、UAG 和 UGA 不编码任何氨基酸，而是作为肽链合成的终止信号，称为终止密码子。

4）连续性：在 mRNA 上，密码子的阅读是从 5′ 端到 3′ 端方向以三联体为单位依次连续阅读。mRNA 分子上碱基缺失或插入，可造成该处下游的全部密码改变。

（2）多肽链的合成：蛋白质合成是在细胞质内的核糖体上进行的。蛋白质翻译时，mRNA 携带遗传信息，作为合成蛋白质的模板；tRNA 转运活化的氨基酸和识别 mRNA 分子上的遗传密码；核糖体是蛋白质合成的场所，把各种特定的氨基酸分子连接成多肽链。蛋白质分子最终的空间结构是由翻译后修饰所决定的。翻译后修饰大致包括 N 端加工、氨基酸残基修饰、水解修饰等形式。经过加工修饰的蛋白质分子通过靶向运输到

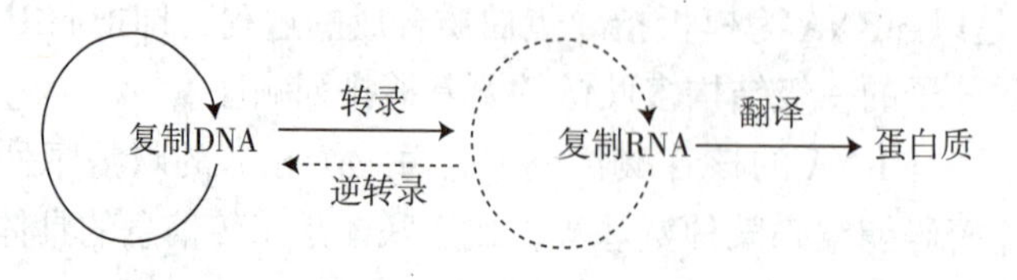

图 13-5 中心法则图解

达细胞的不同位置，执行相应功能，表达出相应性状。

二、基因表达的调控

基因表达调控是非常复杂的，目前研究认为主要表现在三个方面，即转录水平的调控、mRNA 加工成熟水平的调控、翻译水平的调控。

（一）转录水平的调控

1. 转录前调控　RNA 聚合酶需要先分别同 SL1、TF Ⅱ D、TF Ⅲ B 等一些转录起始因子结合，形成转录起始复合物才能开始其转录活动。转录因子都属于多蛋白复合物，是由 TATA 结合蛋白和各自独有的一套 TBP 相关因子组成。例如 RNA 聚合酶Ⅱ 转录起始复合物的组装，第一步是转录因子 TF Ⅱ D 与 TATA 框特异性结合，形成 TF Ⅱ D- 启动子复合体，后者进而指导聚合酶Ⅱ和其他基本转录因子与启动子进行有序装配，最后形成一个稳定的起始复合物。

2. 转录水平的调控　是真核生物细胞基因表达调控的重要环节，十分复杂，涉及启动子、增强子、抑制子和转录调节蛋白（如转录激活因子、转录调控因子）的作用。迄今为止，转录水平调控的理论有乳糖操纵子学说、Britten-Davidson 模型等。乳糖操纵子学说是原核生物细胞转录调控的模型，Britten-Davidson 模型是生物学家 Britten 和 Davidson 于 1969 年提出的真核生物细胞单拷贝基因转录调控的模型。Britten-Davidson 模型认为，在整合基因的 5′ 端连接着一段具有高度专一性的 DNA 序列，称之为传感基因。在传感基因上有该基因编码的传感蛋白。外来信号分子和传感蛋白结合相互作用形成复合物，该复合物作用于和它相邻的综合基因组，亦称受体基因，而转录产生 mRNA，后者翻译成激活蛋白。这些激活蛋白能识别位于结构基因（SG）前面的受体序列并作用于受体序列，从而使结构基因转录翻译。若许多结构基因的邻近位置上同时具有相同的受体基因，那么这些基因就会受某种激活因子的控制而表达，这些基因即属于一个组，如果有几个不同的受体基因与一个结构基因相邻接，它们能被不同的因子激活，那么该结构基因就会在不同的情况下表达，若一个传感基因可以控制几个整合基因，那么一种信号分子即可通过一个相应的传感基因激活几组的基因。故可把一个传感基因所控制的全部基因归属为一套。如果一种整合基因重复出现在不同的套中，那么同一组基因也可以属于不同套。

（二）mRNA 加工成熟水平的调控（转录后调控）

转录后调控是加工和修饰 mRNA 的前体（hnRNA），使之形成有功能的 mRNA 的过程，包括剪接、戴帽、加尾。（详见前文）

（三）翻译水平的调控

在 mRNA 翻译成蛋白质的水平上进行控制，包括控制蛋白质合成的速度、mRNA 稳定性的控制、翻译起始的控制等。翻译调控因子（如真核起始因子）直接或间接地改变核糖体、起始转移核糖核酸、核糖体结合蛋白等组分与信使核糖核酸（mRNA）的相互作用，进而引起翻译蛋白质肽链的量或质变化。

第四节 基因突变

在生物的生命活动中，细胞的遗传物质是相对稳定性的。但在内外环境因素作用下，遗传物质有时会发生改变，这就是突变。突变包括染色体畸变和基因突变两类。

一、基因突变的概念

基因突变（genetic mutation）是指DNA分子中碱基排列顺序的改变。基因突变既可发生在体细胞中，也可发生在生殖细胞中。发生在体细胞中的突变称为体细胞突变，发生在生殖细胞中的突变称为生殖细胞突变。体细胞突变不会传递给后代，但可以形成具形态遗传改变的细胞群，是机体发生癌变的基础；生殖细胞突变可传递给后代，造成后代的遗传改变。可诱发基因突变的因素有：

1. 物理因素

（1）紫外线：紫外线的照射可使DNA顺序中相邻的嘧啶类碱基结合成嘧啶二聚体，最常见的为胸腺嘧啶二聚体（TT）。在复制或转录进行时，该处碱基配对发生错误，从而引起新合成的DNA或RNA链的碱基改变。

（2）电离辐射：射线如X射线、快中子或高速电子流直接击中DNA链，DNA分子吸收能量后引起DNA链和染色体的断裂，片断发生重排，引起染色体结构畸变。

2. 化学因素

（1）羟胺类：可使胞嘧啶（C）的化学成分发生改变，而不能正常地与鸟嘌呤（G）配对，而改为与腺嘌呤（A）互补。经两次复制后，C–G碱基对就变换成T–A碱基对。

（2）亚硝酸或含亚硝基化合物：可使碱基脱去氨基（$-NH_2$）而产生结构改变，从而引起碱基错误配对。

（3）烷化剂：具有高度诱变活性的烷化剂，可将烷基（CH_3–、C_2H_5–等）引入多核苷酸链上的任何位置，被其烷基化的核苷酸将产生错误配对而引起突变。

（4）碱基类似物：某些碱基类似物可以取代碱基插入DNA分子而引起突变。

（5）芳香族化合物：吖啶类和焦宁类等扁平分子构型的芳香族化合物可以嵌入DNA的核苷酸序列中，导致碱基插入或丢失的移码突变。

3. 生物因素 研究表明，病毒是常见的诱变因素，如疱疹病毒、乙肝病毒感染细胞后，可把部分或全部基因组整合到宿主细胞的DNA上，从而导致宿主细胞发生突变。细菌和真菌的某些毒性代谢产物亦有致突变的作用。例如，常常引起玉米、花生等农作物霉变的黄曲霉菌所产生的黄曲霉素，已被证实能诱发肝细胞癌变。

二、基因突变的一般特性

1. 重演性和可逆性 同一突变可以在同种生物的不同个体间多次发生，称突变的重演性。显性基因 A 可以突变为隐性基因 a，反之亦可。通常把 A→a 称为正突变，a→A 为反突变。

2. 多向性 基因突变的方向是不定的，可以多方向发生。例如：$A \rightarrow a^1$，$A \rightarrow a^2$，$A \rightarrow a^3$…… $A \rightarrow a^n$，这些基因（$a^1 \sim a^n$）的生理功能和性状表现都可能不同，它们彼此之间，以及与 A 之间都存在有对应关系，其成对基因的传递多属孟德尔式遗传，纯合体杂交后代都可能呈 3∶1 或 1∶2∶1 分离。例如，人类 ABO 血型的控制基因就是经多向突变形成的复等位基因。

3. 有害性 大多数基因突变是有害的，因为破坏了遗传物质的平衡性，通常会导致性状表达异常，引起遗传病。

4. 稀有性 基因突变是极为稀有的，在自然状态下以极低的频率发生。在自然状态下某一基因在一定群体中发生突变的频率称突变率。人类生殖细胞基因突变率每代为 $10^{-6} \sim 10^{-4}$，即每代 1 万～100 万个生殖细胞中有一个基因发生突变。

三、基因突变的分子机制

1. 静态突变 在一定条件下生物各世代中以相对稳定的频率发生的基因突变称为静态突变。静态突变可包括点突变和片段突变。片段突变是 DNA 链中某些小片段的碱基序列发生缺失、重复或重排。点突变是 DNA 链中一个或一对碱基发生改变所致的突变。它有两种形式，即碱基替换和移码突变。狭义的基因突变通常指点突变。

（1）碱基替换：碱基替换是 DNA 链中碱基之间互相替换，从而使被替换部位的三联体密码意义发生改变。碱基替换包括转换和颠换两种类型。转换是指一种嘌呤被另一种嘌呤取代或一种嘧啶被另一种嘧啶取代 。颠换是指一种嘌呤被另一种嘧啶替换或一种嘧啶被另一种嘌呤替换 。在自然发生的突变中，转换多于颠换。

如果碱基替换影响的是密码子，则会产生同义突变、无义突变、错义突变和终止密码突变等遗传学效应；如果影响的是非密码子区域，则产生几种不同的遗传学效果：无明确的遗传学效应、改变调控序列从而影响基因表达的调控、改变外显子－内含子接头处的序列从而影响外显子的加工拼接。

同义突变是指碱基被替换之后，产生了新的密码子，但新旧密码子同义，所编码的氨基酸种类保持不变，因此同义突变并不产生突变效应 。无义突变是指碱基替换使编码氨基酸的密码变成终止密码 UAA、UAG 或 UGA，导致肽链合成提前终止，产生无功能活性的肽链。如 HbMckees-Rock 的 β 链基因的第 145 位酪氨酸密码子 TAT 突变为终止密码 TAA，转录的 mRNA 对应序列由 UAU 变为 UAA，使肽链合成提前终止，β 链缩短，仅含 144 个氨基酸，从而导致血红蛋白异常。错义突变是指碱基替换使编码某种氨基酸的密码子变成编码另一种氨基酸的密码子，从而使多肽链的氨基酸种类和序列发生改变。例如，当 β 珠蛋白基因第 6 位密码子由 GAG 变成 GTG（A→T），转录的 mRNA 上的密码则由 GAG 变成 GUG，使 β 珠蛋白分子上的第 6 位氨基酸由正常的谷氨酸变成缬氨酸而致 HbS。终止密码突变是指 DNA 分子中的某一个终止密码突变为编码氨基酸的密码，使多肽链的合成至此仍继续下去，直至下一个终止密码为止，形成超长的异常多肽链。例如，α 珠蛋白基因第 142 位终止密码子 TAA 突变为 CAA（编码谷氨酰胺），转录的 mRNA 由 UAA 变为 CAA，使 α 链延长为 172 个氨基酸，引发一种典型的非缺失型 α 地中海贫血症。

（2）移码突变：移码突变是指 DNA 序列插入或缺失一个或少数几个（非 3 或 3 的倍数）核苷酸，从而使 mRNA 在该处后面的全部遗传密码错位的一类突变。其结果是使编码的多肽链上的氨基酸顺序和数目严重改变，影响蛋白质功能。

2. 动态突变 人类基因组中的某些短串联重复序列的拷贝随世代数的增加而发生明显增加，因此导致性状改变，发生遗传病，称为动态突变。迄今为止，已发现十余种由该突变引起的遗传病，如慢性进行性舞蹈病、脆性 X 综合征、强直性肌营养不良等。脆性 X 综合征是因三核苷酸(CGG)n 重复序列拷贝数增加所致。正常人为 6 ~ 50 个拷贝，而在正常男性传递者和女性携带者增多到 60 ~ 200 个，称为前突变，无或只有轻微症状。携带者的 CGG 区不稳定，在向受累后代传递过程中扩增，当（CGG）n 的拷贝数达到 230 个以上称为全突变，相邻的 CpG 岛也被甲基化。这种全突变可关闭相邻基因的表达，从而出现临床症状。

四、基因突变的分子细胞生物学效应

基因突变会导致蛋白质结构与功能改变，影响细胞的成分和生理功能，进而引起性状改变，从而发生遗传病。

基因突变可影响 mRNA 和蛋白质合成、蛋白质结构、蛋白质亚细胞定位、蛋白质的稳定性等方面，引起性状异常而致遗传病。例如：β 珠蛋白生成障碍性贫血是因点突变导致 RNA 转录受阻，使 β 珠蛋白合成减少引起的疾病；Huntington 舞蹈病是由于基因突变致蛋白质结构改变所致；Ⅰ－细胞病是因酸性水解酶不能运输到溶酶体而堆积于细胞质并释放到组织而引起的疾病，患者出现骨骼遗传、发育迟缓、智力低下。基因突变若导致蛋白质缺陷，可致分子病或先天性酶病，如苯丙酮尿症、白化病、先天性肾上腺皮质增生症等。

五、DNA损伤的修复

DNA 损伤修复是在多种酶的作用下，生物细胞内的 DNA 分子受到损伤以后恢复结构的现象。DNA 损伤修复的研究有助于了解基因突变的机制、衰老和癌变的原因，还可应用于环境致癌因子的检测。

DNA 分子的损伤类型有多种。例如：紫外线照射后 DNA 分子上的两个相邻的胸腺嘧啶（T）或胞嘧啶（C）之间可以共价键连结形成环丁酰环，这种环式结构称为二聚体。X 射线、γ 射线照射细胞后，由细胞内的水所产生的自由基既可使 DNA 分子双链间氢键断裂，也可使它的单链或双链断裂。化学物中的博莱霉素、甲基磺酸甲烷等烷化剂也能造成链的断裂。损伤剂往往可以同时引起几种类型的损伤，其损伤效应的大小和类型与剂量及细胞所处的周期状态有关。

DNA 损伤的修复有以下几种：

1. 光复活　又称光逆转。这是在可见光（波长 300 ~ 600nm）照射下由光复活酶识别并作用于二聚体，利用光提供的能量使环丁酰环打开而完成的修复过程。这种修复功能虽然普遍存在，但主要是低等生物的一种修复方式，随着生物的进化，它所起的作用也随之削弱。

2. 切除修复　又称切补修复。最初在大肠杆菌中发现，包括一系列复杂的酶促DNA修补复制过程。切除修复并不限于修复嘧啶二聚体，也可以修复化学物等引起的其他类型的损伤。从切除的对象来看，切除修复又可以分为碱基切除修复和核苷酸切除修复两类。不同的核酸内切酶对于不同类型损伤的识别也具有相对的特异性。切除修复功能广泛存在于原核细胞生物和真核细胞生物中，也是人类的主要修复方式。

3. 重组修复　重组修复从DNA分子的半保留复制开始，在嘧啶二聚体相对应的位置上因复制不能正常进行而出现空缺，在大肠杆菌中已经证实这一DNA损伤诱导产生了重组蛋白，在重组蛋白的作用下母链和子链发生重组，重组后原来母链中的缺口可以通过DNA多聚酶的作用，以对侧子链为模板合成单链DNA片断来填补，最后也同样地在连接酶的作用下以磷酸二酯键连接新旧链而完成修复过程。重组修复与切除修复的最大区别在于前者不需立即从亲代的DNA分子中去除受损伤的部分，却能保证DNA复制继续进行。原母链中遗留的损伤部分，可以在下一个细胞周期中再以切除修复方式去完成修复。

4.SOS 修复　SOS修复系统是SOS反应的一种功能。SOS反应是DNA受到损伤或脱氧核糖核酸的复制受阻时的一种诱导反应。在大肠杆菌中，这种反应由recA-lexA系统调控。正常情况下处于不活动状态。当有诱导信号如DNA损伤或复制受阻形成暴露的单链时，recA蛋白的蛋白酶活力就会被激活，分解阻遏物lexA蛋白，使SOS反应有关的基因去阻遏而先后开放，产生一系列细胞效应。

各种原因引起的DNA损伤可以通过各种方式修复。如果修复功能有缺陷，DNA损伤就可能造成两种结果：一是细胞死亡，二是发生基因突变，或进而恶性转化为肿瘤细胞。先天性DNA修复缺陷疾病患者容易发生各种恶性肿瘤，例如人类的着色性干皮病患者的皮肤对阳光过度敏感，照射后出现红斑、水肿，继而出现色素沉着、干燥、角化过度，结果可导致黑色素瘤、基底细胞癌、鳞状上皮癌及棘状上皮瘤的发生。DNA修复功能的比较研究发现，寿命长的动物（象、牛等）修复功能较强，寿命短的动物（仓鼠、小鼠、鼩鼱等）修复功能较弱。人的DNA修复功能也很强，但到一定年龄后逐渐减弱，同时突变细胞数也相应增加，所以老年人癌的发病率也比较高。

目标检测

1. 什么是基因、基因突变、断裂基因、外显子、遗传密码、多基因家族、点突变、动态突变？
2. 简述基因突变的特点和分子机制。
3. 人类核基因组中的DNA序列分哪几种类型？
4. 遗传密码有哪些特性？
5. 简述中心法则。

第十四章 单基因遗传与单基因遗传病

据《人类孟德尔遗传》（OMIM）统计，截至2014年12月30日，已记录的遗传病和遗传决定性状，总条目为22710个。在人群中有4%～5%的人会患上某种单基因遗传病。单基因遗传和单基因遗传病都遵循孟德尔定律，所以也称为孟德尔遗传。

第一节 遗传的基本规律

生物的遗传性状是多种多样的，亲代向子代并非直接传递性状，而是传递控制各种性状的基因，基因的传递具有一定的规律。早在1865年，奥地利科学家孟德尔，在前人研究成果的基础上，采用严谨的科学方法进行了大量的豌豆杂交试验，采用科学方法统计子代类型，提出了遗传的两个基本规律，即基因的分离定律和基因的自由组合定律。在孟德尔之后，美国的遗传学家摩尔根及其合作者，以果蝇为材料进行杂交试验，发现遗传的第三个基本规律，即基因的连锁和互换定律。分离定律、自由组合定律、连锁和互换定律称为遗传三大定律，也是人类遗传遵循的基本规律。

一、分离定律

性状是生物具有的一切形态和生理特征。如豌豆的形状、眼睛的颜色、人眼皮的形态、耳垂的形状等。相对性状是指同一物种的同一性状的不同类型，如豌豆的高茎和矮茎、人的单眼皮和双眼皮。表现型（phenotype）简称表型，是指像豌豆高茎或矮茎、眼睛的颜色等这些肉眼能观察到或仪器能检测到的某一性状。基因型（genotype）是指控制表型形成的基因组合形式。基因是指具有特定遗传效应的DNA分子片断。位于同源染色体同一位点上并且控制相对性状的基因称为等位基因（allele）。控制显性性状的为显性基因（用大写字母，如A），控制隐性性状的为隐性基因（用小写字母，如a）。基因在体细胞中成对存在，所以一个个体的基因型就有AA、Aa和aa，A和a表示一对等位基因。如果在同一个位点上两个等位基因是相同的，称为纯合子（homozygous），这样的个体称为纯合体（homozygotes）；如果在同一个位点上两个等位基因是不同的，称为杂合子（heterozygous），这样的个体称为杂合体（heterozygote）。

等位基因分别位于一对同源染色体上，具有一定的独立性，在生殖细胞形成过程中，同源染色体分离，等位基因也随着同源染色体的分开而分离，分别进入两个不同的生殖细胞，即每个生殖细胞只有亲代每对同源染色体中的一条，每个生殖细胞只含有等位基因中的一个。生物的成对等位基因在杂合状态时保持独立性，而在生殖细胞形成过程中，彼此分离，分别进入不同的生殖细胞中，遗传给后代，这就是分离定律，也称为孟德尔第一定律。分离定律的实质是等位基因的彼此分离，其细胞学基础是减数分裂时同源染色体的分离。人类单基因性状或遗传病的传递大多数遵循分离定律。

以孟德尔的豌豆相对性状杂交试验为例，简单说明孟德尔第一定律——分离定律的发现过程。孟德尔用纯种的高茎豌豆和矮茎豌豆作为亲本（P）进行杂交，不论用高茎豌豆作母本（正交）还是作父本（反交），杂交后产生的第一代（简称子一代，用 F_1 表示）总是高茎的豌豆。孟德尔用子一代植株进行自交，在第二代（简称子二代，用 F_2 表示）植株中，除了有高茎外，还有矮茎（图 14–1）。第二代出现了高矮混合的情况，豌豆子代高茎与矮茎的数目比总是 3∶1。这代表矮茎性状没有消失，只是隐藏了并没显现。像这样，在杂交子一代中显现出来的亲本的性状（如高茎），叫做显性性状；把未显现出来的亲本的性状（如矮茎），叫做隐性性状。在杂交子二代中，同时出现显性性状和隐性性状的现象，在遗传学上叫做性状分离。

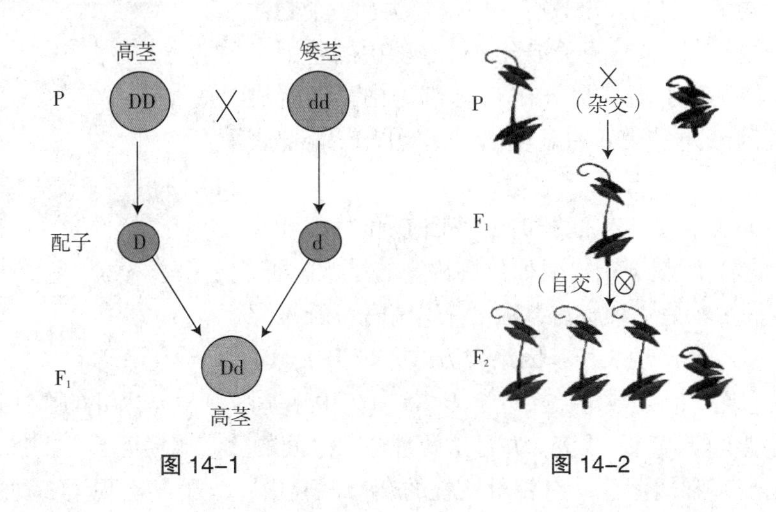

图 14–1　　图 14–2

除了上述试验，孟德尔又用豌豆的其他 6 对相对性状进行研究，对数千株豌豆进行了杂交试验，并且对每一对相对性状的试验结果都进行统计学分析，最后都得到与上述试验相同的结果：子一代只表现出显性性状，子二代出现了显性性状与隐性性状分离现象，并且显性性状与隐性性状的数量比接近于 3∶1（表 14–1）。

表 14–1　孟德尔豌豆杂交试验结果

性　状	显 性	隐 性	显性 ：隐性
种子的形状：圆粒对皱粒	圆粒　5474	皱粒　1805	2.96 ：1
茎的高度：高茎对矮茎	高茎　787	矮茎　277	2.84 ：1
子叶的颜色：黄色对绿色	黄色　6022	绿色　2001	3.01 ：1
种皮的颜色：灰色对白色	灰色　705	白色　224	3.15 ：1
豆荚的形状：饱满对不饱满	饱满　882	不饱满 299	2.95 ：1
未成熟豆荚的颜色：绿色对黄色	绿色　428	黄色　152	2.82 ：1
花的位置：腋生对顶生	腋生　651	顶生　207	3.14 ：1

为什么在上述豌豆的杂交试验中，子一代只出现显性性状，子二代却出现性状分离现象而且分离比接近于 3 : 1？

生物体的性状都是由基因控制的，在生物的体细胞中，控制性状的基因都是成对存在的。上述试验中，如豌豆的高茎和矮茎是一对相对性状。高茎的基因是显性基因，用大写英文字母（D）表示，矮茎的基因是隐性基因，用小写英文字母（d）表示（图 14–2）。如纯种高茎豌豆的体细胞中含有成对的基因 DD，纯种矮茎豌豆的体细胞中含有成对的基因 dd。生物体在形成生殖细胞（又称配子）时，成对的基因彼此分离，分别进入不同的生殖细胞中。因此，纯种高茎豌豆的配子只有一种，只含有一个显性基因 D；纯种矮茎豌豆的配子只有一种，只含有一个隐性基因 d。当受精时，雌雄配子结合，受精卵中的基因又恢复成对，如基因 D 与基因 d 在 F_1 体细胞中又结合成 Dd。由于基因 D 对基因 d 的显性作用，所以 F_1 全部表现为高茎。

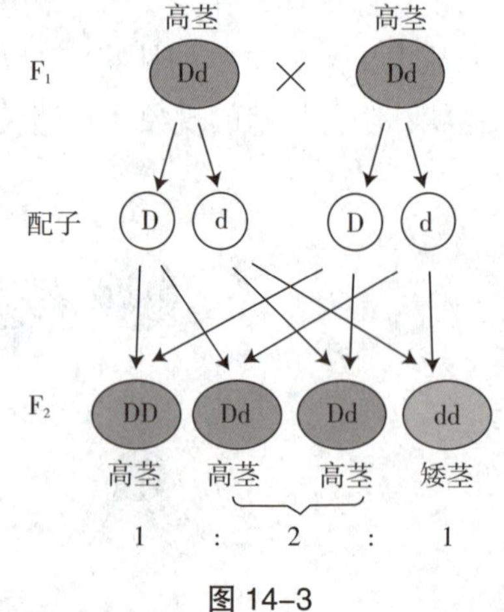

图 14–3

在 F_1（Dd）自交产生配子时，基因 D 和基因 d 又发生分离，这样 F_1 就会产生两种数目相等的雌雄配子，一种含有基因 D，另一种含有基因 d。受精时，雌雄配子随机结合，F_2 便出现 3 种基因组合方式，即 DD、Dd 和 dd，并且它们之间的数量比接近于 1 : 2 : 1。由于基因 D 对基因 d 的显性作用，F_2 只表现两种类型，即高茎和矮茎，并且这两种性状之间的数量比接近于 3 : 1（图 14–3）。

在豌豆高茎和矮茎这一对相对性状的杂交试验中，F_2 中共出现了 3 种基因组合的植株 DD、Dd 和 dd，其中基因组合为 DD 和 dd 的植株，都是由相同基因的配子结合成的合子发育成的个体，称为纯合子（体），也称为纯种；而基因组合为 Dd 的植株，是由不同基因的配子结合成的合子发育成的个体，称为杂合子（体），也称为杂种。纯合子（体）能够稳定地遗传，它的自交后代不会再发生性状分离；杂合子（体）不能稳定地遗传，它的自交后代还会发生性状分离。

孟德尔又设计了测交试验（图 14–4），来验证他对分离现象的解释是否正确。测交就是让 F_1 代与隐性纯合子杂交，用来测定 F_1 的基因组合方式。按照上述对分离现象的解释，子一代 F_1(Dd)在与隐性纯合子(dd)杂交时，F_1 产生了含有基因 D 和基因 d 的两种配子，它们的数目是相等的，而隐性纯合子（dd）只能产生一种含有基因 d 的配子。测交的后代，一半数目是高茎（Dd），另一半数目是矮茎（dd），这两种性状的数量比接近于 1：1（高茎:矮茎）。孟德尔测交试验结果符合预期的设想，从而证明了 F_1 是杂合子（Dd），还证明了 F_1 在形成配子时，成对的等位基因发生了分离，分离后的基因分别进入到不同的配子中。

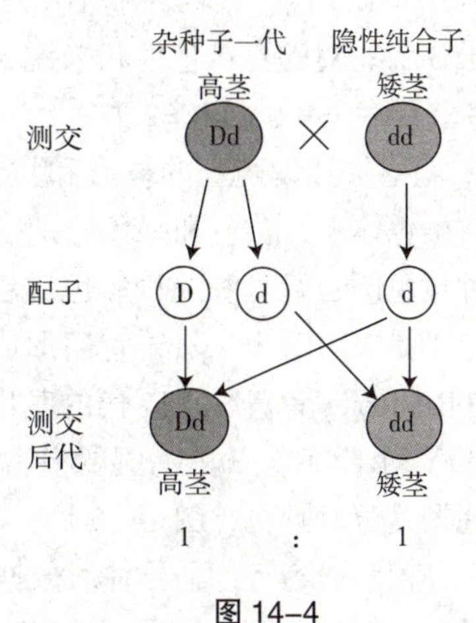

图 14–4

对于分离定律，在遗传分析时，常用最基本的六种杂交组合方式：DD×DD→DD；dd×dd→dd；DD×dd→Dd；Dd×dd→Dd：dd＝1：1；Dd×Dd→1DD：2Dd：1dd＝3：1；DD×Dd→DD：Dd＝1：1。在遗传系谱分析中，常需要根据后代的分离比推知亲代的基因型与表现型，有以下规律：①若后代性状分离比接近显性：隐性=3：1，则双亲双方都是杂合子。②若后代性状分离比接近于显性：隐性=1：1，则双亲为分离定律中的测交类型。③若后代性状只表现显性性状，则双亲至少有一方为显性纯合子。

二、自由组合定律

孟德尔通过豌豆的一对相对性状的遗传试验，总结出基因的分离规律后，他又通过豌豆的两对(或多对)相对性状的遗传试验，总结出基因的自由组合规律。具有两对(或多对）相对性状的亲本杂交，F_1（杂合体）产生配子时，等位基因随同源染色体的分离而分离，非同源染色体上的非等位基因表现为自由组合，这就是自由组合定律。

孟德尔在用纯种黄色圆粒豌豆和纯种绿色皱粒豌豆作亲本进行杂交，无论正交还是反交，结出的豌豆种子（F_1）都是黄色圆粒的。这结果说明，黄色对绿色是显性，圆粒对皱粒也是显性。孟德尔又让 F_1 植株进行自交，在产生的 F_2 中，不仅出现了亲代原有的性状，即黄色圆粒和绿色皱粒豌豆，还出现了新的组合性状，即绿色圆粒和黄色皱粒豌豆。试验结果显示出在不同对的性状之间发生了自由组合（图 14–5）。

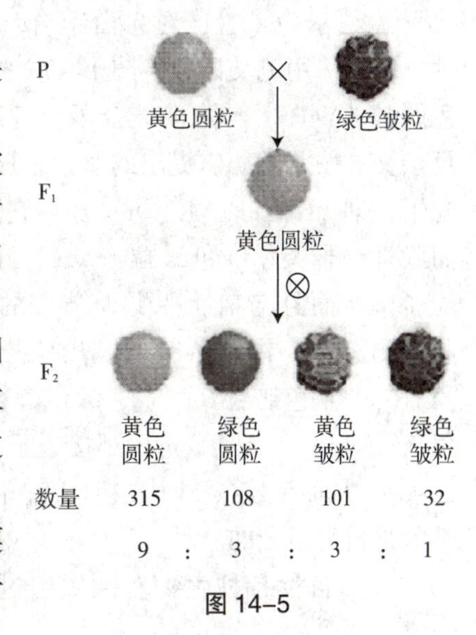

图 14–5

孟德尔对试验的结果进行统计学分析，在得到的 556 粒种子中，黄色圆粒、绿色圆粒、黄色皱粒和绿色皱粒的数量依次是 315、108、101 和 32，这四种表现型接近于 9：3：3：1。

如果对每一对性状进行单独分析，依然遵循分离定律。对豌豆粒形性状来说，圆粒种子

315+108=423 粒，皱粒种子 101+32=133 粒，圆粒：皱粒 =423：133=3.18：1，其比例接近于 3：1；对豌豆粒色性状来说，黄色种子 315+101=416 粒，绿色种子 108+32=140 粒，黄色：绿色 =416：140=2.92：1，其比例接近于 3：1。

孟德尔假设豌豆的粒形和粒色分别由一对等位基因控制，这两对等位基因位于不同对染色体上，黄色和绿色分别是由 Y 和 y 控制，圆粒和皱粒分别是由 R 和 r 控制。因此，纯种黄色圆粒豌豆和纯种绿色皱粒豌豆的基因型就分别是 YYRR 和 yyrr，它们形成的配子则分别是 YR 和 yr，受精后，F_1 代的基因型就是 YyRr。由于 Y 对 y、R 对 r 具有显性作用，所以，F_1 的表现型是黄色圆粒（图 14–5）。

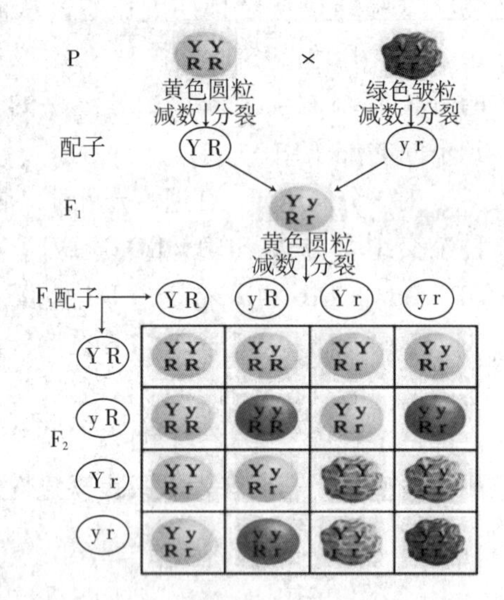

图 14–6

F_1 代自交产生配子时，根据基因的分离定律，每一对等位基因都要发生彼此分离，所以 Y 与 y 分离，R 与 r 分离。孟德尔认为，在等位基因分离的同时，不同对的等位基因之间可以自由组合，即非等位基因之间可以自由组合，也就是 Y 可以与 R 或 r 组合，y 可以与 R 或 r 组合，它们之间的组合是彼此独立、互不干扰的。这样，F_1 产生的雌配子和雄配子就各自有 4 种，它们分别是 YR、Yr、yR 和 yr，而且它们数量比接近于 1：1：1：1。

由于受精时雌雄配子是随机结合的，因此，有 16 种结合的方式。在这 16 种结合方式中，共有 9 种基因型和 4 种表现型。9 种基因型是 YYRR、YYRr、YyRR、YyRr、Yyrr、Yyrr、yyRR、yyRr 和 yyrr；4 种表现型是黄色圆粒、黄色皱粒、绿色圆粒和绿色皱粒，4 种表现型之间比例接近于 9：3：3：1（图 14–6）。

孟德尔为了验证对自由组合现象假设的正确性，依然采用测交试验（图 14–7），也就是 F_1 代黄色圆粒（YyRr）与隐性纯合子绿色皱粒（yyrr）豌豆杂交。按照孟德尔提出的假设，F_1 能够产生 4 种配子，即 YR、Yr、yR、yr，并且它们的数目相等，而隐性纯合类型绿色皱粒（yyrr）豌豆只产生一种配子 yr，而且与前 4 种配子结合的机会相等。因此，测交的结果产生 4 种类型的后代，即黄色圆粒（YyRr）、黄色皱粒（Yyrr）、绿色圆粒（yyRr）和绿色皱粒（yyrr），并且数量比都接近于 1：1：1：1（图 14–8）。从而证实了 F_1 代在形成配子时，不同对的基因是自由组合的。

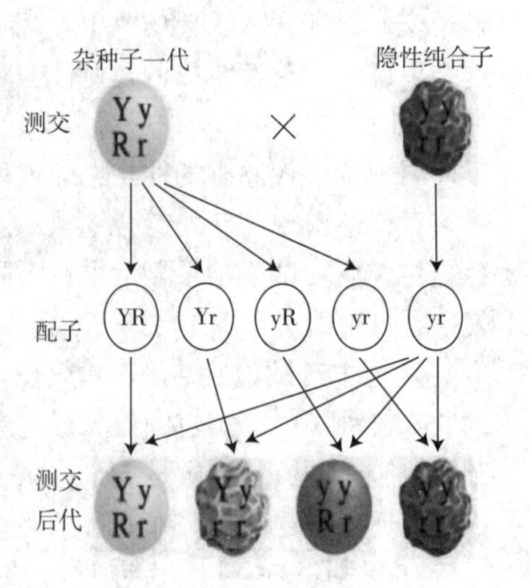

图 14–7

在大自然各种生物有性生殖过程中，由于基

因自由组合、重组产生新基因型，从而产生变异，这是生物多样性的原因之一。在农业生产上，人们根据需要，把具有不同优良性状的两个亲本进行杂交，使两个亲本的优良性状组合到一起，选育优良品种。在人类遗传中，多个正常性状的遗传就体现了父母基因的自由组合，使后代子女表现出即像父亲又像母亲的性状。在医学实践中，人们也需要运用基因的自由组合定律来分析家系中两种遗传病同时发病的情况，并且推断出后代的基因型和表现型以及它们表现的频率，为遗传病的预测和诊断提供理论依据。

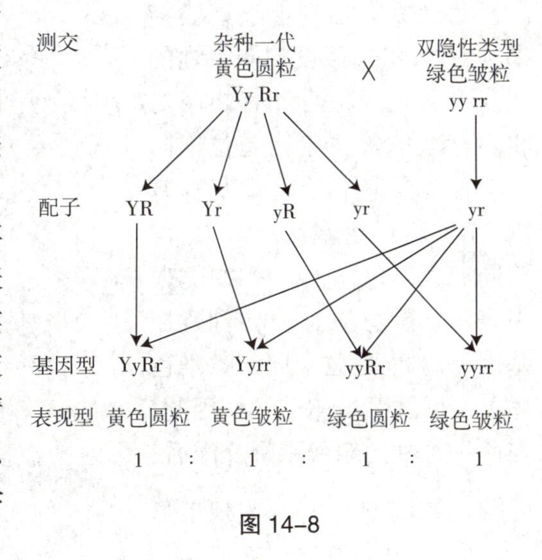

图 14-8

三、连锁和互换定律

自由组合定律针对的是非同源染色体上的非等位基因的遗传规律，但还有一些基因是位于同一染色体上，这一现象称为基因连锁。1909 年美国遗传学家摩尔根和他的同事们在孟德尔定律基础上，利用果蝇进行大量的杂交试验，发现位于同源染色体上不同位置的两对（或两对以上）等位基因的遗传规律，即遗传的第三个基本定律——基因的连锁和互换规律。其基本内容是，在生殖细胞形成过程中，两对（或两对以上）等位基因位于同一对同源染色体上，在遗传时位于同一个染色体上的不同（非等位）基因常常连在一起不相分离，进入同一配子中，这就是基因的连锁规律。在生殖细胞形成时，一对同源染色体上的不同对等位基因之间可以发生交换。基因连锁和互换规律的实质就是，在生殖细胞形成过程中，位于同一染色体上的不同基因，在减数分裂过程形成配子时，常常连在一起进入配子；在减数分裂的四分体时期，由于同源染色体上的等位基因随着非姐妹染色单体的交换而发生互换，因而产生基因的重组。

1. 完全连锁遗传（连锁定律） 野生果蝇为灰身长翅类型，在试验饲养中出现黑身残翅的变异类型。摩尔根和他的同事们用纯种灰身长翅果蝇与纯种黑身残翅果蝇交配，他们发现子一代（F_1）全是灰身长翅。由此可以看出，果蝇的灰身（B）对黑身（b）是显性，长翅（V）对残翅（v）是显性。因此，纯种的灰身长翅果蝇的基因型和纯种的黑身残翅果蝇的基因型应该分别是 BBVV、bbvv。F_1 代的基因型应该是 BbVv（图 14-9）。

摩尔根又让 F_1 代的雄果蝇（BbVv）与双隐性类型的雌果蝇（bbvv）进行测交，按照自由组合定律推断，测交后代中应该出现 4 种不同的类型，即灰身长翅、灰身残翅、黑身长翅、黑身残翅，而它们之间的数量比应该为 1∶1∶1∶1 的比例。然而，测交试验的结果与原来推断的完全不同，只出现两种和亲本完全相同的类型，即灰身长翅（BbVv）和黑身残翅（bbvv），并且两者的数量各占 50%，呈 1∶1 的比例。显然，这个测交试验的结果无法用基因的自由组合定律来解释清楚。

为什么会出现上述试验结果呢？摩尔根假设控制果蝇的灰身和长翅、黑身和残翅两对相对性状的等位基因是位于同一对同源染色体上，即灰身基因（B）和长翅基因（V）是位于同一条染色体上，可以用 $\underline{BV}$ 来表示；黑身基因（b）和残翅基因（v）也是位于同一条染色体上，可以用 $\underline{bv}$ 来表示。因此，当两种纯种的亲代果蝇交配后，F_1 代的基因型为$\frac{BV}{bv}$，表现型是灰身长翅。由于 F_1 代雄果蝇产生配子时，原来位于同一条染色体上的两个基因（B 和 V、b 和 v）就不能分离，而是连在一起向后代传递而不能自由组合。所以，当 F_1 代雄果蝇与黑身残翅的雌果蝇交配后，只能产生灰身长翅（$\frac{BV}{bv}$）和黑身残翅（$\frac{bv}{bv}$）两种类型，而且这两者的数量各占 50%，呈 1∶1 的比例。

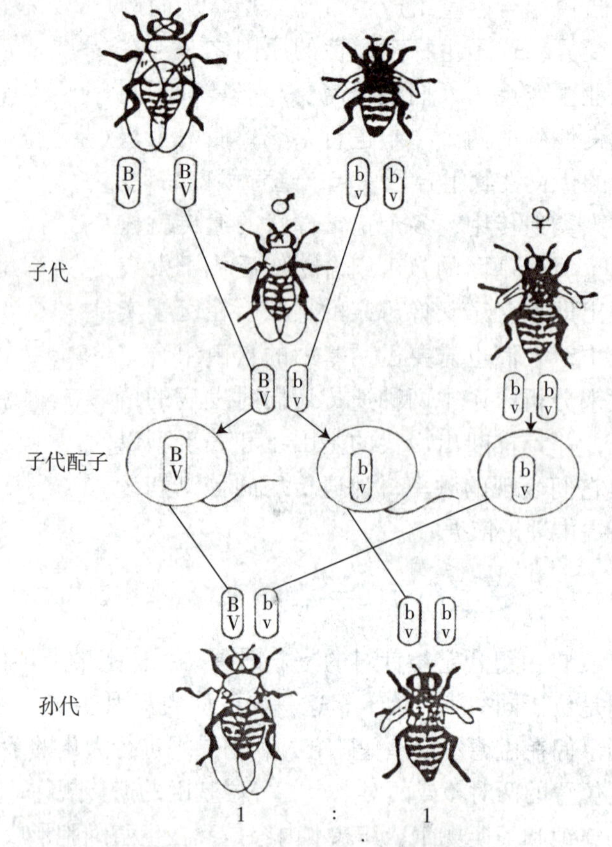

图 14–9 完全连锁遗传现象基因图解

摩尔根将位于一对同源染色体上的两对（或两对以上）等位基因，在形成配子的时候，同一条染色体上的不同基因连在一起传递的现象称为连锁。像上述雄果蝇的测交试验中，连锁的基因不发生交换，而是连在一起向后代传递的现象，就称为完全连锁（又称连锁定律）。在完全连锁中，由于基因没发生交换，所以后代只表现出亲本类型（图 14–9）。

2. 不完全连锁遗传（互换定律） 摩尔根和他的同事们，还做了另一组试验，他们让子一代（F_1）灰身长翅的雌果蝇（BbVv）与隐性纯合类型黑身残翅的雄果蝇（bbvv）测交，所得的结果如图 14–10 所示。从结果可以看出，虽然测交后代的表现型与基因自由组合定律中测交的结果是一样的，也是 4 种类型，即灰身长翅、灰身残翅、黑身长翅、黑身残翅。但是，四种表现型之间的数量比并不符合基因自由组合定律中的 1∶1∶1∶1，而是大部分（84%）表现出与亲本表现型相同类型，小部分（16%）表现出与亲本表现型不同类型。

摩尔根认为，位于同一条染色体上的两个基因的连锁关系不是绝对的，有时是可以改变的（图 14-11）。在生殖细胞进行减数分裂形成配子的过程中（即四分体时期），部分同源染色体中来自父方的染色单体与来自母方的染色单体进行相互交换，在交换区段上的等位基因也随之发生交换。这种交换可以产生新的基因组合，产生不同的配子，即 Bv 配子和 bV 配子。因此测交后，在子代产生了与亲代表现型相同类型灰身长翅、黑身残翅的同时，也产生了与亲代表现型不同的新类型灰身残翅、黑身长翅。

测交后代的数量比为什么不是 1∶1∶1∶1？这是因为 F_1 代在形成配子时，在同一条染色体上连锁基因大部分是连在一起传递的，因而生成的 BV 配子和 bv 配子比较多（各占 42%），只有一小部分发生交换，产生了新的组合，因此形成的 Bv 配子和 bV 配子很少（各占 8%）。结果就形成后代表现型比例为灰身长翅占 42%，黑身残翅占 42%，灰身残翅占 8%，黑身长翅占 8%。

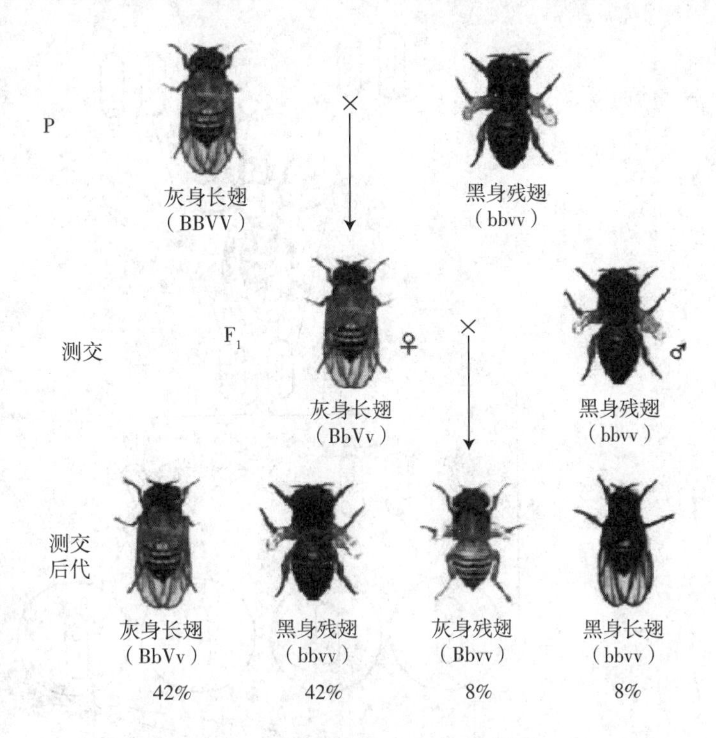

图 14-10　雌果蝇的连锁交换遗传试验

在上述雌果蝇的测交试验中，在配子形成过程中，同源染色体间的非姐妹单体之间可能发生交换，使位于交换区段的等位基因发生互换，这种因连锁基因互换而产生的基因重组，是形成生物新类型的原因之一。由于基因在向下一代传递的过程中，不仅有连锁，还出现交换，因此，这种遗传方式就称为不完全连锁遗传。

在遗传学三大定律的关系中，基因的自由组合定律和连锁互换定律，是建立在基因的分离规律的基础上的，生殖细胞形成过程中，在减数第一次分裂时，同源染色体上的等位基因要彼此分离，在分离之前，同时可能发生部分染色体的交叉互换。在同源染色体分离的基础上，非同源染色体上的非等位基因又要进行自由组合，从而形成各种组合的配子。可见三大规律在生殖细胞形成过程中是相互联系、同时进行、同时作用的。

基因的连锁和互换定律，在动植物育种工作和医学实践中都具有广泛的应用价值。

在育种工作中，人们根据育种目标选配杂交亲本时，必须考虑基因之间的连锁关系。如果几个有利性状的基因能连锁在一起遗传，这对育种工作就很有利。例如，大麦抗秆锈病与抗散黑穗病的基因就是连锁一起的，在育种中只要选择大麦抗秆锈病的植株，就等于同时选择了抗散黑穗病的植株，达到一举两得、提高效率的目的。但是如果不利性状与有利性状的基因连锁在一起，就要采取人工措施打破基因连锁，使基因发生交叉互换，让人们需要的基因重组在一起，从而培育新的优良品种。在医学临床实践中，可以利用基因的连锁和互换定律，来推测某种遗传病在胎儿中发生的可能性，从而达到优生优育的目的。

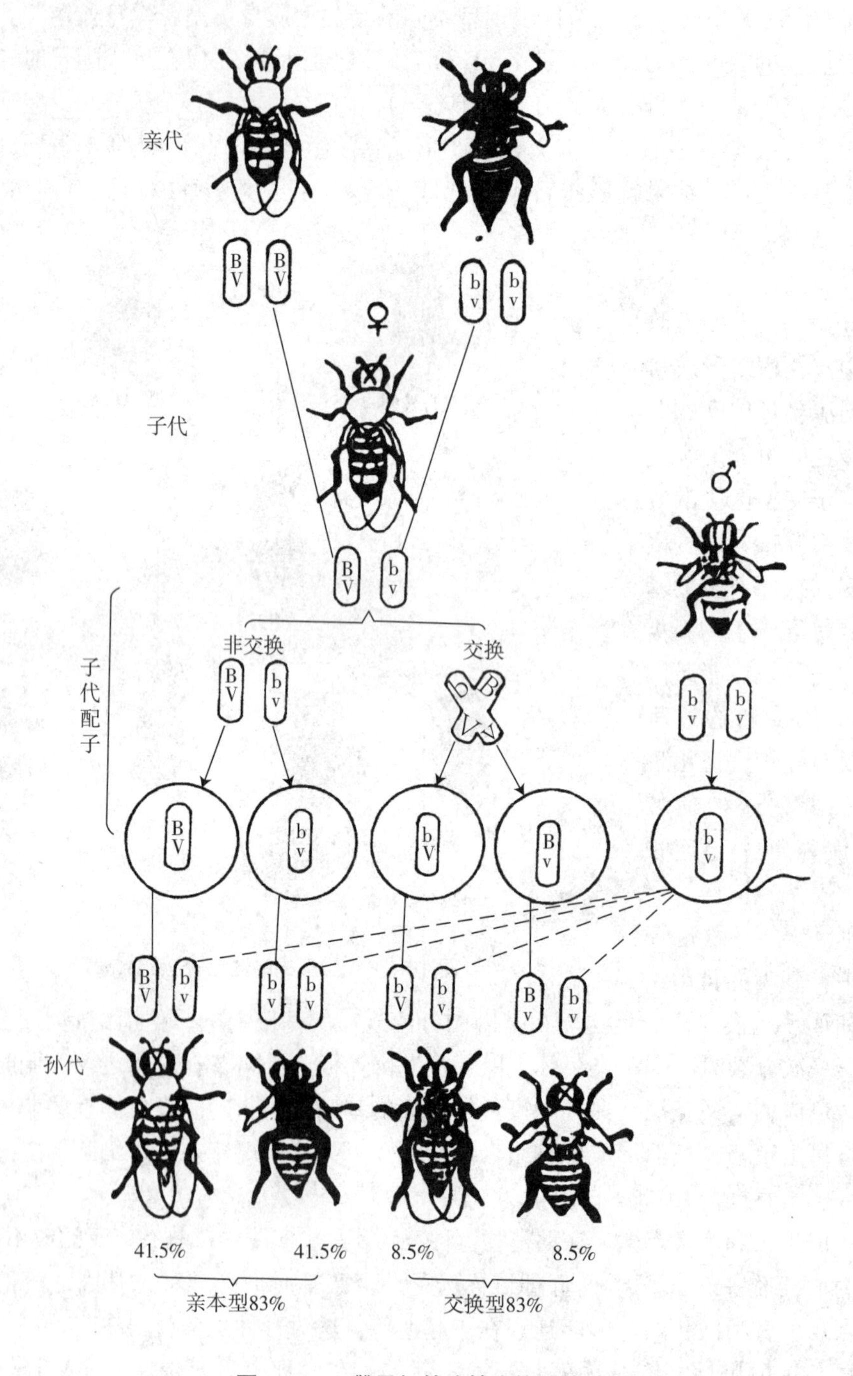

图 14-11　雌果蝇的连锁交换遗传试验

第二节 单基因遗传的基本概念

一、单基因遗传的概念

单基因遗传是指受一对等位基因控制的性状遗传，其遗传方式遵循孟德尔定律，故又称为孟德尔式遗传（Mendelian inhertance）。单基因遗传病是指人类中受一对等位基因控制的遗传性疾病，也称为孟德尔式遗传病。人类的遗传病是指主要由于遗传物质的改变而引起的疾病。

目前由于环境污染、生态平衡遭到破坏，基因突变频率增高，人群中致病基因增加，导致人类遗传病每年在以 10 ~ 50 种的速度递增，遗传病已经对人类健康构成严重的威胁。已知的人类遗传病（如较为常见的红绿色盲、血友病、白化病等）中，其遗传方式大部分已经阐明。但是要注意一些表现相似的疾病，其病因和遗传方式可能各异，因而其预防、再发风险和预后也不相同。遇到问题时，应注意进行完整的谱系分析和有关的特殊检查。

二、系谱与系谱分析法

在临床上判断单基因遗传病的遗传方式，最常用的是系谱分析法（pedigree analysis）。系谱（或系谱图）（pedigree）是指从先证者入手详细调查其家族成员（直系亲属和旁系亲属）的发病情况，并按一定方式将调查结果绘制成的图谱，其中绘制系谱

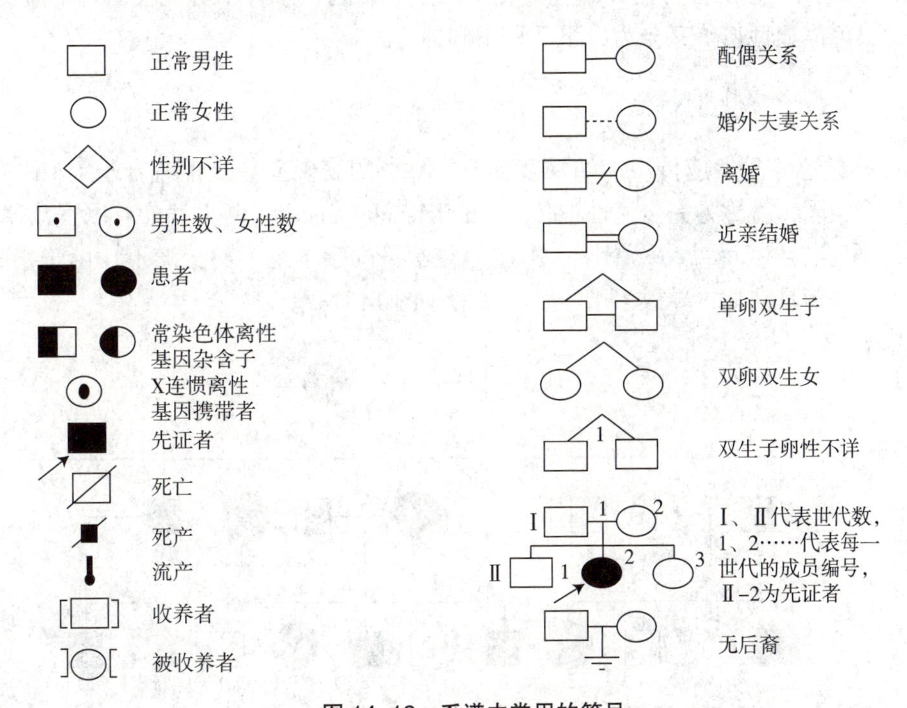

图 14-12 系谱中常用的符号

时常用符号见图 14-12。先证者（proband）是指家族中第一个被确诊为遗传病的患者。系谱分析法的基本程序，首先对某遗传病患者各家族成员的发病情况进行详细调查，再按一定方式将调查结果绘成系谱，然后根据孟德尔定律对各成员的表现型和基因型进行分析。通过系谱分析法可以判断某种遗传病是哪种单基因遗传病，以及确定单基因遗传病的遗传方式，探讨遗传异质性的存在。另外，系谱分析法也是遗传风险分析、连锁分析和产前诊断中必不可少的工具。

第三节　人类单基因遗传病的遗传方式

一、常染色体显性遗传病的遗传

某种性状或疾病受常染色体上的显性基因控制，这种遗传方式就称为常染色体显性遗传（autosomal dominant inheritance，AD），被这种遗传方式控制的疾病就称为常染色体显性遗传病。人类的致病基因早期时都是由正常基因突变而来的，其突变频率比较低，介于 1% ~ 1‰之间，所以，常染色体显性遗传病患者常常是杂合的基因型，单纯的纯合基因型的患者很少。

在常染色体显性遗传中，如果用 A 表示决定某种显性性状的显性基因，用 a 表示其相应的隐性性状的隐性基因，那么根据显性与隐性的遗传方式，纯合子（AA）和杂合子（Aa）都表现出显性基因 A 控制的显性性状，纯合子（aa）表现出隐性性状。

由于基因表达受各种内外环境等复杂因素的影响，杂合子可能会出现不同的表型，所以常染色体显性遗传又分为以下几种不同的方式。

（一）完全显性遗传

在常染色体显性遗传中，如果杂合子（Aa）的表现型与显性纯合子（AA）的表现型是完全相同，就称为完全显性遗传（completedominance）。常见病症有以下几种：

1. 短指症（brachydactyly） 本症为较常见的手（足）部分畸形，由于指骨或掌骨变短，或指骨缺如，导致手指（趾）变短（图 14-13）。

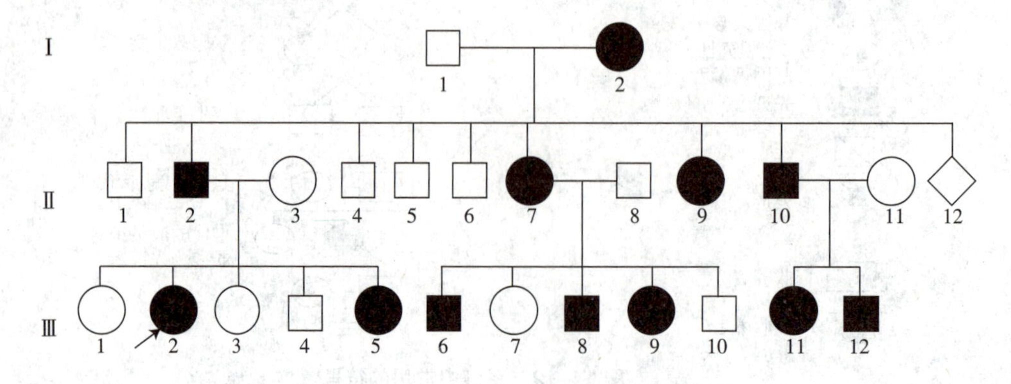

图 14-13　一个短指（趾）症系谱

从系谱分析（图 14–13）可以看出，男女均可发病，与性别无关，所以本病是由某对常染色体的基因决定的，而且是连续遗传，说明是常染色体显性遗传。假设决定短指的基因是显性基因 A，相对应的正常指为 a，则短指症病人的基因型是 AA 或者 Aa，正常人的基因型是 aa。AA、aa 都是纯合子，Aa 是杂合子。由于 A 对 a 是显性的，基因 A 的作用在杂合子时完全表现出来，纯合子（AA）和杂合子（Aa），它们在临床表现上并无区别，故称为完全显性遗传。但显性纯合子很少见，临床上常见的情况都是杂合子患者（Aa）和正常人（aa）之间的婚配居多（图 14– 14），其后代，短指症患者与正常人的比例为 1 ∶ 1，也就是说，他们的后代将有约 1/2 子女发病。如果是两个短指症杂合子患者婚配，其后代约 3/4 的子女将发病，只有约 1/4 子女正常。

图 14–13 的每个患者基因型都是杂合子（Aa），他（她）们的致病基因 A 一定来自双亲其中的一方，因此双亲其中的一方也是 Aa，肯定也是患者，这样就会出现三代连续传递的现象。正常人的基因型都是 aa，患者的正常亲属也应都是 aa，其所生的子女也都可能完全正常。从系谱可以看出该家族共有 25 人，其中短指症患者 12 人（男 5 女 7），短指症患者与正常人的比例接近为 1 ∶ 1。这种比例在家族人数多的大样本观察中，会比较明显地反映出来，但在子女数较少的小家庭，有时会不能反映出这种特点而出现较大的偏差。

上述系谱基本反映了常染色体显性遗传病特点：①患者的双亲中往往有一个是患者，而且大部分是杂合子患者。②男女患病的机会均等，患者的同胞中，约有 1/2 的个体患病。③患者的每个子女均有 1/2 的发病风险，所以在系谱中表现出来连续遗传的特点。④双亲无病时，子女一般不患病。

2. 家族性多发性结肠息肉症　这也是常染色体完全显性遗传病的一个常见病例，属于腺瘤性息肉综合征的一种，系谱见图 14–15。患者的全结肠与直肠均会有多发性腺瘤，息肉数从 100 个左右到数千个不等，最小黄豆大小，最大直径数厘米，常密集排列，有时成串排列。儿童时期常有腹泻，粪便常混有黏液及血液，也会有腹绞痛、贫血、

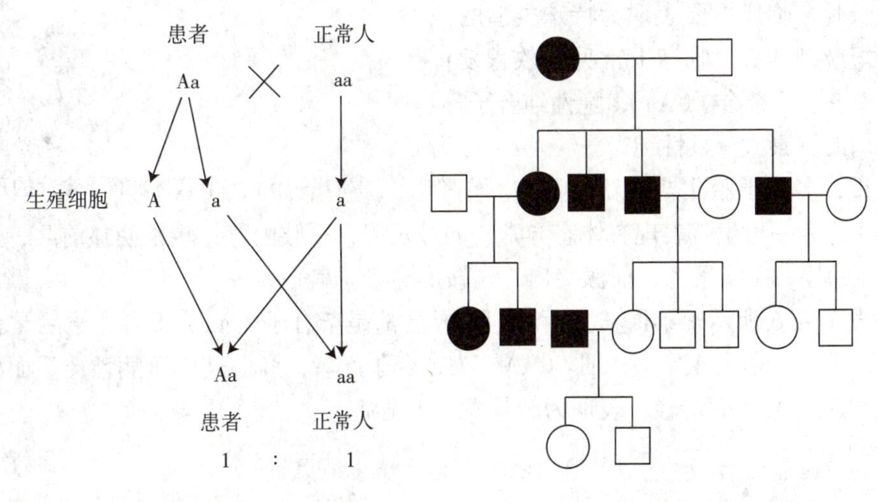

图 14–14　一例短指（趾）症的遗传图解

图 14–15　一个家族性多发性结肠息肉症的系谱

体重减轻和肠梗阻等症状。比较常见在青春期或青年期发病，好发年龄为 20 ~ 40 岁，然后恶变成结肠癌。根据其临床特征，经纤维结肠镜及活组织检查一般可以确诊。

家族性多发性结肠息肉症的基因型有两种，即纯合子（AA）和杂合子（Aa），他们在临床表现上并无区别。绝大多数家族性多发性结肠息肉症患者是杂合子（Aa）。杂合子患者（Aa）和正常人（aa）婚配，其后代患者与正常人的比例也是为 1 ∶ 1，即子女中会有 1/2 的几率发病。图 14-15 的第Ⅳ代成员，目前表现正常，但不代表他们不患此病，有可能年龄太小还未表现出相关症状。作为父母要及时带孩子去医院就诊，进行检查，早期发现病情，尽早治疗。

3. 遗传性并指(趾)症 表现为手足并指(趾)，两个或更多指(趾)完全连在一起，可同时合并其他发育异常，也是常染色体显性遗传病的常见病例之一。本病常见于儿童期，波及小指，有时波及无名指和中指，导致近端指间关节持久性屈曲，但不侵及掌指关节和掌部腱膜。在非洲某些贫困地区，几乎全村人全表现为并指(趾)，不分男女老少，有的仅有两指（趾），形同鸵鸟。

（二）不完全显性遗传

某些生物性状受常染色体上的显性基因控制，但杂合子（Aa）的表现型介于显性纯合子（AA）与隐性纯合子（aa ）的表现型之间，在杂合子（Aa）中，基因 a 的作用也有一定程度的表达，这样的遗传方式称为不完全显性遗传（incompletedominance），也称半显性遗传（semi-dominance）。常见病症有家族性高胆固醇血症、软骨发育不全症、β 珠蛋白生成障碍性贫血、苯硫脲尝味能力（PTC）等。

软骨发育不全症又称为胎儿型软骨营养障碍、软骨营养障碍性侏儒等，是一种由于软骨内骨化缺陷的先天性发育异常，主要影响长骨，临床主要表现为特殊类型的侏儒——短肢型侏儒。临床上常见的软骨发育不全症患者多为杂合子(Aa)，隐性纯合子(aa)是无病的健康人，显性纯合子（AA）因为畸形严重，多死于胎儿期或新生儿期。杂合子（Aa）患者一出生就表现有体态异常，四肢短粗，下肢内弯，腰椎明显前凸，臀部后突，手足短厚，手指平齐，前额突出，马鞍形鼻梁，扁平鼻等。

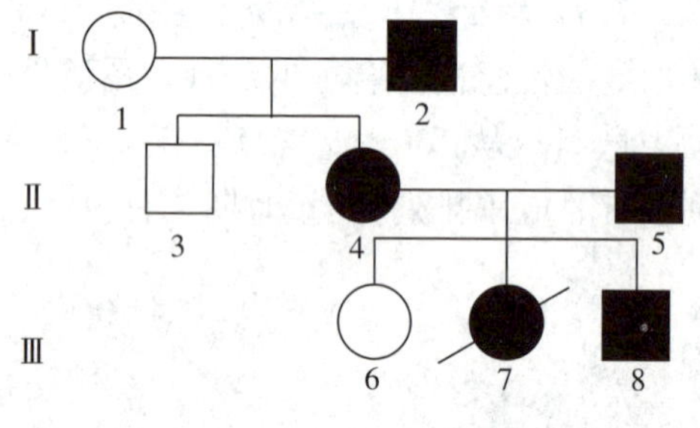

图 14-16 一个软骨发育不全症的系谱

如图 14-16 所示，第II_4成员和第II_5成员都是杂合子（Aa）患者，婚后孕育了三个孩子，III_6（aa）为正常人，III_7（AA）为纯合子患者，胚胎期由于病情严重而死亡导致流产，III_8（Aa）病情轻，表现为软骨发育不全症。

（三）共显性遗传

一对等位基因在杂合情况下，彼此之间没有显性和隐性区别，两种基因的作用都同时表现出来，这种遗传方式称为共显性遗传（co-dominace）或等显性遗传。

人类ABO血型中AB血型的遗传方式，就属于共显性遗传。人类常见的ABO血型可有A、B、AB和O型四种血型的存在。基因I^A决定红细胞膜上有A抗原；基因I^B决定红细胞膜上有B抗原；基因i会使红细胞膜上既不形成A抗原也不形成B抗原，因此基因型i i就会表现为O血型。由于I^A、I^B和i三种基因都位于9号染色体长臂的同一位点上，是由同一基因经突变产生的，像这样的情况，在位于同一对同源染色体上某一特定的等位基因不是两种（A和a），而是三种或三种以上，就称为复等位基因（multiple alleles）。对于一个群体来说，有I^AI^A、I^Ai、I^BI^B、I^Bi、I^AI^B、ii六种基因组合形成。由于基因I^A或I^B对基因i是显性，所以基因型$I^A I^A$或I^A i的个体就表现为A型血，而基因型$I^B I^B$或I^B i的个体就表现为B型血。基因型ii为隐性纯合子就表现为O型血。由于，基因$I^A I^B$是共显性关系，所以杂合子I^A和I^B的作用全表现出来，就形成AB型血的个体。根据孟德尔分离定律进行分析判断，可以通过已知双亲的血型，推算出子女中可能有的血型或不可能有的血型（表14-2）。如已知母亲和孩子的血型，就可以判断父亲是什么血型或不可能是什么血型，反之亦然。这在法医学与亲子鉴定上有一定的作用。但情况不是绝对，还要考虑基因突变的情况，也许会有特殊情况出现，宜全面检查分析。

表14-2 双亲与子女之间可能血型遗传的关系

双亲的血型	子女中一般会有的血型	子女中一般不会有的血型
A×A	A、O	B、AB
A×O	A、O	B、AB
A×B	A、B、AB、O	—
A×AB	A、B、AB	O
B×B	B、O	A、AB
B×O	B、O	A、AB
B×AB	A、B、AB	O
AB×O	A、B	AB、O
AB×AB	A、B、AB	O
O×O	O	A、B、AB

此外，人类的MN血型、人类的组织相容性抗原（human lecocyte antigen，HLA）系统等都是常见的共显性遗传的例子。

（四）不规则显性遗传

通常带有显性致病基因的个体就会发病，但现实中并非完全如此。有些杂合子（Aa）并不表现病症，这可能是由于受到修饰基因、环境等因素的影响而不表现出临床症状，失去显性特点而不外显，在表现程度之间有差异，就称为不规则显性（irregular dominance）。修饰基因（modifier gene）是指本身没有明显的表现型效应，但能对主基因发生影响，从而出现不同的表现度和不完全的外显率。常见有多指症、Marfan综合征、

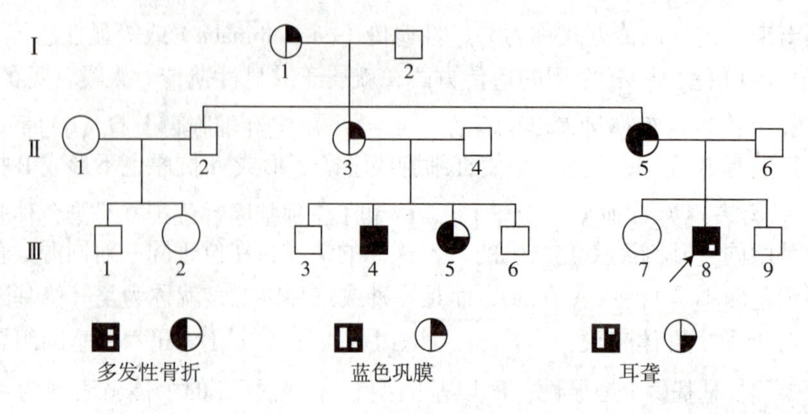

图 14-17　一个成骨不全病症系谱

成骨不全症 I 型等。

图 14-17 是一个成骨不全症的系谱，该家族中的患者有一共同的致病基因（A），均是由 I_1 传递而来，但是他们之间的临床表现却有很大的差别。先证者 III_8 有蓝色巩膜，并发多次骨折；但其母亲 II_5 只有一次骨折史，其姨母 II_3 和外祖母 I_1 都只有蓝色巩膜，其姨表兄 III_4 则出现多次骨折，并伴有耳聋症状，可见这些患者很明显存在着表现程度不一致的情况。杂合子（Aa）在不同遗传背景和环境因素影响下，其性状表现程度的差异就称为表现度（expressivity）。上述几种患者症状表现程度的区别可以解释为，I_1、II_3 由于遗传背景中可能存在着减弱基因（reducer gene）在起作用，所以其表现程度轻；III_4、III_5 和 III_8 的遗传背景中，可能存在增强基因（enhancergene）在起作用，所以表现程度就重。

多指症也是不规则显性的典型实例之一，图 14-18 是一个多指的系谱。先证者 II_2 患多指症，由于其后代一对儿女是多指症患者，所以可推断出 II_2 的基因型一定是杂合子，II_2 的父母的表型都正常，那么 II_2 的致病基因到底来自父亲还是母亲？从系谱特点可知，II_2 的致病基因应是来自父亲（I_3），这可从 II_2 的二伯父为多指症患者而得到证实。I_3 带有的致病基因（A）由于某种因素未能得到表达，所以未发病，但会有 50% 的机会向下一代传递这个致病基因，下一代在特殊的背景、适宜的条件下，又可能表现出多指症。

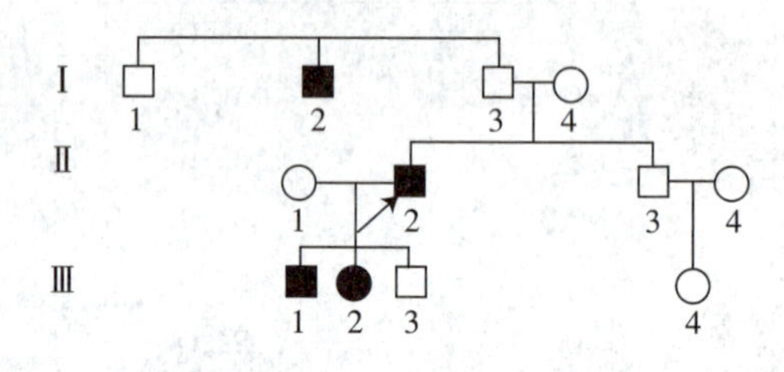

图 14-18　一个多指症的系谱

（五）延迟显性遗传

有些显性遗传病的杂合子个体并非一出生后即表现患病，而是到一定年龄才出现症状而发病，这种情况就称为延迟显性(delayed dominance)。常见有慢性进行性舞蹈病、脊髓小脑性共济失调 I 等。

慢性进行性舞蹈病（Huntington's chorea）又称为遗传性舞蹈病，是一种常染色体显性遗传性疾病，致病基因位于 4p16.3，以舞蹈样不自主动作和进行性智能衰退为特征，通常在 35 ~ 50 岁发病，也有十几岁发病或 60 岁以后发病的。临床表现为进行性不自主的舞蹈样运动，动作频率快，常累及全身肌肉，但以面部和上肢表现最为明显，常合并肌强直，到后期会有癫痫发作、智力衰退等，表现出语言缺陷、行为异常。

该病的杂合子（Aa）在 20 岁时只有 1% 发病，40 岁有 38% 发病，60 岁有 94% 发病。在这里，年龄对发病是一个重要的修饰因素。可见该病杂合子在个体发育早期，致病基因并不表达，需要到一定年龄后，致病基因的作用才会表达出来，因此称为延迟显性。

图 14-19 是一个遗传性舞蹈病系谱。$Ⅲ_1$ 并没有发病，但他的母亲（$Ⅱ_1$）和 2 个儿子（$Ⅲ_1$、$Ⅲ_2$）都患病了。因此，可以初步判断 $Ⅲ_1$ 携带有致病基因，由于某种原因未能表现出症状，从而出现了隔代传递现象。延迟显性的其中一个特点是，最年轻一代的患者比例常不足 1/2，图 14-19 中的第Ⅳ代患者仅有 3/13 即为佐证。

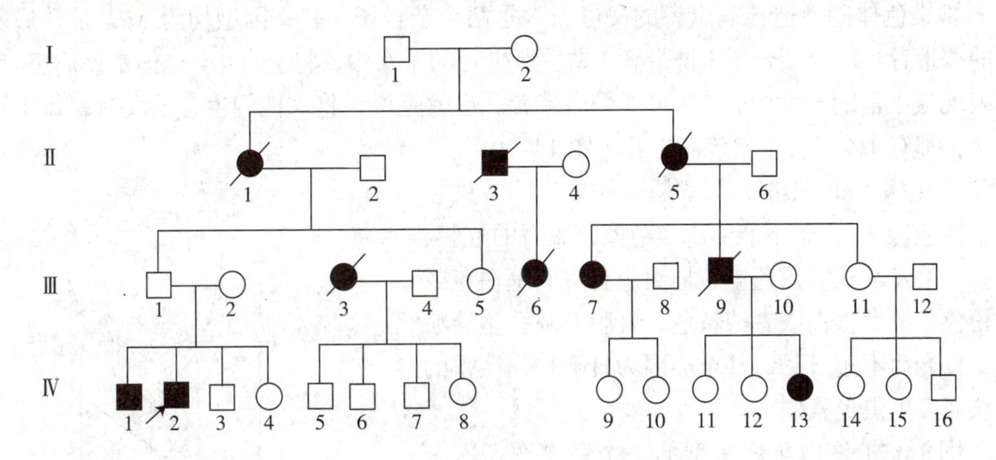

图 14-19　一个遗传性舞蹈病系谱

（六）从性显性遗传

从性显性遗传（sex influenced dominant inheritance）是指由于个体之间的差异，常染色体显性基因所控制的性状的表达会受到性别的影响，在不同性别中，杂合子（Aa）会表现出不同的遗传方式，如秃顶。秃顶主要表现为头前部到顶部头发慢性脱落，枕部及两侧仍有头发。杂合子（Aa）男性会出现早秃的现象，而杂合子（Aa）女性则不会出现早秃的现象，但是纯合子（AA）的女性会表现出早秃的现象。但是杂合子（Aa）女性会将早秃基因 A 传递给下一代，在其后代中 50% 的男性会表现出早秃。这种表达上的差异有可能与雄激素分泌有关。

常见的还有家族性高胆固醇血症、多指（趾）症、并指（趾）症、Marfan 综合征、黑色素斑 - 胃肠息肉病、进行性肌营养不良（面肩肱型）、先天性肌强直、强直性肌萎缩、家族性周期性四肢麻痹、先天性非溶血性黄疸、阵发性心动过速、家族性心肌病、体位性低血压、肢端动脉痉挛症、遗传性出血性毛细血管扩张症、地中海贫血、遗传性球形红细胞增多症、血小板无力症、结节性脑硬化症、牙齿缺如症等。

二、常染色体隐性遗传病的遗传

某种性状或疾病受到常染色体上的隐性基因控制，这种遗传方式就称为常染色体隐性遗传（autosomal recessiveinheritance，AR），由常染色体上的隐性致病基因引起的疾病就称为常染色体隐性遗传病。在个体是杂合子（Aa）时，由于有显性基因（A）的存在，隐性基因（a）控制的性状不能表现，所以杂合子并不发病，像这种表现型正常而带有致病基因的杂合子就称为携带者（carrier）。当隐性基因处于纯合状态（aa）时，隐性基因所控制的性状才能表现出来，隐性纯合子才能发病。据统计，已发现人类常染色体隐性遗传病已有一千七百三十多种，常见的有先天聋哑Ⅰ型、苯丙酮尿症Ⅰ型、白化病Ⅰ型、高度近视等。

常染色体隐性遗传病患者的父母通常是两个杂合子，其基因型均为 Aa，是致病基因的携带者。两个杂合子（携带者）婚后所生育的子女中，将会有 1/4 个体是该病患者，在表现型正常的子女中有 2/3 可能是携带者。也就是说，将来他们生育子女时，每生育一次，都有 1/4 机会生出该病患儿（图 14-20）。

白化病（albinism）Ⅰ型是一种常见的常染色体隐性遗传病。由于不能形成黑色素，患者的虹膜、皮肤、毛发都缺乏黑色素，导致患者皮肤呈白色或淡粉色，毛发银白或者淡黄色，虹膜及瞳孔呈淡粉色，畏光而不耐日晒，甚至会因为日晒灼伤裸露的皮肤而发生黑色素瘤。

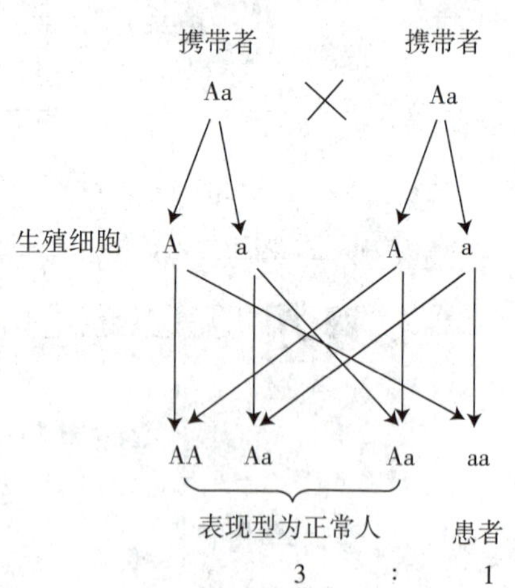

图 14-20　白化病的遗传图解

图 14-21 是白化病Ⅰ型的一个系谱图，这个系谱基本反映了常染色体隐性遗传病的特点。表现在：①患者（$Ⅳ_1$、$Ⅳ_3$、$Ⅳ_4$、$Ⅳ_{11}$）的双亲（$Ⅲ_2$、$Ⅲ_3$ 和 $Ⅲ_7$、$Ⅲ_8$）表现型正常，但均为致病基因的携带者（Aa）；②系谱中看不到连续传递的现象，表现为隔代遗传；③男女发病几率均等，患者大部分出现在同胞之间，约有 1/4 个体发病，但子女往往正常；④近亲婚配的后代发病几率显著增加，系谱中的 $Ⅲ_2$ 和 $Ⅲ_3$、$Ⅲ_7$ 和 $Ⅲ_8$ 都是近亲婚配，结果 $Ⅳ_1$、$Ⅳ_3$、$Ⅳ_4$、$Ⅳ_{11}$ 都表现为患者。可以看出，近亲婚配的夫妻，其后代发生常染色体隐性遗传病的几率比随机婚配的高得多，所以我国婚姻法禁止近亲结婚。

常染色体隐性遗传病的特点：①患者双亲的表现型往往是正常的，但是为携带者；②患者的同胞中有 1/4 的机会患同种病，男女发病几率相等；③患者的子女中少见有患儿，所以本病看不到连续遗传的现象；④近亲结婚时，子女的患病风险大大高于正常婚配，这是由于近亲之间共同继承了祖先的致病基因而导致。

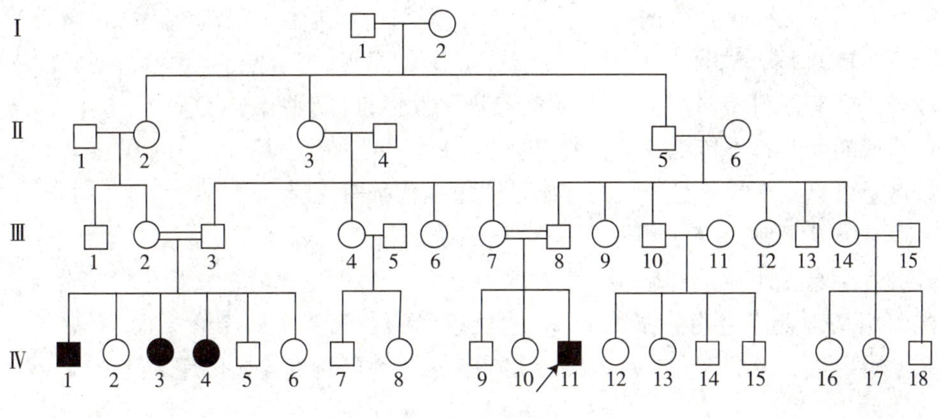

图 14-21 一个白化病Ⅰ型系谱

三、X连锁显性遗传病的遗传

在X连锁遗传中，基因的传递方式不同于常染色体上的基因传递，父亲X染色体上的基因不能传给儿子，只能传给女儿。因此，男性只能从母亲那里获得X染色体上的基因，将来也只能传给女儿，不存在从男性到男性的传递，所以称为交叉遗传（criss-cross inheritance）。

X连锁显性遗传（X-linked dominant inheritance，XD）是指决定性状或疾病的基因位于X染色体上，而且该基因为显性基因。由X染色体上显性基因控制的遗传病就称为X连锁显性遗传病。常见的遗传病有抗维生素D性佝偻病、遗传性肾病等。

女性有两条X染色体，其中任何一条带有显性致病基因都会患病。如果是显性纯合子患者，则病情会更为严重。而男性只有一条X染色体，如果带有致病基因，就表现为患者，若带有正常基因就是正常人。因此，这类遗传病的女性患病率为男性发病率的2倍。

抗维生素D佝偻病（vitamin D resistant rickets，VDRR）属于X连锁显性遗传病。它是一种以低磷酸血症导致骨发育障碍为特征的遗传性骨病。患者主要是因为肾曲小管对磷的转运机制存在某种障碍，而导致尿排磷酸盐增多，血磷酸盐降低而影响骨质钙化，形成佝偻病。患儿多于1周岁左右发病，常见O形腿、骨骼发育畸形、多发性骨折、生长缓慢等症状。患者若用常规剂量的维生素D治疗没有效果，故称为抗维生素D性佝偻病。从临床表现来看，女性患者的病情较男性患者轻，多数只有低磷血症，骨骼异常，表现为不完全显性，这可能是因为女性患者多为杂合子，其中正常X染色体的基因还能发挥一定的作用。男性佝偻病病情严重，下肢畸形比较明显。

图14-22为一个抗维生素D佝偻病的男性与正常女性婚配的遗传图解，可以看到他们的后代中，儿子均正常，女儿全部患此病。这也是X连锁显性遗传病一个显著特点，男性患者X上的致病基因只传给他的女儿，不传给儿子。

图14-23是一个抗维生素D佝偻病系谱，男性患者$Ⅰ_1$（X^DY）与正常女性（X^dX^d）结婚，由于男性患者X染色体上的致病基因只传给他的女儿，不传给儿子，故$Ⅱ_2$、$Ⅱ_3$、$Ⅱ_4$

都发病。Ⅱ$_4$（X^DX^d）能产生两种配子 X^D、X^d，她与正常男性（X^dY）结婚，理论上儿子、女儿都有可能患病，故Ⅲ$_1$（X^DY）、Ⅲ$_5$（X^DX^d）是患者，其他儿女正常，但Ⅲ$_5$（X^DX^d）病情较轻，只有低磷血症。Ⅲ$_1$ 男性患者与正常女性Ⅲ$_2$ 结婚，与其外公一样，只把致病基因传给他的女儿，不传给儿子，所以女儿（Ⅳ$_3$、Ⅳ$_4$）都发病，儿子（Ⅳ$_1$、Ⅳ$_2$）正常。在这系谱里可见到上代传给下代的连续性，每一代都有患者。

本系谱可以反映出 X 连锁显性遗传病的系谱特点，表现在：①女性患者多于男性患者，女性杂合子患者病情较轻；②患者双亲之一必定是患者，女性患者多为杂合子，她们的致病基因可传给儿子和女儿，但男性患者的致病基因只传给女儿，不传给儿子，因此系谱中男性患者的女儿全部发病，儿子正常；③可看到连续传递的现象。

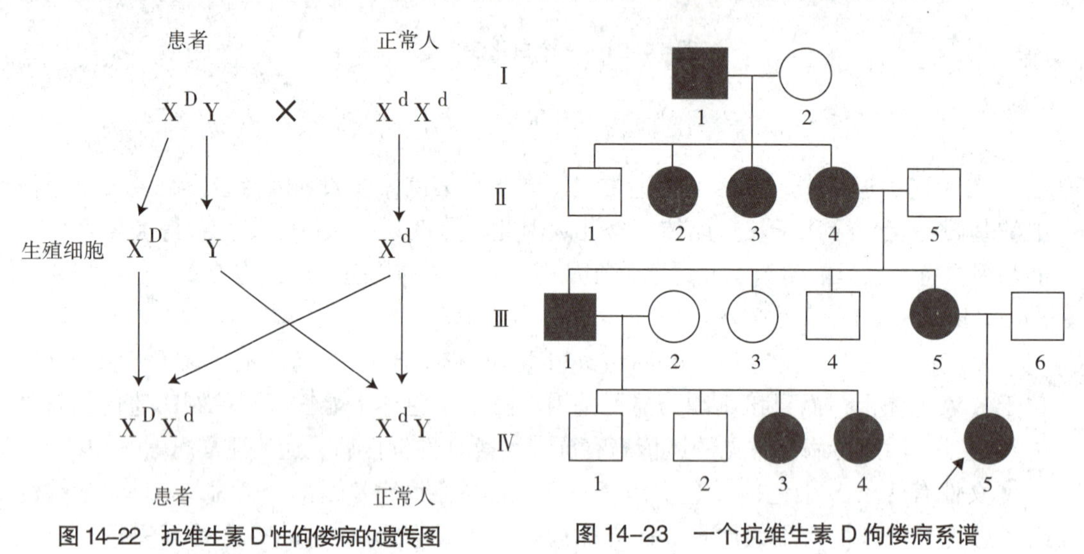

图 14-22　抗维生素 D 性佝偻病的遗传图

图 14-23　一个抗维生素 D 佝偻病系谱

四、X连锁隐性遗传病的遗传

控制某种性状或遗传病的有关基因位于 X 染色体上，这些基因是隐性基因，并随着 X 染色体的传递而传递，这种遗传方式称为 X 连锁隐性遗传（X-linked recessive inheritance，XR），这样的遗传病就称为 X 连锁隐性遗传病。目前常见的 X 连锁隐性遗传病有红绿色盲、假性肥大型进行性肌营养不良、家族性低色素贫血、甲型血友病等。

X 连锁隐性遗传时，由于女性有两条 X 染色体，当基因在杂合状态（X^DX^d）时，隐性基因控制的性状或遗传病不表现出来，女性表现型就是正常的，但是为致病基因携带者。只有当两条 X 染色体上等位基因都是隐性致病基因纯合子（X^dX^d）时，才表现出来隐性基因控制的性状或者遗传病。在男性中，由于只有一条 X 染色体，另一条是 Y 染色体，因此只要 X 染色体上有一个致病基因，不管是隐性还是显性，都会发病，在 X 连锁隐性遗传中，X^dY 就会发病，表现为患者。由于男性 X 染色体上的基因往往只有成对的等位基因中的一个基因，故称为半合子（hemizygote）。

红绿色盲症是 X 连锁隐性遗传病常见的一种。色盲有全色盲（achromatopsis）和红色绿色盲（dyschromatopsia of theprotan and deutan）之分。前者不能辨别任何颜色，一般认为是常染色体隐性遗传；后者最为常见，表现为对红绿色的辨别力降低，分不清红绿色，呈 X 连锁隐性遗传，致病基因定位于 Xq28。据统计，男性发生率为 7.0%，女性为 0.5%。一个色觉正常男性（X^DY）和一个色觉正常但携带一个隐性基因 d 的女性（X^DX^d）携带者结婚（图 14-24），他们的女儿从父亲那里获得一条正常的 X 染色体，从母亲那里得到一条带有隐性基因的 X 染色体，就会成为致病基因携带者杂合子（X^DX^d），与她母亲的基因型一样。他们的儿子从母亲那里获得一条带有隐性基因的 X 染色体，就会表现为红绿色盲症患者（X^dY）。凡是携带致病基因的女性（X^DX^d）与色觉正常男性（X^DY）结婚，下一代中，儿子有一半是色觉正常（X^DY）的，一半是红绿色盲症患者（X^dY），女儿中一半是致病基因携带者（X^DX^d），一半则完全正常（X^DX^D）。这里又可见"父传女、母传子"的交叉遗传现象。

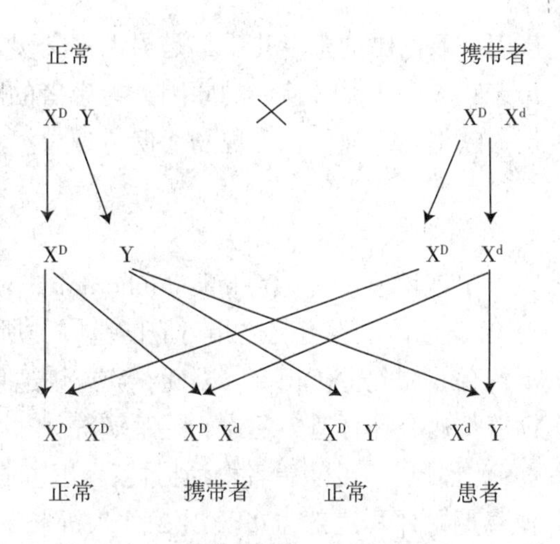

图 14-24　一例红绿色盲症的遗传图解

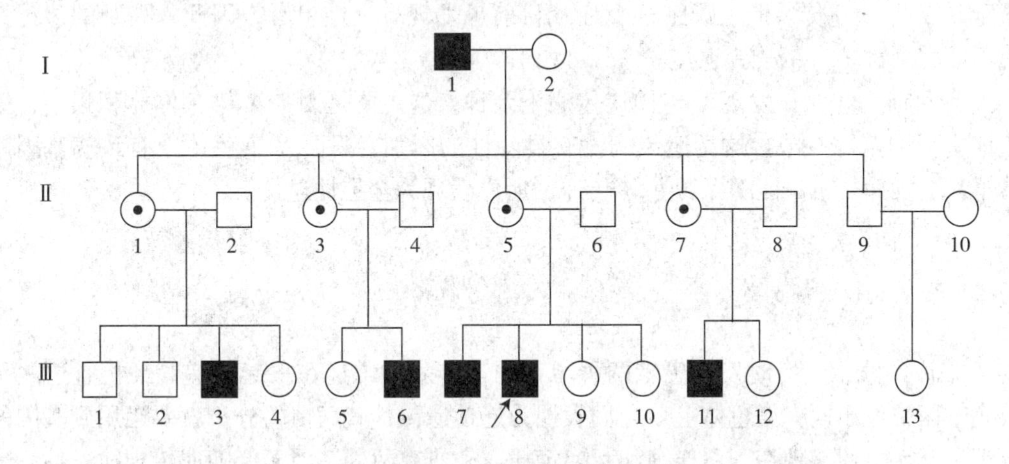

图 14-25　一个红绿色盲症的系谱

图 14-25 是一个红绿色盲症系谱，男性红绿色盲患者$Ⅰ_1$（X^dY）和色觉正常的女性$Ⅰ_2$（X^DX^D）结婚，他们的女儿全部是携带者，基因型为 X^DX^d（$Ⅱ_1$、$Ⅱ_3$、$Ⅱ_5$、$Ⅱ_7$），因为儿子（$Ⅱ_9$）只能从母亲处得到 X^D，从父亲那得到 Y，所以表型正常。在下一代中，携带致病基因的女性（X^DX^d）与正常男性（X^DY）结婚时，他们的儿子有 1/2 可能是正常人（X^DY），1/2 可能是红绿色盲症患者（X^dY）（$Ⅲ_3$、$Ⅲ_6$、$Ⅲ_7$、$Ⅲ_8$、$Ⅲ_{11}$），女儿中有 1/2 可能是携带者（X^DX^d），有 1/2 可能完全正常（X^DX^D）。这样出现明显的隔代遗传现象，她们结婚后有可能把致病基因传给儿子，导致后代发病。

该系谱体现出了 X 连锁隐性遗传系谱主要特点，表现在：①男性患者远多于女性患者，系谱中的患者几乎都是男性；②男性患者的双亲都正常，其致病基因来自携带者母亲；③由于交叉遗传的原因，男患者的同胞、舅父、姨表兄弟、外甥和外孙中可能患病；④不连续遗传，出现隔代遗传现象。

五、Y连锁遗传病的遗传

Y 连锁遗传病（Y-linked inheritable disease），由于遗传病的致病基因位于 Y 染色体上,X 染色体上没有与之相对应的基因，所以这些基因只能随 Y 染色体传递，由父传子，子传孙，如此世代相传。因此，Y 连锁遗传病又称为全男性遗传。目前常见的人类 Y 连锁遗传病有外耳道多毛症、蹼趾病等。

外耳道多毛症患者全为男性，初生时外耳道即有褐色绒毛，6 岁后色泽转黑。到了青春期，外耳道部位可长出 2 ~ 3cm 长的黑色硬毛，常会伸出耳孔外。外耳道多毛症几乎都表现为双侧性，有明显的对称性。多毛的部位见于外耳道口、耳轮缘和耳屏。一般患者黑色硬毛在耳郭的前面，而未见有长于耳郭背面者。耳毛最长可达到 4.5cm，有的呈卷曲状，还有部分与络腮胡并存。

蹼趾病，男性脚趾中的第 2 ~ 3 趾间都长有一个蹼状的联系物（就像鸭子脚上的蹼）。据报道，美国的斯柯菲尔德家族中的 14 个男人在其第 2 ~ 3 趾间都长有一个蹼状的联系物，而家族中的女性均无此性状，这些女性的子女也没有出现该性状，因而认为蹼趾是 Y 连锁遗传。但是蹼趾这个症状目前也发现有女性患者，因此，蹼趾的遗传性尚不能完全肯定为 Y 连锁遗传。

到目前为止，仅发现 Y 连锁遗传病十余种，这主要是因为 Y 染色体体积很小，染色体上面的基因有限。这类遗传病没有显隐性的区别，只要 Y 染色体上有致病基因的男子都会发病，也只能随 Y 染色体传递，所以表现为全男性遗传。

第四节　两种单基因性状或疾病的伴随遗传

临床实践上，有时发现患者两种单基因遗传病常常连在一起传递，经检查这两种致病基因常位于同一染色体上，它们表现为连锁遗传，其病情的分析就要运用到基因的连锁和互换定律。现在利用连锁和互换定律，来研究两种基因病伴随遗传规律，估测遗传病患者后代发病风险。

有一种人类遗传病叫做指甲髌骨综合征，患者主要临床症状是指甲发育不良，髌骨缺少或发育不良，不能直立行走。这种遗传病是一种显性遗传病，致病基因（用两个大写字母 NP 表示）与 ABO 血型的基因（I^A、I^B 或 i）位于同一条染色体上。在这种遗传病中，致病基因 NP 与 I^A 基因常常连锁在一起遗传，正常等位基因 nP 与 I^B 基因或 i 基因连锁，已知 NP 与 I^B 之间的互换率为 18%。因此就推测出，患者的后代只要是 A 型或 AB 型血型（含 I^A 基因）时，患这种病的可能性高达 82%。所以，这种病的患者在怀孕期间，须及时检验胎儿的血型，如果发现胎儿的血型是 A 型或 AB 型，很可能患上指甲髌骨综合征。

临床发现，红绿色盲症与甲型血友病的基因都是在 X 染色体上，彼此连锁传递，假定两者间交换率是 10%。现在看其中一个病例，父亲是红绿色盲症，母亲外表正常，已生出一个女儿是红绿色盲症，一个儿子是甲型血友病，现在来估算他们以后所生的孩子中这两种遗传病的发病风险。

从一个女儿是红绿色盲症患者来看，母亲肯定是红绿色盲症基因（b）携带者，再从一个儿子是甲型血友病来看，母亲也肯定是甲型血友病基因（h）的携带者。由于父亲是红绿色盲症患者，所以有红绿色盲症基因（b）。从图 14-26 可以看出，他们后代的女孩中，50% 可能是正常人，50%是红绿色盲症患者；男孩中，45%可能是红绿色盲症患者，45%可能是甲型血友病，5%可能同时患这两种病，只有 5%可能是正常的。

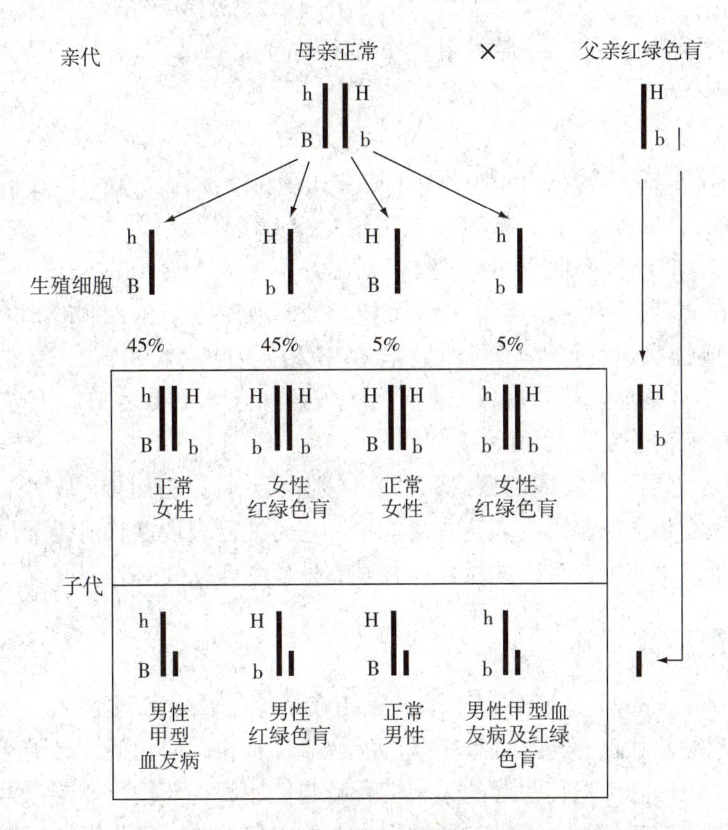

图 14-26 两种 X 连锁隐性遗传病的伴随遗传

第五节 影响单基因遗传分析的因素

在临床实践中，分析一种遗传性疾病，可以通过家系调查和系谱分析，对疾病的遗传方式做出初步判断。但由于受到遗传背景或环境因素的影响，某些突变基因性状的遗传也会出现一些不符合三大遗传规律的例外情况。

一、表现度

表现度（expressivity）是指在环境因素和遗传背景的影响下，具有同一基因型的不同个体或同一个个体的不同部位，在性状或疾病的表现程度上产生的明显差异，也就是基因在个体上的表达程度的差异性。如多指（趾）症，是常染色体显性遗传病之一，其杂合子（Aa）患者可表现为指数多少不一，手多指与脚多趾不一，多出手指长短不一等，虽然患者基因型相同，但是由于受各自遗传背景和环境因素影响不同，故临床症状轻重不同。成骨发育不全症也是常染色体显性遗传病，但同为杂合子（Aa）的患者会表现出多种不同的症状，轻者常见多发性骨折等，而严重的患者除多发性骨折外，还伴随有耳聋和蓝色巩膜。由此可见，在常染色显性遗传病的基因型为 Aa 的所有个体，虽然全是患者，但不同的个体表现出的疾病症状和严重程度不同。

二、外显率

外显率（penetrance）是指一定基因型（通常在杂合子状态下）个体在群体中形成相应表现型所占的百分率。当个体的外显率等于 100% 时，称为完全外显（complete penetranc）；当个体的外显率低于 100% 时，则称为不完全外显（incomplete penetranc）或外显不全。如在 20 名杂合子个体中，只有 18 名形成与显性基因控制的相应性状，另外 2 名未出现相应性状，则该基因的外显率为 18/20 × 100% 即 90%。若外显率低于 100%，就会看到不规则显性遗传现象，患者同胞发病风险就不再是 1/2，环境背景、遗传背景都会影响该家系子女发病风险。

外显率与表现度是两个不同的概念，两者区别在于外显率阐明了基因是否表现出相应性状，而表现度是强调基因的表达程度如何，它是在已表现性状前提下讨论的。两者在某些显性性状或疾病中，可以同时存在，既有外显率问题又有表现度问题。

三、表型模拟

表型模拟（phenocopy）或者称拟表型，是指在个体生长发育过程中，由环境因素的作用使个体表现的性状正好与某一致病基因所产生性状相同或相似，是受环境因素引起的表型。如常染色体隐性遗传引起的先天性聋哑与使用某些药物（如链霉素）引起的聋哑都有一个相同表现症状——聋哑。像这样由药物引起的聋哑则为表型模拟。表型模拟是由于环境因素的影响所致，因此并不会遗传给后代。

四、基因多效性

基因多效性（pleiotropy）也称一因多效，是指一个基因有多种生物学效应，可决定或影响多个性状。基因通过生理生化过程而影响一系列性状的表现，这就造成一种遗传病可以有复杂的临床表现。生化反应是按照特定步骤进行的，当某一基因异常时就会导致不同的生化反应从，从而导致某种基因产物的缺乏，常常会在个体不同的组织及不同的发育阶段引起一系列的生化代谢或组织结构的异常，临床表现出某种疾病的多种症状或综合征。如半乳糖血症是常染色体隐性遗传病，是糖代谢异常症，由于缺乏分解半乳糖的酶而导致疾病的发生，患者在临床上表现出智力发育障碍、腹水、肝硬化和白内障等症状。又如苯丙酮尿症是一种常染色体隐性遗传病，患者体内缺乏苯丙氨酸羟化酶，导致体内苯丙氨酸代谢障碍，患者除了有苯丙酮尿外，还有智力发育障碍，皮肤有轻微白化症状等。

五、遗传异质性

遗传异质性（genetics heterogeneity）与基因多效性相反，又称多因一效，是指表现型一致的个体或同种疾病虽然临床表现是一样的，但却有不同的基因型，也就是表型相同而基因型不同的现象。但由于遗传基础不同，它们的遗传方式、发病年龄迟早、病程进展快慢、病情轻重程度、预后以及复发风险等都有所不同。如视网膜色素变性（retinitis pigmentosa，RP）是最常见的致盲的单基因遗传眼病之一，RP 的遗传方式具有遗传异质性，即会有 AD、AR、XR 连锁遗传，还会有 Y 连锁遗传。遗传方式不同的同一症状，由于其遗传基础也不同，所以该病的主要病情变化特征（XR 常伴高度近视，AR 和 AD 多为低度近视）、病程进展（AD 快，AR 慢）、预后情况（AD 较轻，AR 致盲）也有所不同。

六、遗传早现

遗传早现（anticipation）是指有些遗传病（通常为显性遗传病）在连续几代传递中，出现发病年龄逐渐提前和病情严重程度不断加剧的现象。如遗传性痉挛性共济失调，是一种常染色体显性遗传病，杂合子患者在 30 岁前一般表现正常，35 ~ 40 岁才会逐渐发病。临床表现早期表现为行走障碍，站立时摇摆不定，说话吐字不清，晚期下肢瘫痪。在某家系中，曾祖父在 39 岁时发病，他的儿子在 38 岁时发病，而他的孙子在 34 岁时发病，他的曾孙在 23 岁时就已经瘫痪。另外 Huntington 舞蹈病、强直性肌营养不良等疾病也存在遗传早现现象，子代的发病年龄较亲代均有提前。

七、限性遗传

限性遗传（sex-limited inheritance）是指控制一些遗传性状或遗传病的基因位于常染色体上，由于基因作用表达上的性别限制，只能在一种性别中表现症状，在另一种性别中完全不表现。但不论在哪一种性别中表达，都可以将致病基因传给下一代。如子宫阴道积水、男性的前列腺癌等。子宫阴道积水是一种常染色体隐性遗传病，由于男性女性解剖结构的差异，导致隐性纯合的女性患病，而男性则无法表现相应症状，表型正常。

八、遗传印记

遗传印记（genetic imprinting）是指来自父母双方的同源染色体（或相应的一对等位基因），由不同性别的亲本传给后代会引起不同的表型效应，由双亲性别决定基因功能上的差异而致。遗传印记很难用经典的遗传学三大定律来解释。如 Huntington 舞蹈病为常染色体显性遗传，发病年龄通常在 35 ~ 50 岁，也有十几岁发病或 60 岁以后发病的。致病基因若为母源传递，则子女发病年龄不会提前且症状不加重，仅表现为舞蹈样动作。致病基因若为父源传递，则子女发病年龄提前,20 岁以前就可发病且病情较重。因此发病年龄的变化及病情轻重程度均与传递致病基因的亲本性别即遗传印记有关。

Prader-Willi 综合征（PWS）和 Angelman 综合征（AS）是由于 15q11 ~ q13 区域的染色体缺失而致的两种完全不同的综合征，它们的相关基因位于 15q11 ~ q13 区域，紧密相邻，在细胞遗传学上不能区分。PWS 表现为智力低下，过度肥胖，身材矮小，通常是小手小足。AS 表现为大嘴，面容呆滞，常傻笑，步伐不稳，癫痫，并有严重的智力低下。当缺失来自父亲时，表现为 PWS，当缺失来自母亲时，表现为 AS。在 PWS 中，60%的病例是缺失型，缺失区域位于父源 15 号染色体，其余的 40%病例为非缺失型，由母源性 15 号染色体异常所致。50%的 AS 病例的缺失位于母源 15 号染色体，少数病例是因父源 15 号染色体异常所致。由此可见，正常的胚胎发育需要分别来自父母双方各一份遗传物质，父系基因组与母系基因组含有不同的胚胎发育所需信息。

目标检测

1. 试述遗传三大定律。

2. 何谓遗传性疾病、先天性疾病和家族性疾病？它们之间有何关系？

3. 举例说明常见单基因遗传病的类型，说明它们的特点。

4. 有一对表现型正常的夫妇，男方的父亲是白化病患者，女方的父母正常，但她的弟弟是白化病患者。这对夫妇生出白化病男孩的几率是

A. 1/4　B. 1/6　C. 1/8　D. 1/12

5. 两只黑羊交配后生的小羊中，有三只小黑羊和一只小白羊，这个杂交组合可能的基因型是

A. BB × BB　B. BB × Bb　C. Bb × Bb　D. Bb × bb

6. 遗传性佝偻病男子与正常女子结婚，如生女孩，则 100%患病，如生男孩则 100%正常。这种遗传病属于

A. 常染色体上隐性遗传　B. X 染色体上隐性遗传

C. 常染色体上显性遗传　D. X 染色体上显性遗传

7. 我国婚姻法禁止近亲结婚，其理论依据是近亲婚配的后代

A. 必然会患遗传病　B. 患显性遗传病的机会大增

C. 患隐性遗传病的机会大增　D. 发生基因突变的机会大增

8. 在某医院同一夜晚出生四个孩子，他们的血型分别为 A 型、B 型、AB 型和 O 型。由于工作人员疏忽，没有及时记录其父母的姓名。现测得四个孩子的父母的血型分别为：1 号父母为 O 型血，2 号父母分别为 AB 和 O 型血，3 号父母分别为 A 和 B 型血，4 号父母均为 B 型血。请用有关遗传知识分别找出四个孩子的父母。1 号父母的

孩子为______；2 号父母的孩子为______；3 号父母的孩子为______；4 号父母的孩子为______。

9. 下列系谱图属于什么遗传方式？

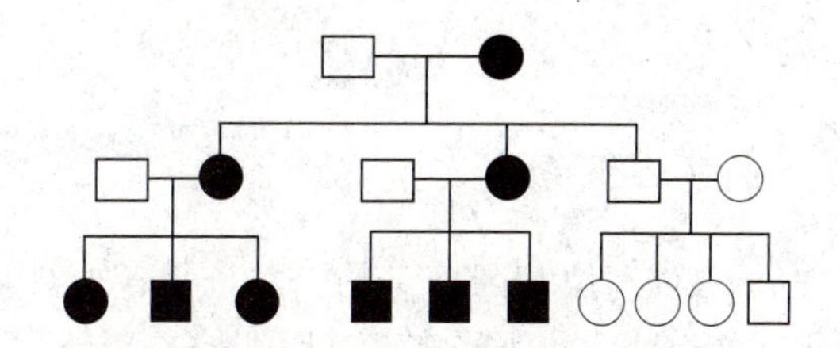

10. 已知 ABO 血型基因与甲髌综合征基因连锁在同一染色体上，互换率为 18%。一个 A 型血甲髌综合征的女性与一 B 型血的正常男子结婚，婚后生育了一个 O 型正常儿。请问：①能否生一个正常的 A 型血孩子？②会否生一个 O 型血甲髌综合征患儿？说明理由，并写出推断过程。

第十五章 多基因遗传与多基因遗传病

生物的某些性状不是由一对等位基因控制的，而是受若干对基因调控，环境因素对性状的作用也非常明显，像这种性状既受多对基因调控，又受环境因素影响的遗传方式称为多基因遗传（polygenic inheritance）。

第一节 多基因遗传的概念和特点

多基因遗传的性状受若干对（至少两对）等位基因的控制，每对基因间彼此没有显性与隐性的区别，因此呈共显性基因。每一对基因对遗传性状的影响都是微小的，所以称为微效基因（minor gene），但多个微效基因通过累加作用就会形成一个明显的表型效应，这就称为累加效应（additive gene）。受多基因遗传控制的性状除了受很多对微效基因的影响外，还与环境因素有很大的关系，因此，这种遗传方式又称多因子遗传（multifactorical inheritance）。

一、数量性状与质量性状

1. 质量性状 质量性状（qualitatic character）就是单基因遗传的性状，是由一对基因控制的，个体之间性状的变异在一个群体间的分布明显而且不连续。豌豆的七对相对性状之间，就不存在中间类型，如高茎与矮茎之间就不存在中间过渡类型，要么高茎，要么矮茎。

图 15-1 表示单基因常染色体显性遗传病中的侏儒症身高的变异分布。这类疾病的患者平均身高仅为 130cm，他们家系成员身高决定于基因型 AA、Aa 和 aa。身高变异的分布呈不连续的特点，即变异个体之间可明显区分为几个群体（即曲线的几个峰），这类人群的身高表现为一种质量性状，群体间差异非常显著。

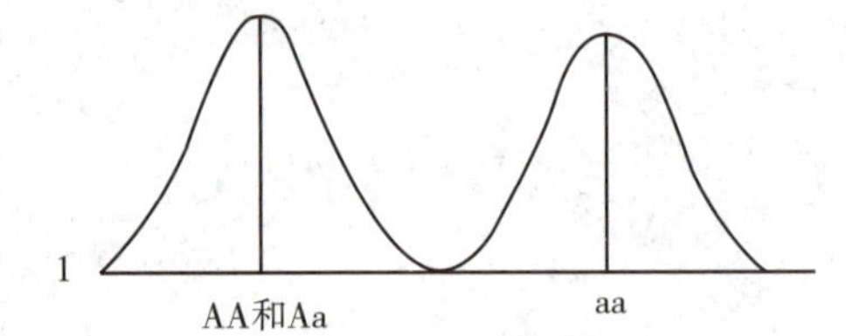

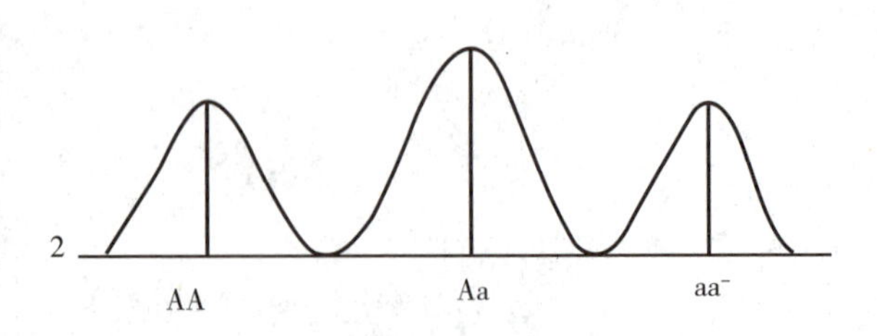

图 15-1 侏儒症身高的变异分布图

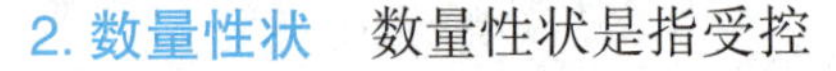

2. 数量性状 数量性状是指受控

多基因遗传的性状。在生物界中存在着一种连续变异的性状，在两个极端类型之间，可以看到大量连续变异的个体，这类连续变异的性状，不同个体间没用明显的性状差别，只有量的不同，这种变异在群体中呈正态分布，分布的曲线只有一个峰表示该群体的平均值。这种具有连续变异的性状就是数量性状（quantitative character）。如人的身高、体重、肤色、智力、寿命等，都属连续变异的数量性状。如正常人的身高，在一个随机取样的群体，让许多人站在一起，按高矮排列，就可以看到由高到矮是逐渐过渡的，身高的变异不明显而且是连续的（图 15-2），大部分个体接近平均值。生物界中，这类连续的性状变异极为常见。

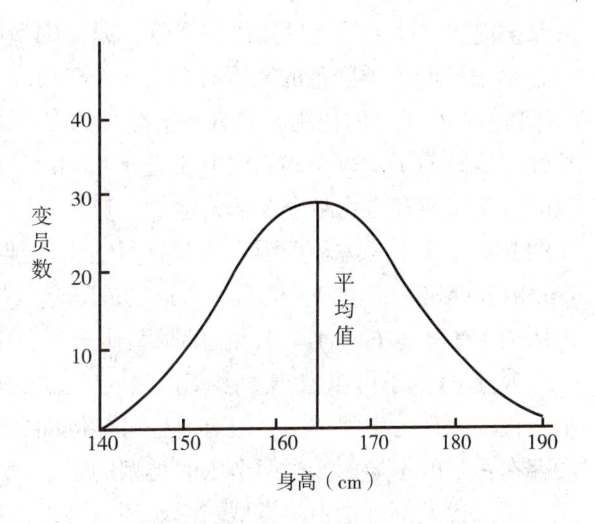

图 15-2 正常人身高数量性状变异分布图

二、多基因假说

1909 年，瑞典遗传学家尼尔逊·埃尔（Nilsson Ehle H.）对小麦和燕麦籽粒颜色的遗传进行了研究，提出多基因假说，同年约翰逊（Johannsen W.L.）发表了纯系学说（pure line theory），这两个理论的建立，标志着数量遗传学的诞生。多基因假说后来被更多的研究结果所证实，包括 Emerson 和 East（1913）对玉米果穗长度、East（1915）对烟草花冠长度以及 Sax（1923）对菜豆种子大小和粒色连锁的遗传研究，又经 Fisher R.A.（1918）等统计和数量遗传学家的进一步完善，成为解释和分析数量性状遗传的重要理论。

多基因假说认为，数量性状是许多彼此独立的基因共同作用的结果，但每个基因对控制性状表现的效果较微，称为微效基因，但其遗传方式仍然遵循孟德尔的遗传定律，并假定：①各基因的效应彼此相等；②各个等位基因的表现为不完全显性或无显性，或表现为增效或减效作用；③各基因的作用是累加的，最终形成明显的表型效应；④有些数量性状受到少数几对主基因的支配，同时又受到一些微效基因的修饰；⑤各个基因都对外界环境敏感，其表现性容易受到环境影响。

三、多基因遗传的特点

现以人类的肤色遗传为例，说明多基因遗传的特点。人类的肤色除了常见的黄色、白色、黑色，还有少数的红色、棕色。皮肤的颜色主要是由皮肤内黑色素的多少决定的。人类皮肤颜色的变化，是进化过程中适应自然环境的结果。在高寒的北欧（寒带），人们受到烈日暴晒的几率很少，所以身体的黑色素很少，因此肤色多呈白色；而在赤道处阳光集中的热带，常受到强烈的日光（紫外线）照射，体内经调节产生大量黑色素，用来保护皮肤，肤色就会呈黑或棕黑色；温带则呈中性的黄或棕黄色等。

假设控制人类肤色的基因有两对（Aa、Bb），其中 A、B 对黑色素有减弱的作用，a、b 对黑色素有增强的作用。若有一个纯合的白种人（AABB）和一个纯合的黑种人（aabb）婚配，他们的子女表型均为中间类型（AaBb）。假如两个中间类型的人婚配，按照孟德尔的分离定律和自由组合定律，他们能产生 4 种类型的配子（AB、Ab、aB、ab），其子女的肤色（暂不考虑环境因素）就有可能出现纯白（AABB）、稍白（AaBB）、中间肤色（AaBb、AAbb、aaBB）、稍黑（Aabb、aabB）、纯黑（aabb）五种不同类型的肤色。其比例为 1 ：4 ：6 ：4 ：1。极端类型比较少，中间类型比较多，变异呈正态分布。

从上面例子可以看出，多基因遗传有以下几个特点：①当两个极端类型杂交时，子一代都表现为中间类型，但有时也可能倾向父亲或母亲。若受环境影响，个体表现也会存在一定的变异。②当两个中间类型的子一代个体杂交时，其变异范围要比子一代广泛，子二代大部分是中间类型。考虑环境因素，基因的分离和自由组合作用，也会产生少量极端类型。③在一个大的种群中随机交配，变异范围很广，产生的种类大多在中间范围内，极少数在极端范围内。环境与遗传因素都起作用。④环境因素在很大程度上对表型有直接影响作用，如光照、温度、湿度、营养等。

第二节　多基因遗传病

人类一些常见的先天畸形（congenitalmaiformation）如脊柱裂、无脑儿、唇裂、腭裂、多发畸形等，以及常见而病因复杂的疾病如原发性高血压、糖尿病、动脉粥样硬化、冠心病、精神分裂症、哮喘病、癫痫病等，其发病率一般都超过 1/1000。其疾病的发生都有一定的遗传基础，并常常表现出家族遗传的倾向，但并不遵循孟德尔遗传规律，不是单基因遗传病，患者同胞的发病率不遵循 1/2 或 1/4 的规律，仅 1% ~ 10%，说明这些疾病有多基因遗传基础，故称为多基因病（polygenic disease）。正因为其遗传基础情况很复杂，所以属于复杂遗传病（complex genetic disease）。

一、易患性、易感性与发病阈值

1. 易患性和易感性　多因子遗传性状和多基因病是由遗传基础和环境因素共同作用引起的，决定一个个体在遗传基础和环境因素共同作用下是否容易患某种多基因遗传病的风险，称为易患性（liability）。而由遗传基础决定一个个体患某种多基因遗传病的风险称为易感性（suseeptibility）。易患性与易感性是不同的概念，后者指个体机体内部因素，如个体的免疫机能状态决定的对某些病原体是否易于感染；前者是指遗传因素和环境因素共同作用所决定的患病可能性的高低。个体的易患性高，患病的可能性就大大增加。个体的易患性低，患病的可能性就减少。

2. 发病阈值　易患性的变异，像多基因遗传性状一样，在群体中呈正态分布，即一个群体中的大部分个体的易患性都接近平均值，易患性很低或很高的个体都很少。当一个个体的易患性高达一定水平，即达到一个限度，即发病阈值（threshold），这样个体就会患病。这样，连续分布的易患性变异就被发病阈值区分出正常群体和患病群体两部分（图 15–3），大部分为正常个体，小部分为患者。在一定环境条件下，阈值代表着患病所必需的、最低的易患基因数量。

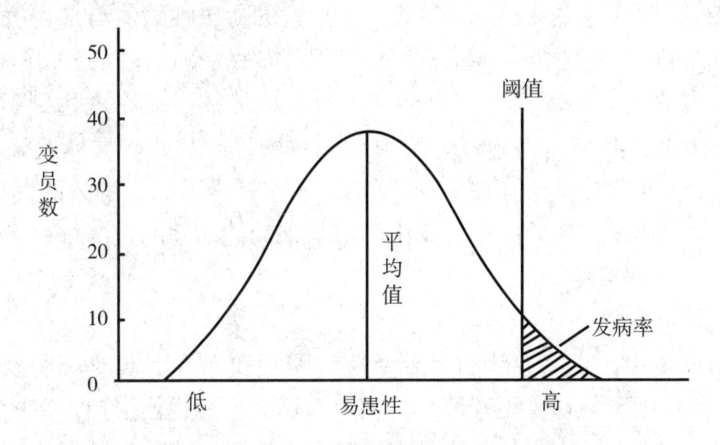

图 15–3　群体中易患性变异与阈值图解

虽然就一个个体来说，易患性的高低无法测定，只能通过其婚后所生子女发病情况做出粗略估计，但一个群体的易患性则可以通过该群体的发病率（即超出阈值部分）或家庭成员中的发病情况做出推测估计。例如一对夫妇生了一个患有先天性疾病或某种多基因遗传病的患儿，这就说明这对夫妇比其他生育健康孩子的正常夫妇携带的致病基因数量要多，在一定的环境因素作用下，生出患病的小孩。若这对夫妇再生育第二胎，这第二个孩子患病的可能性就会明显高于一般群体。当第二孩子又是患儿的时候，表明这对夫妇携带有更多的致病基因，因而他们如果再生第三个孩子，则孩子患病的风险会更高，也就是易患性很高。

一个群体的易患性平均值可以根据该群体的发病率进行估计，其估量的尺度以正态分布的标准差为单位（图 15–4），所谓的发病率就是指易患性变异超过阈值的那部分面积（患者）所占群体的百分比。在图 15–4 正态分布中，以平均值为 0，在 ±1 个

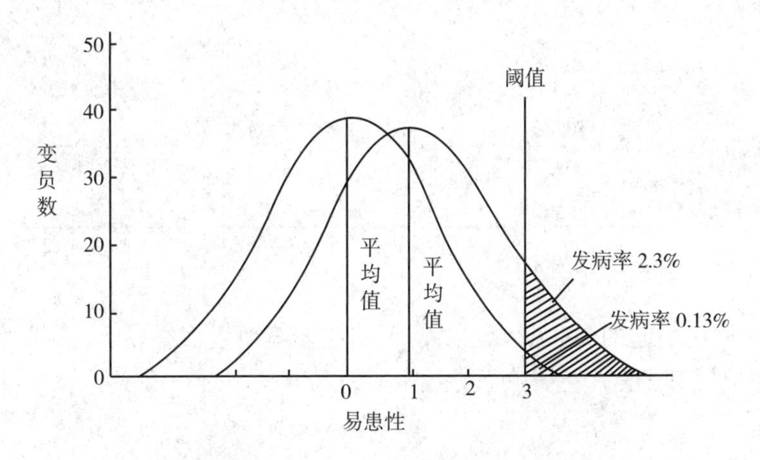

图 15–4　易患性阈值、平均值距离与发病率的关系

标准差（0）范围内的面积占曲线内总面积的 68%，以外的面积的占 32%，两边各占 16%。如此类推，在 ±2 个标准差以内面积占总面积的 95.4%，标准差以外的面积占 4.6%，两边各占 2.3%；在 ±3 个标准差时，标准差以内面积占总面积的 99.74%，以外面积占 0.26%，两边各占 0.13%。多基因遗传病的易患性阈值与平均值距离越近，说明其群体易患性的平均值越高，阈值越低，则群体发病率也越高，如图 15–4 中，当易患性平均值与阀值之间的距离为 2 个标准差时，群体的发病率就达到了 2.3%。相反，两者之间距离越远，其群体易患性平均值越低，阈值越高，则群体发病率越低，如图 15–4 中，当易患性平均值与阀值之间的距离为 3 个标准差时，群体的发病率为 0.13%。因此，也可以从群体发病率的高低计算出阈值与平均值之间的距离。

二、遗传率

在多基因遗传中，生物性状的表现受遗传因素和环境因素的双重影响，为了衡量多基因遗传中遗传因素与环境因素两者的相对作用大小而提出了遗传率的概念。遗传率（或遗传度，heritability）是指在多基因遗传病发生过程，遗传基础所起作用的大小。遗传率一般用百分率（%）来表示，如某种疾病的发生完全由遗传基础决定，环境因素完全不起作用，那么这种疾病的遗传率就是 100%，当然这种情况非常少见。在多基因遗传病中，遗传率若达 70% ~ 80%，这表明遗传基础在这些疾病中起着决定易患性变异和发病的重要作用，而环境因素的影响较小。相反，遗传率小于 40% 者，表明在这些多基因遗传病中，环境因素起主要作用，遗传因素起的作用很小。因此，在多基因遗传病中，遗传率越高，遗传因素起的作用越大；反之，遗传率越低，则环境因素的作用越大。表 15–1 列出了一些常见多基因遗传病与畸形的遗传率。

表 15–1 常见多基因遗传病与畸形的遗传率

病名	一般群体发病率（%）	遗传率（%）	病名	一般群体发病率（%）	遗传率（%）
唇裂 + 腭裂	0.17	76	先天性巨结肠	0.02	80
唇裂	0.04	76	精神分裂症	1	80
先天性幽门狭窄	03	75	哮喘	4	80
先天性髋关节脱位	0.4	70	糖尿病（早发病型）	0.2	75
先天性畸形足	0.1	68	强直性脊柱炎	0.2	70
脊柱裂	0.3	60	冠心病	2.5	65
无脑儿	0.2	60	原发性高血压	4 ~ 8	62
先天性心脏病（各型）	0.5	35	消化性溃疡	4	37

三、多基因遗传病的特点

多基因遗传引起的胎儿畸形，遗传因素和环境因素都有影响，诸如社会动荡不安等都会对母体及其子宫产生影响而导致畸形的产生。

（一）常见的先天畸形病的多基因遗传特点

常见的先天畸形有脊椎裂、唇裂、腭裂、短指或缺指、先天性心脏病、先天性幽门狭窄、先天性髋关节脱位、先天性肾缺乏、先天性巨结肠症等。兹举几例简述如下：

1. 先天性心脏缺陷　先天性心脏缺陷（congenital heart defects，CHDs）是一种很常见的先天畸形，据报道，先天性心脏病占我国出生婴儿的 8% ~ 12%，也就意味着我国每年有 12 万 ~ 20 万的先天性心脏病患儿出生，其中复杂的、目前治疗技术尚未能达到良好治疗效果的或出生后早期死亡的先天性心脏病占 20% 以上，是新生儿及儿童期的主要死亡原因之一。据统计，每 1000 个新生儿中约有 6 个患先天性心脏病。这些先天性心脏病患儿的患病原因很复杂，有的是异质性的，有的是单基因遗传或染色体异常引起的，也有因风疹病毒感染母体或糖尿病导致的，很多都病因不清。由于其类型较多，群体发病率及经验风险率也不一样。据多因子阈值模型所示，其一级亲属风险率是多因子性状群体发病率的平方根。表 15-2 显示各种心脏缺陷畸形在群体和同胞中的发病率。

表 15-2　主要先天性心脏缺陷在群体及同胞中的发病率

心脏缺陷	群体发病率	同胞中发病率（%）	群体发病率的平方根
室间隔缺损	1/575	4.3	4.2
动脉导管未闭	1/1200	3.2	2.9
房间隔缺损	1/1500	3.2	2.6
主动脉狭窄	1/2250	2.6	2.1

2. 多指畸形　多指畸形（polydactyly）又叫重复指，是一种较常见的四肢畸形，是指正常手指以外的手指、手指的指骨、单纯软组织成分或掌骨等的赘生，可单发或多发，但以拇指外侧的单发多指最为常见，可与并指等手指其他畸形同时存在。其发病特点是男性患病率高于女性，男女比例为 3 ：2，右手多于左手，比例为 2 ：1，双手发病约占 10%，拇指多指发病率占总数的 90% 以上。病因未明，部分病例与遗传因素有关并且有隔代遗传现象；部分是由于环境因素影响了胚胎正常发育，如某些药物、病毒感染、放射性物质的刺激等，尤其是现代工业排放的污染，会导致致畸因素增加。肢芽胚基分化早期受损害是导致多指畸形的重要原因。拇指多指畸形即是由于外胚层顶脊的发育异常，拇指侧顶向近位延长及其退缩迟缓所致。

3. 脊柱裂　小儿脊柱裂（spina bifida）是一种常见的、多发的先天畸形，主要是由于胚胎发育期中胚层发育障碍引起椎管闭合不全，受累的男女都可活到成年，通常智力正常，但有可能不育。受累患者将来的子女具有神经管缺陷的风险大约增高 3%。最常见的临床表现形式有棘突及椎板缺如、神经管背侧不能正常闭合、椎管向背侧开放等，以骶尾部最常见。病变可以涉及一个或多个椎体，或者同时在脊柱的两个部位发生同样的病变。在新生儿出生缺陷性疾病中占有较大的比例，以女性居多。脊柱裂容易导致死胎流产、新生儿产后感染死亡，并发脊神经和脊髓发育异常或其他畸形。存活的患儿即使经过手术治疗，术后仍会遗留严重的后遗症，如神经源性膀胱、双下肢瘫痪等。

目前医学界的学者们对脊柱裂进行了大量的研究，但到目前为止发病原因仍不十分清楚，常见的病因可归纳为如下几个方面：①环境因素：妊娠早期孕妇受到放射线、毒物、激素类药物等刺激或有伴有缺氧、酸中毒等不良状态，容易导致胎儿神经管畸形。②遗传因素：在脊柱裂患儿中 8% ~ 20% 父母罹患隐性脊柱裂或者有神经管畸形家族史。另外具有不明原因流产、早产、死胎的夫妇，或者近亲结婚的夫妇，他们的后代也容易发生神经管畸形。③营养因素：最新的研究结果表明，孕妇怀孕早期体内维生素缺乏，尤其是叶酸缺乏，是导致神经管畸形的主要原因。有研究表明，母亲在受孕前后使用叶酸添加剂会使神经管缺损的发生率大大降低。所以应从受孕前开始使用叶酸，至少持续至神经化完成的妊娠第 12 周。

表 15-3 一些常见先天性疾病畸形患者的子女受累的风险

畸形	子女受累风险（%）	一般群体发病率（%）
先天性巨结肠	2.0	0.02
先天性尿道下裂	6.0	0.8
先天性马蹄内翻足	1.4	0.13
先天性髋关节脱位	4.3	0.8
先天性室间隔缺损	4.0	0.2
先天性幽门狭窄	4（受累父亲）	
	13（受累母亲）	0.3
腭裂	6.2	0.3
脊柱裂	2.0	0.14

（二）常见的慢性疾病的多基因遗传特点

成人许多常见的慢性疾病，如原发性高血压、糖尿病、动脉粥样硬化、冠心病、精神分裂症、哮喘病等都属于多基因遗传病，这类疾病发病原因既有多基因遗传基础又有环境因素。在任何一个体中，携带有特殊的大量致病基因时，其潜在发病危险性就大大增加。当一个个体继承了全部的危险基因，它们超过“危险阈值”时，环境因素就可决定该疾病的表达和严重性，如图 15-5。家庭成员患同一种疾病，该个体必须继承相同或极相似的基因组合，这种情况发生的可能性在一级直系亲属中明显高于血缘关系较远的亲属。

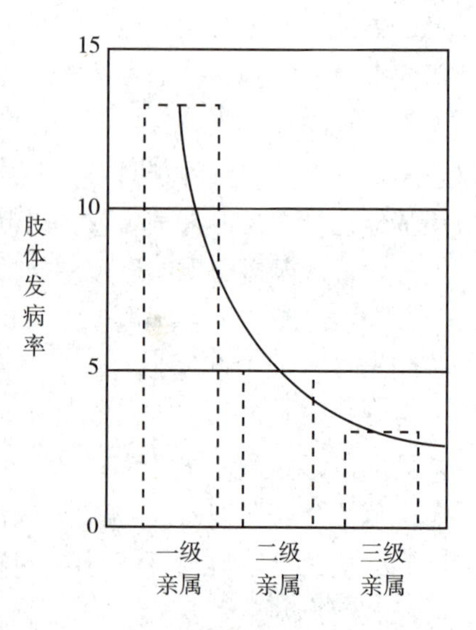

图 15-5 多基因病在群体及各级亲属中发病率

1. 冠状动脉性心脏病 冠状动脉性心脏病（coronary artery heart disease，CHD），又称冠状动脉粥样硬化性心脏病，简称冠心病。这是一种最常见的心脏病，是指因冠状动脉血管发生动脉粥样硬化病变而引起血管腔狭窄或阻塞、供血不足而引起的心肌机能障碍和（或）器质性病变，故又称缺血性心脏病（ischemic heart disease，IHD）。初起症状表现为胸骨后压榨性疼痛，并可延伸至颈、颌、手臂、后背及上腹部，同时可能伴随眩晕、气促、出汗、寒颤、恶心及昏厥，严重时会因心力衰竭而死亡。世界卫生组织将冠心病分为五大类，即无症状心肌缺血（隐匿性冠心病）、心绞痛、心肌梗死、缺血性心力衰竭（缺血性心脏病）和猝死。

目前本病病因尚未完全清楚，但大多数病例为有明显环境因素作用的多基因遗传病。本病不仅有遗传风险因素，还伴有许多其他非遗传性因素。可改变的危险因素有高血压、血脂异常、超重/肥胖、高血糖/糖尿病；不良生活方式包括吸烟、不合理膳食（高脂肪、高胆固醇、高热量等）、缺少体力活动、过量饮酒以及社会心理因素（压力大、精神紧张等）。不可改变的危险因素与遗传因素有关，40 岁后冠心病发病率会升高，男性有较高的风险，这在群体和受累家族中都是如此，而当女性为先证者时，其亲属中的再发风险较高（表 15-4）。此外，与感染也有关，如巨细胞病毒、肺炎衣原体、幽门螺杆菌等。冠心病的发作常常与季节变化、情绪激动、体力活动增加、过量饮食、大量吸烟与饮酒等有关。

表 15-4　CHD 男女性先证者与死亡风险关系

亲属关系	死亡风险
男性先证者的男性亲属	1/12
男性先证者的女性亲属	1/36
女性先证者的男性亲属	1/10
女性先证者的女性亲属	1/12

2. 原发性高血压　原发性高血压（essential hypertension，EH）又称高血压病，它是一种复杂的多基因遗传病。患者除了高血压本身具有相关的症状以外，长期高血压还会成为多种心脑血管疾病的重要危险因素，并影响重要脏器如心、脑、肾的功能。我国每年因高血压性心脑血管疾病而死亡的人数达数万人，流行病学调查显示，我国高血压目前正以每年新增万人的速度发展，是当今威胁中老年人健康的“头号杀手”。当血压在较高水平而不进行有效控制者，心血管疾病可提前发生。国外资料显示，如果不及时治疗，大约 50%病人会死于冠状动脉粥样硬化性心脏病或充血性心力衰竭，大约 33%会发生脑卒中，10%～15%会发生肾衰，并会合并糖尿病发作，一旦有蛋白尿或其他肾损害情况出现，常死于肾衰。高血压病具有家族聚集现象和复杂的遗传方式，其遗传率为 30%～60%，但个体差异很大，与心理、行为和社会因素密切相关。

近年来分子遗传学研究表明，该病与两个重要基因即血管紧张素转化酶（angiotensin converting enzyme，ACE）基因和血管紧张素原（angiotensinogen，AGT）基因有关。ACE 的产物是血管紧张素Ⅱ（angiotensin Ⅱ），它与血管的构建和细胞生长有关，并决定血压、体液和离子的稳定性。血管紧张素原是血管紧张素Ⅱ的前体，血管紧张素原增加，也会伴随血管紧张素Ⅱ相应提高。某些激素对血压的影响也是通过血管紧张素原而实现的。最近证明血管紧张素原基因与高血压连锁，高血压时局部血管紧张素原水平增高。高血压病与性别有一定关系，患病率男性高于女性，尤其在35岁之前，35岁之后，女性高血压患病率及血压升高幅度有可能超过男性，或与女性妊娠、孕期及产后饮食习惯和内分泌变化有关；同时与年龄也有关，无论男女，平均血压随年龄增长而增高；与环境因素也有很大的关系，如精神紧张、肥胖、高盐饮食、饮酒过量、抽烟、不良生活习惯与环境、药物反应等，都会导致高血压的发生。

3. 糖尿病　糖尿病（diabetes mellitus）是由于胰岛素分泌缺陷或其生物作用受损，或两者兼有，引起以高血糖为特征的常见代谢性疾病。临床常见1型或2型糖尿病。1型糖尿病属于胰岛功能完全丧失，临床也称之为胰岛素依赖型糖尿病（IDDM）；2型糖尿病属于胰岛功能相对丧失，临床称之为非胰岛素依赖型糖尿病（NIDDM）。其特征为血糖升高、糖尿、糖耐量降低和胰岛素释放反应异常，并由于患者多食、多饮，长期存在高血糖，随病程进展会导致各种组织特别是眼、肾、心脏、血管、神经的慢性损害病变、功能障碍。国际糖尿病基金会报告显示，2011年在中国有超过9000万的2型糖尿病患者，占到总人口的9.3%；预计到2030年，这一数字将增加到1.297亿，占总人口的12.1%。

糖尿病属于多基因遗传病，病因比较复杂。1型或2型糖尿病均存在明显的遗传异质性，都存在家族发病倾向。临床上1/4 ~ 1/2患者有糖尿病家族史，至少有60种以上的遗传综合征会伴随糖尿病。近年研究发现，1型或2型糖尿病都存在多个基因发生突变，1型糖尿病有多个DNA位点参与发病，其中与HLA抗原基因中DQ位点多态性关系最为密切；2型糖尿病患者胰岛素基因、胰岛素受体基因、葡萄糖激酶基因、线粒体基因等发生了突变。同时环境因素也起了很大作用，如进食过多、体力活动减少导致的肥胖会使具有2型糖尿病遗传易感性的个体容易发病。由于1型糖尿病患者存在免疫系统异常，在某些病毒如柯萨奇病毒、风疹病毒、腮腺炎病毒等感染后导致自身免疫反应，破坏胰岛素β细胞，也会导致发病。

（三）多基因遗传病的特点

综上所述，可见多基因遗传病有如下特点：

1. 具有家族聚集倾向，但无明显的遗传方式。在系谱分析中，它们并不符合单基因遗传方式，患者同胞中发病率远低于1/2或1/4，且患者的双亲和子代的发病率与同胞相同。因此，既不符合常染色体显性和隐性遗传，也不符合X连锁遗传，但这些疾病在其在子代的再发风险增高，的确表现出家族性聚集倾向。

2. 遗传度在70% ~ 80%以上的多基因病中，患者的一级亲属的发病率接近于群体发病率的平方根。例如唇裂，在人群发病率为1.7‰，其遗传度为76%，患者一级亲属发病率为4%，接近于0.0017的平方根。

3. 随亲属级别的降低，患者亲属发病风险迅速下降，在发病率低的疾病，这个特点更为明显。如唇裂在一级亲属中发病率为4%，其二级亲属（叔、伯、舅、姨）中约0.7%，其三级亲属（堂兄弟姐妹、表兄弟姐妹等）仅为0.3%。

4. 亲属发病率与家族中已有的患者人数和患者病变的程度有关。家族病例数目越多，患者的病变越严重，亲属发病率就越高，这说明遗传因素起着重要作用。

5. 近亲婚配时，子女患病风险增高，但不如常染色体隐性遗传那样明显，这可能与多因子的累积效应有关。

6. 易受环境因素影响。如原发性高血压、糖尿病、冠心病、精神分裂症、哮喘等病的发生与环境因素有很大关系。

7. 当一种多基因性状发生频率在不同性别有明显差异时，发病率高的性别其阈值低，发病率低者其阈值高。图 15-6 显示的是先天性幽门狭窄性别阈值差异的易患性分布，男子明显高于女子。即群体发病率低的性别患者，只有他们带有相当多的易患性基因时，其易患性才能超过阈值而发病。如果他们已发病，就表明他们已带有足够多的易患性基因，其后代中发病风险比较高，尤其是与其性别相反的后代。群体发病率高的性别患者，其后代中发病风险比较低，尤其是发病率低的性别的后代。先天性幽门狭窄患者，男性发病率是女性的 5 倍（男 5‰，女 1‰）。如为男性患者，他儿子发病风险为 5.5%，女儿发病风险为 2.4%；相反，如为女性患者，她儿子的发病风险为 19.4%，女儿发病风险为 7.3%。

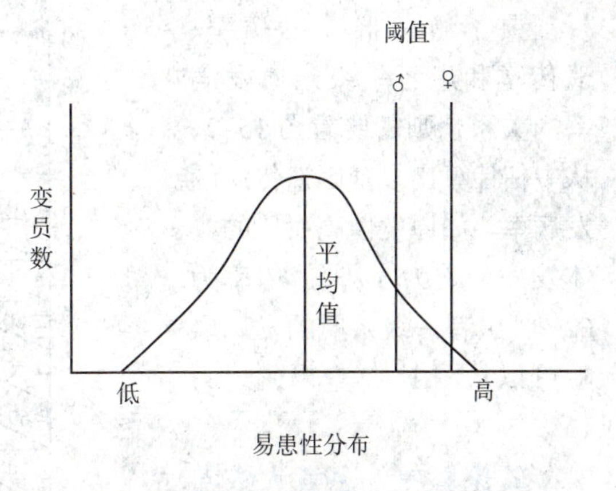

图 15-6　有性别差异阈值的易患性分布

8. 有些多基因遗传病有种族差异。如先天性髋关节脱位，日本人发病率是美国人的 10 倍；唇裂在黑人中发病率为 0.04‰，而在白人为 1‰，而黄种人为 1.7‰，而且男性发病率明显高于女性；无脑儿在英国发病率为 2%，在北欧为 0.05%，而且女性高于男性。

四、多基因遗传病发病风险的估计

多基因遗传病的发生受遗传因素和环境因素的双重作用，因此进行多基因遗传病再发风险的估算，就比单基因遗传病复发风险的估算复杂得多。一般从以下几方面进行考虑：

1. 患者一级亲属再发风险和遗传率与群体发病率的关系　多基因遗传病的再发风险与该病的遗传率和一般群体的发病率高低有密切的关系，患者一级亲属的易患性和群体的易患性均呈正态分布，虽然两者阀值是相同的，但是彼此之间数值有较大差异。多基因遗传病的群体发病率（P）若为 0.1% ~ 1%，遗传率为 70% ~ 80%时，就可用 Edward 公式 $f=\sqrt{p}$ 来估算，求出患者一级亲属的发病率（f）。根据公式，则患者一级亲属的发病率（f）近似于群体发病的平方根，即 $f=\sqrt{1.7/1000}\approx 4\%$。如果群体发病率高于 80% 或低于 70%，则上述 Edward 公式不适用。例如，腭裂在群体中的发病率为 0.16%，其遗传率为 76%，因此患者的一级亲属的发病率 $f=\sqrt{0.16\%}=4\%$；如果遗传度为 100%，患者一级亲属的再发风险就上升为 9%；如果遗传度为 50%，患者一级亲属的再发风险又下降到 2%。

要了解一群体发病率、遗传率和患者一级亲属发病率的关系，则需要看图 15-7，从中估计算出多基因遗传病的发病率。如原发性高血压的群体发病率约为 6%，遗传率为 62%，患者一级亲属的发病风险可以从图 15-7 查出，约为 16%。

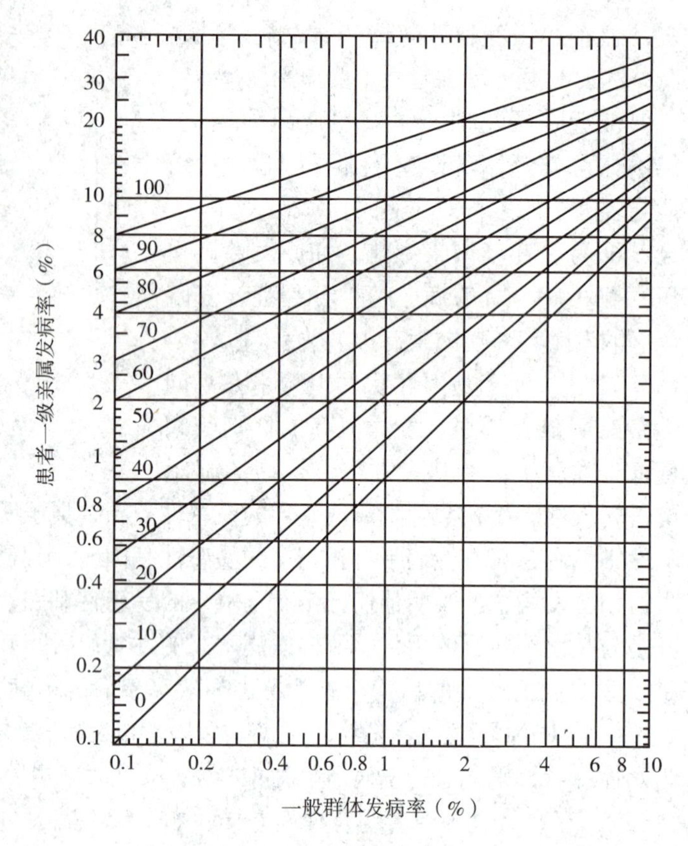

图 15-7　一般群体发病率、遗传率与患者一级亲属发病率的关系图解

2. 家庭中的患者人数与再发风险　一般而论，一个家庭中患者人数越多，则意味着再发风险越高。例如一对夫妇表型正常，他们生第一个子女患唇腭裂的风险与群体相同，都是 0.17%；如果已生有一个唇裂患儿，那么他们再次生育的子女的再发风险为 4%；若第二个子女仍为唇裂患者，则表明夫妇二人都带有较多的易感性基因，虽然他们两人都未发病，但其易患性很接近阈值，这就是基因累积效应所致，再次生育的再发风险将增加 2 ~ 3 倍，即将近于 10%。表 15-5 为 Sith 研制的一个表格，可通过双亲是否为患者及其同胞中已发生该病患者人数来估算再发风险。

表 15-5　多基因病再发风险估计

双亲患病数		0			1			2		
一般群体发病率（%）	遗传率（%）	患者同胞数			患者同胞数			患者同胞数		
		0	1	2	0	1	2	0	1	2
1.0	100	1	7	14	11	24	34	63	65	67
	80	1	6	14	8	18	28	41	47	52
	50	1	4	8	4	9	15	15	21	26
0.1	100	0.1	4	11	5	16	26	62	63	64
	80	0.1	3	10	4	14	23	60	61	62
	50	0.1	1	3	1	3	9	7	11	15

3. 患者病情严重程度与再发风险　多基因遗传病中基因的累加效应还表现在病情的程度上，因为病情严重的患者表明其带有更多的易感性基因，其父母也会带有较多的易感性基因，使易患性更接近阈值，所以，再次生育子女时的再发风险也会相应地增

高。例如，单侧唇裂的患者，其同胞的再发风险为 2.46%；单侧唇裂合并腭裂的患者，其同胞的再发风险为 4.21%；而两侧唇裂合并腭裂的患者，其同胞的再发风险则高达 5.74%。

4. 性别与再发风险　这在多基因遗传病特点中已阐述过，此处不再赘述。

5. 亲属级别的关系与再发风险　亲缘关系的远近也与发病率有很大的关系，随着亲属级别的降低，患者亲属的发病风险迅速下降。这在多基因遗传病特点中也已阐述过，此处不再赘述。

在估计多基因遗传病再发风险时，必须全面考虑上述各种情况，进行综合判断，才能得出符合实际的判断，有效地指导实践。表 15-6 是一些常见多基因遗传病的遗传率及再发风险的举例说明。

表 15-6　常见多基因遗传病的遗传率

病名	群体发病率（%）	患者一级亲属发病率（%）	男女之比	遗传率（%）
唇裂 + 腭裂	0.17	4	1.6	76
腭裂	0.04	2	0.7	76
先天性髋关节脱位	0.1 ~ 0.2	4	0.2	70
先天性幽门狭窄	0.3	男性先证者 2，女性先证者 10	5.0	75
先天性畸形足	0.1	3	2.0	68
先天性巨结肠	0.02	男性先证者 2，女性先证者 8	4.0	80
脊柱裂	0.3	4	0.8	60
无脑儿	0.5	4	0.5	60
先天性心脏病（各型）	0.5	2.8	—	35
精神分裂症	0.1 ~ 0.5	4 ~ 8	1	80
糖尿病（青少年型）	0.2	2 ~ 5	1	75
原发性高血压	4 ~ 8	15 ~ 30	1	62
冠心病	2.5	7	1.5	65
支气管哮喘	4	20	0.8	80
胃溃疡	4	8	1	37
强直性脊柱炎	0.2	男性先证者 7，女性先证者 2	0.2	70

知识拓展

常见多基因遗传病防治原则

1. 高血压　保持良好心境，心胸宽广，心平气和，遇事不着急、不上火，不与人较劲，以和为贵；平时坚持监测血压，如感觉不适，有头晕、心跳加速等症状赶紧测量血压；限盐补钾，逐步把每日摄入食盐的量控制在 5g 以内，同时多吃富含钾元素的水果、蔬菜（如香蕉、核桃仁、莲子、芫荽、苋菜、菠菜等）；每天坚持锻炼身体，像游泳、快走、慢跑等有氧运动，防止超重和肥胖；戒烟限酒。

2. 糖尿病　诱发糖尿病的“外因”有几个方面，如有进食太多、缺乏运动、暴饮暴食等导致肥胖；吸烟；平时工作压力大，心理压力过大。要尽量避免以上因素。在饮食方面，应该做到五谷杂粮、蔬菜、水果、肉蛋奶的合理搭配，少吃肉，多吃蔬菜、水果。

3. 血脂异常 最重要的是强调“迈开腿，管住嘴”。一方面要控制饮食，食物种类尽量丰富多样，尽量选用低脂食物（植物油、酸牛奶），增加维生素、纤维素（水果、蔬菜、面包和谷类食物）摄入量，控制体重。同时加强锻炼，使热量消耗掉，才不致于使脂肪在体内堆积。

4. 哮喘 成人哮喘多在儿童期发病，儿童期早治疗是减少成人期发病率的关键。有哮喘家族史者应避免各种引发哮喘的环境因素，如吸入各种过敏物质（过敏原）、呼吸道病毒和细菌感染、吸烟和空气污染等，这些因素对哮喘发病和加剧都起着推波助澜的作用。平时要做好居室、生活和工作环境的清洁、消毒、卫生，戒烟，积极预防和及时治疗呼吸道感染等。

目标检测

1. 下列疾病中，不属于多基因遗传病的是
   A. 冠心病 B. 唇裂 C. 先天性心脏病 D. 糖尿病 E. 并指症
2. 下列不符合数量性状变异特点的是
   A. 一对性状存在着一系列中间过渡类型 B. 群体中性状变异曲线是不连续的
   D. 一对性状间无质的差异 C. 分布近似于正态分布
   B. 变异在不同水平上分布均匀 D. 变异分布不连续，呈双峰曲线
   E. 大部分个体的表现型都接近于中间类型
3. 多基因遗传病的群体易患性阈值与平均值距离越远，则
   A. 个体易患性平均值越高，群体发病率越高
   B. 个体易患性平均值越低，群体发病率越低
   C. 个体易患性平均值越高，群体发病率越低
   D. 个体易患性平均值越低，群体发病率越高
   E. 个体易患性平均值与群体发病率无关
4. 一种遗传病的遗传度为 30% ~ 40%，表明
   A. 遗传因素在决定易患性上起主要作用，环境因素的作用是次要的
   B. 环境因素在决定易患性上起主要作用，遗传因素的作用是次要的
   C. 子代发病率为 30% ~ 40%
   D. 患者同胞发病率为 30% ~ 40%
   E. 患者一级亲属发病率均为 30% ~ 40%
5. 下列关于多基因遗传病特点的叙述正确的是
   A. 近亲婚配时，子女患病风险增高，且比常染色体隐性遗传显著
   B. 具有家族聚集倾向，有明显的遗传方式

C. 易患性具有种族差异

D. 随亲属级别的降低，患者亲属发病风险明显增高

E. 畸形越轻，再现风险越大

6. 癫痫在我国的发病率为 0.36%，遗传率约为 70%。一对表型正常夫妇结婚后，第一胎因患癫痫而夭折，再次生育时复发风险是

A. 70%　　B. 60%　　C. 6%　　D. 0.6%　　E. 0.36%

7. 唇裂在我国的群体患病率为 0.17%，遗传度为 76%。一对夫妇表型正常，生了一个唇裂患儿，再次生育的孩子患唇裂的风险为

A. 0　　B. 4%　　C. 50%　　D. 25%　　E. 100%

8. 当多基因遗传病的遗传率为 ______、群体发病率为 ______ 时，患者一级亲属的发病率近于群体发病率的平方根。

9. 名词解释

质量性状、数量性状、易患性、阈值、遗传度、多基因遗传。

10. 与单基因遗传病相比，多基因遗传病有哪些不同的特点？

第十六章　人类染色体与染色体病

染色体是生物体遗传物质（基因）的载体。细胞分裂时，染色体携带着基因从亲代传递给子代，故染色体具有储存和传递遗传信息的功能。同一物种染色体的形态、数目是相对恒定的，无论染色体的数目异常还是结构畸变，都会使染色体上基因数目或排列顺序发生改变，从而导致生物性状的变异。人类染色体数目异常或结构畸变所引起的遗传性疾病称为染色体病（chromosome disease）。由于染色体数目或结构畸变涉及众多相关的基因，患者会出现严重或明显的临床症状，又称为染色体畸变综合征。

第一节　人类染色体

一、人类染色体的基本特征

（一）人类染色体的数目

人类染色体的数目是恒定的。人类正常体细胞具有 46 条染色体，分别来自于父方（精子）和母方（卵子），其中 44 条（22 对）为常染色体（autosome），男女都有，另两条与性别分化有关，称为性染色体，女性为 XX，男性为 XY。

在真核细胞生物中，一个正常生殖细胞（配子）所含的染色体的总和，称为一个染色体组（chromosome set），这组中所包含的全部基因称为一个基因组（genome）。具有一个染色体组的细胞称为单倍体，以 n 表示；具有两个染色体组的细胞称为二倍体，以 2n 表示。人类正常体细胞是二倍体，即 2n=46 条；正常的精子或卵子是单倍体，即 n=23 条。

（二）人类染色体的形态结构

染色体在细胞周期中经历着凝缩和舒展的周期性变化。处于细胞分裂中期的染色体，其形态特征最清晰典型，易于辨认和分析，称为中期染色体。常用于染色体研究和临床染色体病的诊断。

1. 姐妹染色单体　每条中期染色体均含有两条形态结构完全相同的染色单体，互称姐妹染色单体（sister chromosome），它们各含有一个 DNA 分子。

2. 着丝粒　两条姐妹染色单体间由着丝粒（centromere）相连接，中期时着丝粒区域凹陷缩窄，称为初级缢痕（primary constriction）或主缢痕。着丝粒是纺锤丝附着之处，细胞分裂时与染色体的运动密切相关。

3. 染色体臂(chromosome arm)　着丝粒将染色体分为短臂(p)和长臂(q)两部分。两臂的末端部位称为端粒(telomere)，对染色体形态结构的稳定性和完整性起重要作用。

4. 次级缢痕　在某些染色体的长臂或短臂上可见小的凹陷缩窄的部分，称为次级缢痕（secondary constriction）或副缢痕。

5. 随体　人类有些染色体的短臂末端有一球状结构，称为随体（satellite）。随体柄也属于次级缢痕区，与核仁的形成有关，又称为核仁组织区（nucleolus organizing region，NOR）(图 16-1)。

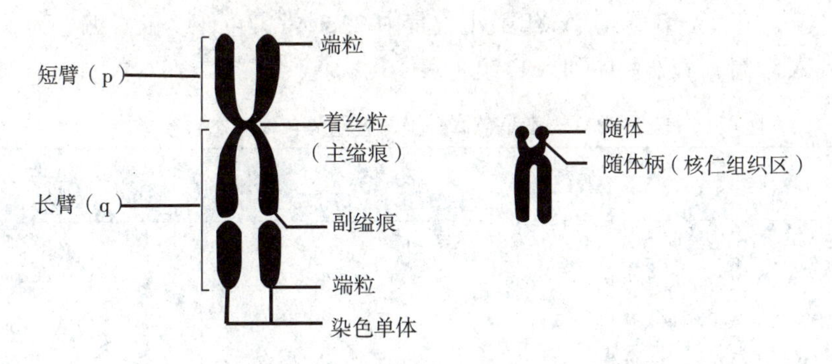

图 16-1　中期染色体形态结构示意图

（三）人类染色体的类型

染色体上着丝粒的位置是恒定不变的，若将染色体全长分成八等分，根据着丝粒的位置，人类染色体分为三种类型（图 16-2）：

1. 中着丝粒染色体（metacentric chromosome）　着丝粒位于染色体纵轴的 1/2 ~ 5/8 之间，着丝粒将染色体分为长短相近的两个臂。

2. 亚中着丝粒染色体（submetacentric chromosome）　着丝粒位于染色体纵轴的 5/8 ~ 7/8 之间，着丝粒将染色体分为长短明显不同的两个臂。

3. 近端着丝粒染色体（acrocentric chromosome）　着丝粒靠近一端，位于染色体纵轴的 7/8 ~末端之间，短臂很短。

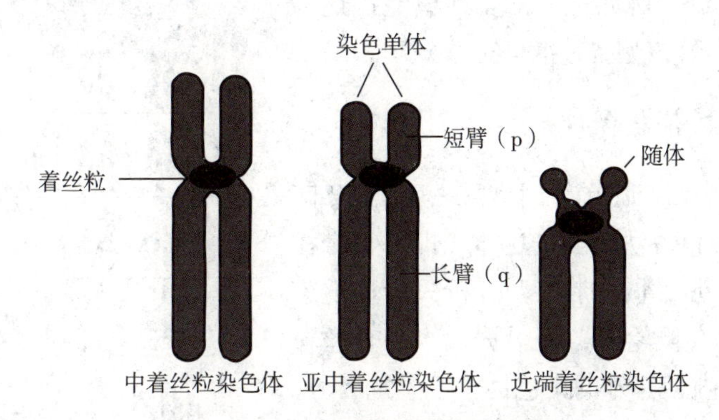

图 16-2　人类染色体的三种类型

二、人类显带染色体及其识别

（一）人类染色体分组

1960 年，美国丹佛（Denver）首届国际细胞遗传学会议确立了世界通用的细胞内人类染色体组成的描述体系——Denver 体制。Denver 体制按照染色体大小、形态特征及着丝粒的位置将人类正常体细胞的 46 条染色体进行配对、顺序排列，分为 A、B、C、D、E、F、G 七组，A 组最大，G 组最小。其中 22 对常染色体，依次编号为 1 ~ 22 号。X 染色体列入 C 组，Y 染色体列入 G 组（表 16–1）。

表 16–1 人类染色体分组与各组染色体形态特征

组别	染色体号	大小	着丝粒位置	次级缢痕	随体	可鉴别程度
A	1 ~ 3	最大	中（1、3 号），亚中（2 号）	1 号常见	无	可鉴别
B	4 ~ 5	次大	亚中	无	无	难鉴别
C	6 ~ 12，X	中等	亚中	9 号常见	无	难鉴别
D	13 ~ 15	中等	近端	无	有	难鉴别
E	17 ~ 18	小	中（16 号），亚中（17、18 号）	16 号常见	无	16 号可鉴别，17、18 号难鉴别
F	19 ~ 20	次小	中	无	无	难鉴别
G	21 ~ 22，Y	最小	近端	无	21、22 号有，Y 无	难鉴别

（二）人类染色体核型

核型（karyotype）是指一个体细胞中的全部染色体，按照其大小、形态特征及分组顺序排列所构成的图像。对这种图像进行染色体形态和数目的分析过程，称为核型分析（karyotyping）（图 16–3）。

按照国际标准，核型描述方法为：染色体总数，性染色体组成。例如：正常女性核型描述为 46，XX；正常男性核型描述为 46，XY。

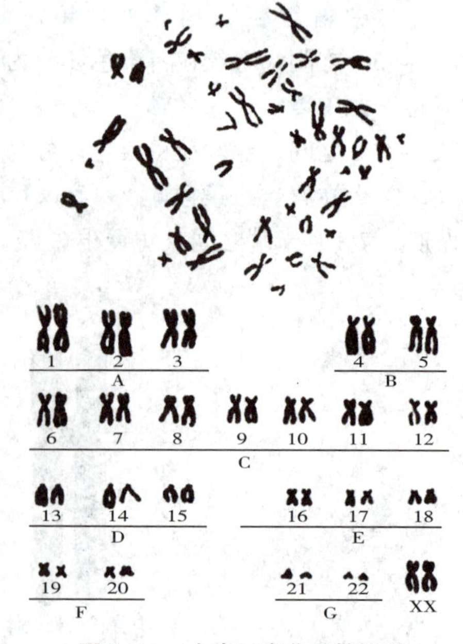

图 16–3 人类正常非显带核型（女性 46，XX）

（三）人类显带染色体

20 世纪 70 年代以前，主要采用吉姆萨（Giemsa）常规染色方法得到的标本（即非显带核型）进行核型分析。非显带核型分析只能显现染色体整体结构的大概轮廓，可根据大小和着丝粒位置分组，但组内相邻号的染色体难于鉴别区分，至于染色体微小的结构异常就更难检测，因此其应用受到极大限制。1968 年染色体显带技术的问世和发展，极大地推动了人类染色体研究和临床应用。

1. 显带染色体　利用特殊方法染色，使染色体的长轴上显现宽窄不一和亮度不同的带纹，这样的染色体称为显带染色体，从而创立了染色体显带技术。显带技术可将人类的 24 种染色体显示出各自特异的带纹，称为带型（banding pattern）（图 16-4）。

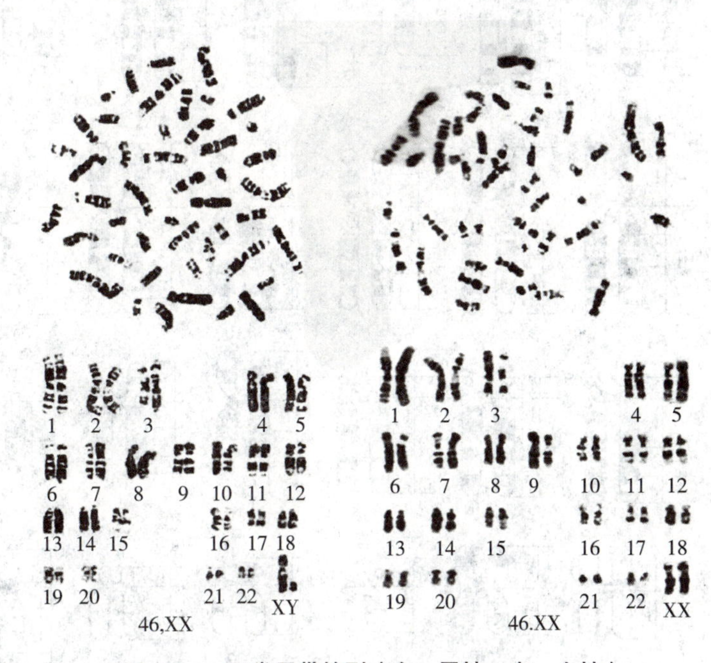

图 16-4　正常显带核型（左：男性　右：女性）

2. 常用的显带技术及识别　显带技术主要有 Q 显带、G 显带、R 显带、C 显带、T 显带、高分辨显带染色体技术。

（1）Q 显带：1968 年瑞典细胞化学家 Caspersson 首先用荧光染料氮芥喹吖因（quinacrine mustard，QM）处理染色体，在荧光显微镜下每条染色体显现出宽窄和亮度不同的带纹，称为 Q 带，此显带技术称 Q 显带。其缺点是荧光持续时间短，必须立即观察并显微摄影。

（2）G 显带：染色体标本经碱、胰蛋白酶等溶液处理后，再用 Giemsa 染料染色，可见与 Q 带类似的深浅相间的带纹，称为 G 显带（图 16-5）。G 显带方法简单，带纹清晰易辨，已成为染色体病的常规诊断方法。

（3）R 显带：染色体标本在一定温度下用盐溶液预处理和 Giemsa 染料染色，呈现的带型明暗（或深浅）与 Q 带（或 G 带）相反，故又称反带。

（4）C 显带：用 NaOH 或 $Ba(OH)_2$ 处理标本后，再用 Giemsa 染色，只在染色体局部区域着色深染，称为 C 显带。主要用于检测 Y 染色体、着丝粒区和副缢痕区的带型。

（5）T 显带：染色体标本加热处理，再用 Giemsa 染色，主要用于染色体端粒区的带型检测。

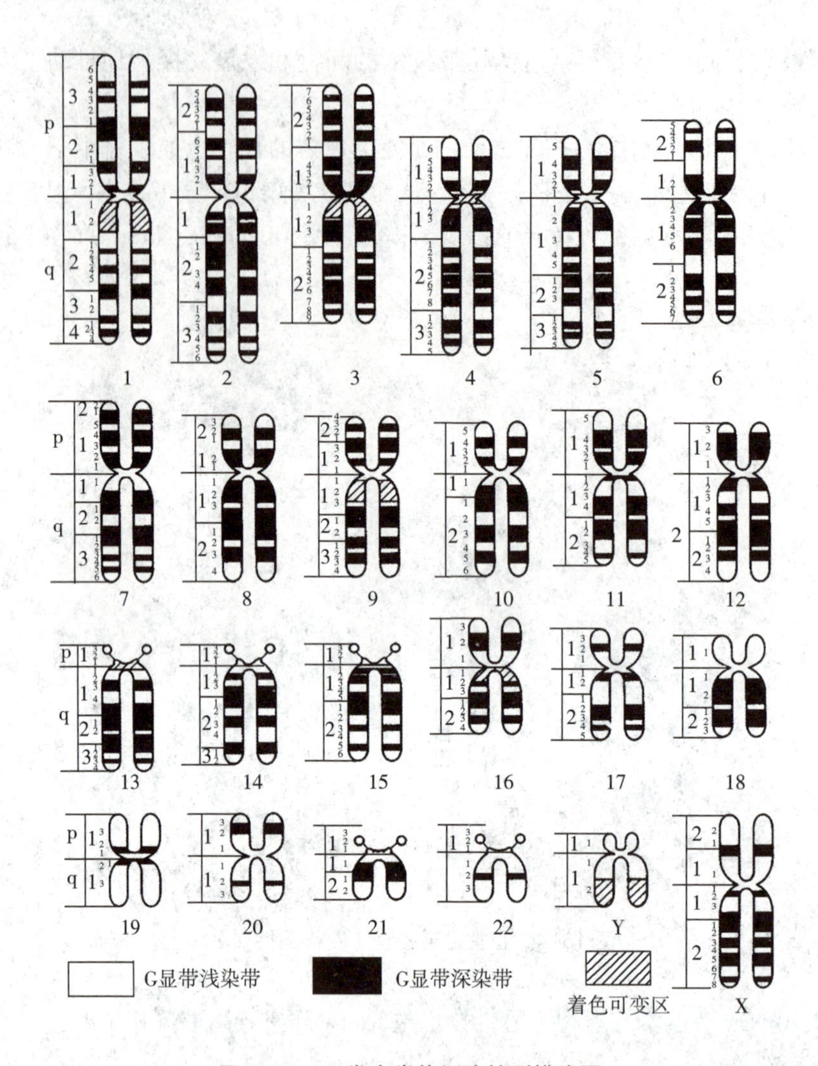

图 16-5 正常人类体细胞核型模式图

（6）高分辨显带染色体：采用常规的G显带技术，一套中期的单倍染色体上仅能显现320条带纹。随着显带技术的改进，可以在细胞分裂的晚前期或早中期获得更长、带纹更丰富精确的染色体，这种显带染色体称为高分辨显带染色体（high resolution banding chromosome，HRBC）。一套单倍染色体的带纹数量增至550～850条或更多的带纹，提高了鉴别染色体的细微结构异常的能力。这一技术无论在基因定位上还是临床研究（如肿瘤染色体）中都有广泛的应用价值。

3. 人类细胞遗传学国际命名体制 为了准确描述染色体，便于国际间的相互交流，国际人类细胞遗传学命名委员会统一了人类染色体的识别和描述的标准，于1978年首次出版《人类细胞遗传学国际命名体制》（An International System for Human Cytogenetics Nomenclature，ISCN），后来不断地修改和完善并推出新的版本。ISCN中严格规定了正常及异常核型的命名格式和原则，提出一些命名符号和术语。

知识拓展

荧光原位杂交技术

传统的核型分析方法在细胞培养过程中，可因污染等原因的影响导致培养失败，或是受分裂相数量和质量、显带技术及操作不当等诸多因素的影响导致分析失败。近年来，随着分子细胞遗传学的迅速发展，新技术、新方法不断涌现。

荧光原位杂交（fluorescence in situ hybridization，FISH）是一种分子细胞遗传学技术。其基本原理是利用DNA碱基互补配对的特点，在体外的一定条件下，使同源的DNA链或DNA-RNA单链结合成双链。FISH使用荧光标记的DNA、RNA或与mRNA互补的cDNA探针和染色体或基因杂交，从而在中期染色体、间期核、组织切片、裂殖细胞或配子细胞上检测DNA顺序。传统细胞遗传学技术需要分裂细胞和阻断在分裂中期的染色体，而FISH技术将染色体分析扩展到间期细胞。

FISH技术具有快速、安全、经济、灵敏度高和特异性强等优点，而且标本可以长期保存而不失活。FISH的敏感性和特异性与传统的细胞遗传染色体分析技术结合起来，不仅能一次性地筛查整个基因组的染色体异常，而且在肿瘤学研究（如基因诊断、基因定位等）中有独特的优势。

（1）界标：在每条显带染色体上具有重大意义，是显著且恒定的形态学特征区域，包括着丝粒、两臂末端和某些显著的带。是确认染色体形态特征的指标，如每条染色体都以着丝粒为界标，分为短臂（p）和长臂（q）。

（2）区：两个相邻界标之间的染色体区域。核型描述时，区的命名从着丝粒开始向两臂远端依次编号。

（3）带：为用显带技术处理所得染色体标本上显现出的横纹。每条显带染色体上的带与带之间是连贯的，没有非带区。带的命名与区的命名方法相同。描述某一特定带需写明四个方面，即染色体号、臂符号、区号、带号。例如：1q24表示第1号染色体长臂2区4带（图16-6）。

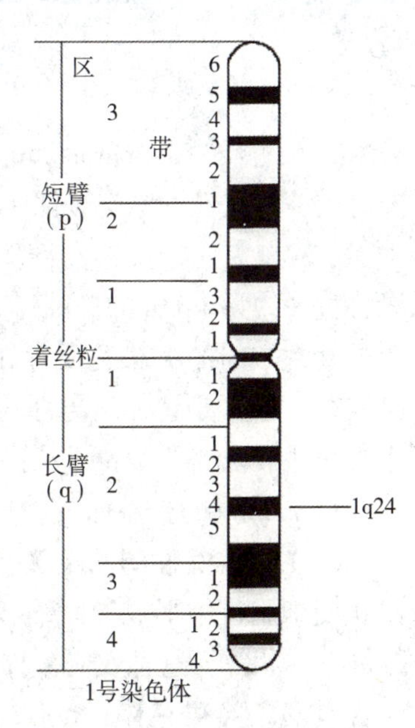

图16-6 人类显带染色体界标、区和带示意图（1号染色体）

（4）亚带：在带的基础上分出的更细小的带纹。高分辨显带技术将染色体的核型分析达到了亚带、次亚带的水平（图16-7）。例如：10号染色体长臂2区3带的三个亚带，表示为10q23.1、10q23.2 、10q23.3。而10q23.3的三个次亚带则为10q23.31、10q23.32、10q23.33。

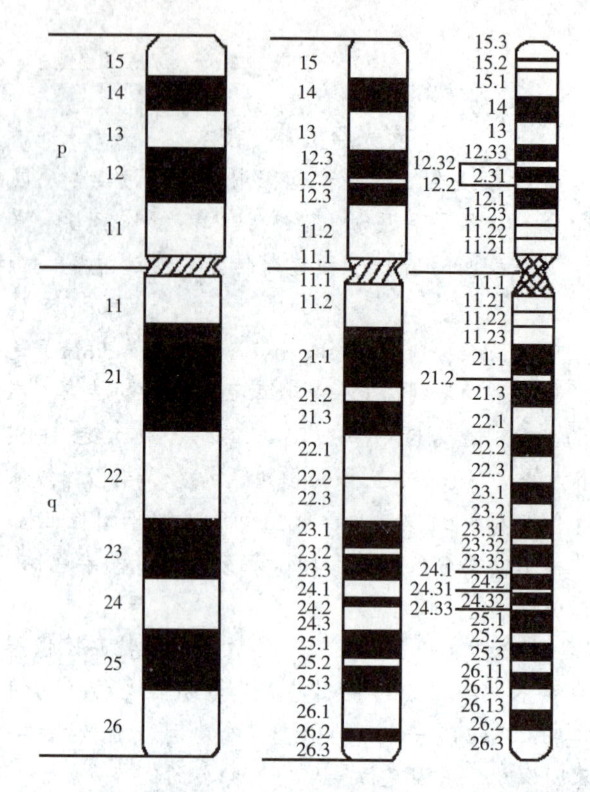

图 16-7　10 号染色体的高分辨显带（带、亚带、次亚带）

三、性染色质与Lyon假说

性染色质（sex chromatin）存在间期细胞核内，包括 X 染色质和 Y 染色质两种。性染色质检查在性别鉴定、性染色体病诊断等方面有重要作用。

1.X 染色质　正常女性体细胞的间期细胞核中，存在一个紧贴核膜内缘、着色较深、直径约为 1μm 的椭圆形小体，而正常男性无，称 X 染色质或 Barr 小体。为什么正常男女性之间的 X 染色质存在差异？女性两条 X 染色体的 X 连锁基因及产物为什么不比只有一条 X 染色体的男性的相应基因产物多？为此，1961 年，英国学者 Lyon 用 X 染色体失活假说（即 Lyon 假说）进行了解释。

Lyon 假说的要点如下：

（1）正常女性的两条 X 染色体中，仅一条保持转录活性，另一条 X 染色体失活并在间期细胞核中形成异固缩状态的 X 染色质。这样男女体细胞中的 X 连锁基因产物的数量基本相等，这种效应被称为 X 染色体的剂量补偿（dosage compensation）。一个人无论含有几条 X 染色体，也仅有一条有转录活性，其余的均失活。因此，一个细胞中所含有的 X 染色质的数目 =X 染色体数 -1。

（2）X 染色体的失活是随机的也是恒定的。失活的 X 染色体可以来自父亲，也可以来自母亲。如果一个细胞是父源的 X 染色体失活，则增殖的所有子代细胞中失活的 X 染色体也是父源的。

（3）失活发生在胚胎发育早期，人类大约在妊娠后第16天左右。

此后，人们对X染色体的失活有了新的认识。虽然X染色体的失活是随机的，但结构异常的X染色体是优先失活。而在X染色体平衡易位携带者中通常优先失活的是正常的X染色体。另外，人类失活的X染色体上的基因并非全部都失去转录活性，据估计，约有1/3的基因可能逃避完全失活，因此X染色体数目异常的个体在表型上与正常个体有较大差异。如47，XXX个体有别于46，XX个体，出现了明显的临床症状。

2.Y染色质 正常男性的间期体细胞，用荧光染料染色后，在细胞核中可见一个直径约为0.3μm的荧光小体，称为Y染色质。Y染色质是Y染色体长臂远端部分的异染色质，被荧光染料染色而发出荧光，是男性细胞所特有的。一个细胞中所含有的Y染色体数目=Y染色质数目。

第二节 染色体畸变

在某些因素的影响下，染色体数目异常或形态结构发生改变称为染色体畸变（chromosomal aberration）。可分为染色体数目异常和染色体结构畸变两类。染色体畸变是导致染色体病的根本原因。

一、染色体数目异常及其产生机制

正常人体细胞是二倍体（2n=46），以二倍体为标准，染色体数目增加或减少称为染色体数目畸变，包括整倍体改变和非整倍体改变。

（一）整倍体改变及其产生机制

体细胞中以一个染色体组（n）为基数，染色体数目整组的增减，则为整倍体改变。例如单倍体、多倍体（三倍体、四倍体）的形成。

1. 三倍体 体内的每个体细胞含有三个染色体组，即3n=69。形成机制：①双雄受

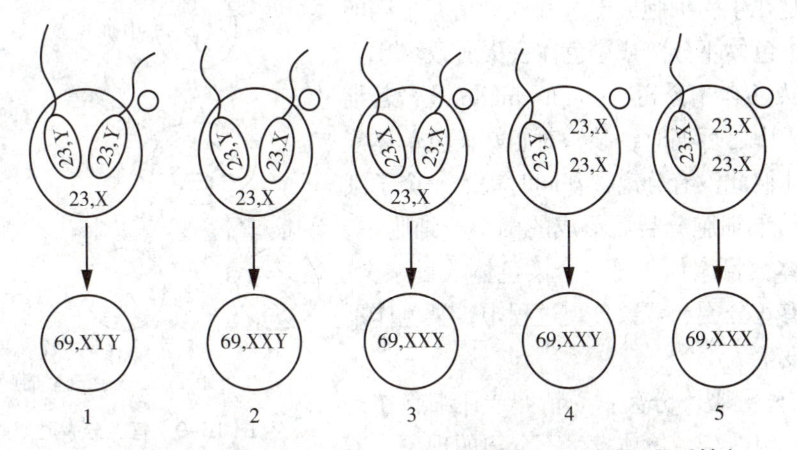

图16-8 三倍体形成（1、2、3为双雄受精，4、5为双雌受精）

精：两个正常精子同时与一个正常卵细胞受精形成三倍体的受精卵；②双雌受精：卵细胞发生时，由于某种原因未能形成第二极体，形成二倍体的异常卵细胞，受精后发育所致（图 16-8）。

2. 四倍体 体内的每个体细胞含有四个染色体组，即 4n=92。产生机制：①核内复制：在细胞有丝分裂过程中，染色体连续复制两次，细胞仅分裂一次，形成两个四倍体的子细胞。可见于某些肿瘤细胞。②核内有丝分裂：在细胞分裂时，染色体正常复制一次，至中期时，核膜未破裂，也未形成纺锤体，因此无后期、末期及胞质分裂，结果成为四倍体的细胞。

按照 ISCN，整倍体的核型描述方法与正常核型描述方法相同，例如：69，XXX、69，XYY、92，XXXX 等。

（二）非整倍体改变及其产生机制

一个体细胞的染色体数目在二倍体（2n=46）基础上增加或减少一条或数条，称为非整倍体改变，是临床中最常见的染色体畸变。发生非整倍体改变后，若体细胞的染色体数目减少一条或数条时，称为亚二倍体（hypodiploid）；若体细胞的染色体数目增加一条或数条时，称为超二倍体（hyperdipoid）。

1. 非整倍体改变的类型 在非整倍体改变中最常见的类型是三体型和单体型。

（1）单体型（monosomy）：体细胞内的某号染色体减少了一条（2n-1），染色体数目为 45，属于亚二倍体。临床上以 21、22 和 X 单体较常见，核型分别为 45，XX（XY），-21、45，XX（XY），-22、45，X。绝大多在胚胎期自发流产，只有少数可存活。

（2）三体型（trisomy）：体细胞内的某号染色体增加了一条（2n+1），染色体数目为 47，属于超二倍体，是临床上最常见的畸变类型。常染色体三体以 21、18、13 三体最常见，性染色体三体有 47，XXX、47，XXY、47，XYY 等。

（3）多体型（polysomy）：体细胞内的染色体增加了两条及以上。常见于性染色体中，如 48，XXXX、49，XXXYY 等。

2. 非整倍体改变的产生机制 非整倍体改变的发生是在生殖细胞成熟过程或受精卵早期卵裂中发生染色体不分离或染色体丢失所致。

（1）染色体不分离（nondisjunction）：若细胞分裂进入中、后期时，某一对姐妹染色单体或同源染色体彼此没有分离，却同时进入一个子细胞核中，结果细胞分裂后形成的两个子细胞中，一个染色体数目增加，另一个染色体数目减少。在细胞的有丝分裂和减数分裂过程中，染色体不分离均可发生。

1）有丝分裂不分离：受精卵或体细胞在有丝分裂时，姐妹染色单体发生不分离的现象。若

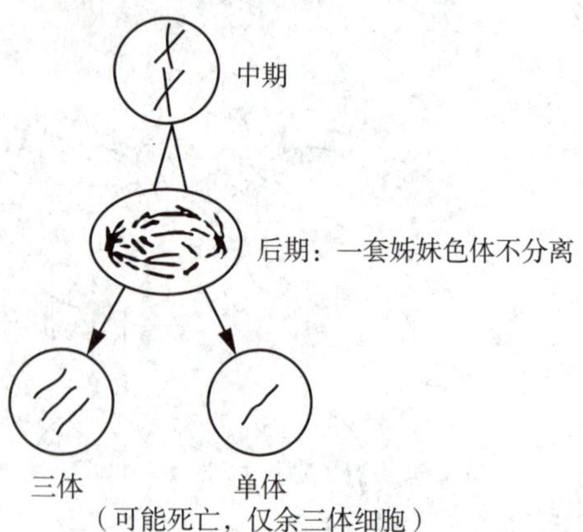

图 16-9 有丝分裂时姐妹染色体不分离

受精卵在卵裂早期发生某一染色体的姐妹染色单体不分离，可形成嵌合体（mosaic）（图16–9）。嵌合体是指体细胞内同时存在两种或两种以上核型的细胞系的个体。例如：45，X/46，XX/47，XXX。不分离发生得越晚，正常二倍体细胞系的比例越大，临床症状也相对较轻。

2）减数分裂不分离：在配子形成的减数分裂过程中，某一对同源染色体或姐妹染色单体不分离，形成异常配子的现象。减数分裂不分离若发生在后期Ⅰ时，最终形成的全部配子中，一半配子为n+1条，而另一半配子为n–1条。与正常配子受精后，将形成超二倍体或亚二倍体。若发生在后期Ⅱ时，所形成的全部配子中，1/2为n条，1/4为n+1条，1/4为n–1条。它们与正常配子受精后，分别得到的是二倍体、超二倍体、亚二倍体（图16–10）。

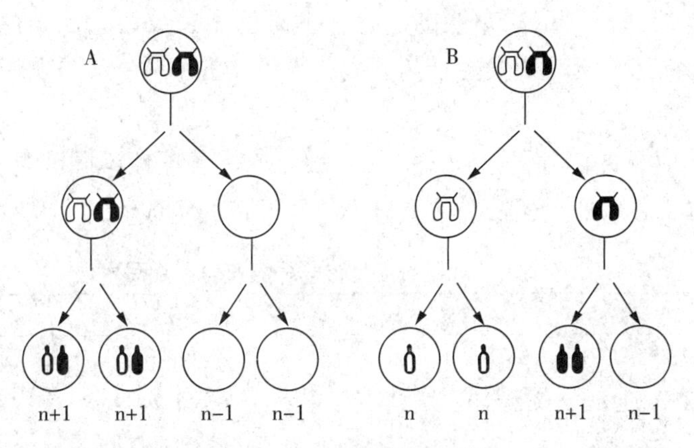

图16–10　减数分裂不分离

（A：减数分裂后期Ⅰ不分裂；B：减数分裂后期Ⅱ不分裂）

（2）染色体丢失（chromosome lose）：细胞在进行有丝分裂时，某一染色体未与纺锤丝相连接，不能及时移向两极参与子细胞的形成，或是在移向两极时行动迟缓而滞留在细胞质，被分解、消失，最终形成的两个子细胞中，一个是正常二倍体，一个是亚二倍体。染色体丢失也是形成嵌合体的原因（图16–11）。

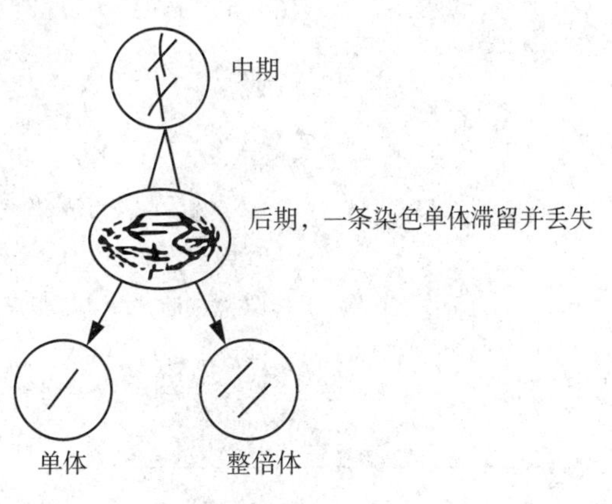

图16–11　染色体丢失

按照ISCN，非整倍体的核型描述方法为：染色体总数，性染色体组成，+（–）畸变染色体序号”。如某一核型中多了一条21号染色体，描述为：47，XX（XY），+21；若少一条X染色体，则描述为45，X。

二、染色体结构畸变及其产生机制

（一）染色体结构畸变的产生机制

受多种因素（电离辐射、化学诱变剂、遗传因素等）的影响，可能使染色体发生断裂（breakage）。染色体断裂及断裂异常重接是染色体结构畸变的根本原因。

（二）染色体结构畸变的描述方法

按照ISCN的规定，染色体结构畸变的描述方法分为简式和详式。ISCN中规定的细胞遗传学命名符号、术语缩写如表16-2所示。

用简式表示时，需要依次写明的内容：①染色体总数；②性染色体组成；③畸变类型的符号；④在括号内写明发生结构畸变的染色体的序号；⑤在另一括号内写明该染色体断裂点的区带号。

用详式表示时，前四项同于简式的①、②、③、④项，不同的是在最后的括号中，除需写明染色体断裂点外，还要描述重排染色体区带的组成。

表16-2 常用的细胞遗传学命名符号和缩写术语

符号	含义	符号	含义
1～22	常染色体编号	del	缺失
X、Y	性染色体	dup	重复
A～G	染色体组	end	核内复制
q	染色体长臂	inv	倒位
p	染色体短臂	i	等臂染色体
+	增加（多余）	mar	标记染色体
−	丢失	mat	母源
→	从……到……	pat	父源
:	断裂	mos	嵌合体
: :	断裂与重接	psu	假染色体
;	区分涉及结构重排的染色体	rcp	相互易位
( )	括号内为结构异常的染色体	rea	重排
?	对染色体的识别无把握	rec	重组染色体
/	用于分开嵌合体中不同的细胞系	rob	罗伯逊易位
ter	末端	sce	姐妹染色单体
ace	无着丝粒片段	t	易位
cen	着丝粒	r	环状染色体

（三）常见的染色体结构畸变的类型

1. 缺失（deletion，del） 指染色体断裂后，部分片段发生丢失。分为末端缺失和中间缺失两种（图16-12）。

（1）末端缺失（terminal deletion）：染色体长臂或短臂的末端发生断裂并丢失。简式表示为：46，XX（XY），del（1）（q21）；详式表示为：46，XX（XY），del（1）（pter → q21）。

（2）中间缺失（interstitial deletion）：染色体的同一臂内发生两次断裂，两个断裂点之间的片段丢失，臂远端的片段和含有着丝粒的片段发生重接。简式表示为：46，XX（XY），del（3）（q21q 31）；详式表示为：46，XX（XY），del（1）（pter → q21 : : q31 → qter）。

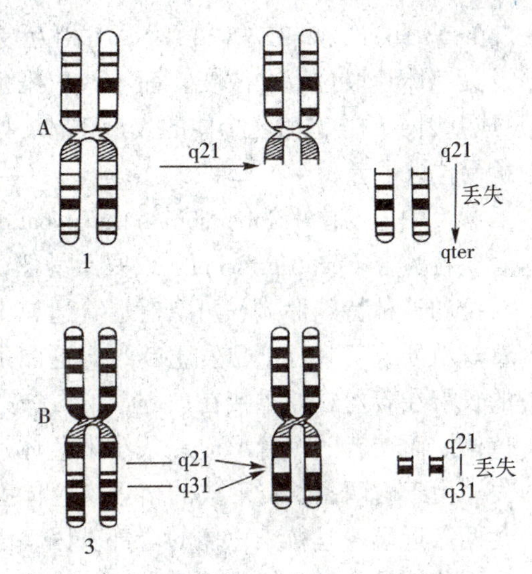

图 16–12　缺失

（A：末端缺失；B：中间缺失）

2. 倒位（inversion，inv）　一条染色体的两个断裂点之间的片段旋转 180° 后重接，导致染色体上基因顺序重排。倒位分为臂内倒位和臂间倒位（图 16–13）。

（1）臂内倒位（paracentric inversion）：倒位发生在染色体的同一臂内的，称为臂内倒位。其简式表示为：46，XX（XY），inv（1）（p22p 34）；详式表示为：46，XX（XY），inv（1）（pter → p 34 : : p22 → p 34 : : p22 → qter）。

（2）臂间倒位（pericentric inversion）：倒位发生在染色体的长臂和短臂之间的，称为臂间倒位。其简式表示为：46，XX（XY），inv（2）（p15q21）；详式表示为：46，XX（XY），inv（2）（pter → p15 : : q21 → p15 : : q21 → qter）。

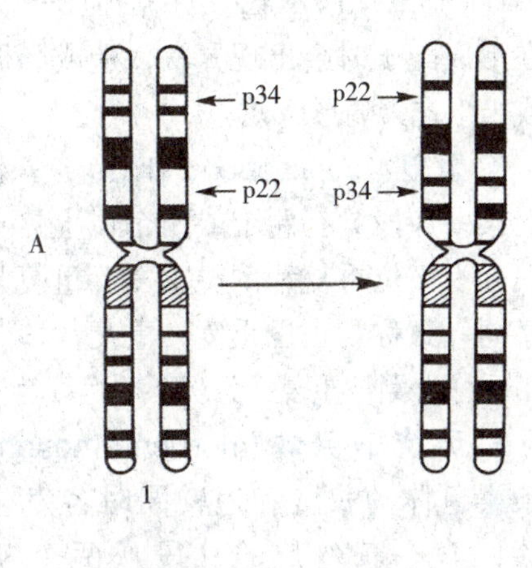

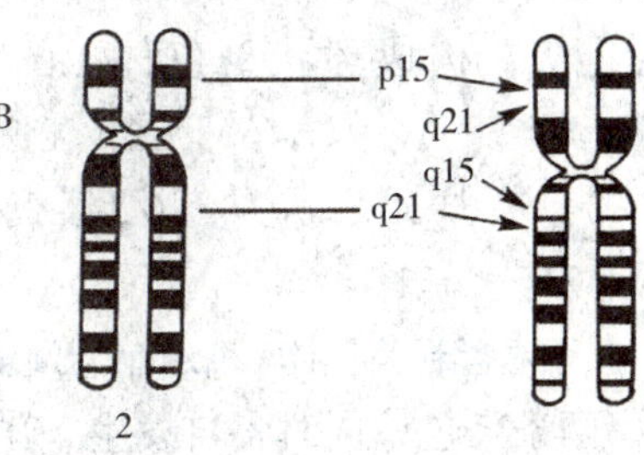

图 16–13　倒位（A：臂内倒位；B：臂间倒位）

3. 易位（translocation，t）　是指染色体片断位置的改变。包括染色体内易位（又称移位）、染色体间易位（包括转位和相互易位）。

（1）染色体内易位：又称移位，即染色体内部染色体片段位置的改变。

（2）单向易位：又称为转位，是指一条染色体片段转移到另一条染色体上，而另一条染色体的断片丢失。

（3）相互易位（reciprocal translocation）：两条非同源染色体同时发生断裂后，无着丝粒的断裂片段相互交换位置后重接，形成两条新生染色体。这两条新生染色体被称为衍生染色体（derivation chromosome）（图 16–14）。其简式表示为：46，XX（XY），t（2；5）（q21；q31）；详式表示为：46，XX（XY），t（2；5）（2pter → 2q21 : : 5q31 → 5qter；

5pter → 5q31 : : 2q21 → 2qter)。当相互易位仅涉及染色体片段位置的改变，而不造成染色体片段（或基因）的增减时，个体的表型正常，则称为平衡易位携带者。

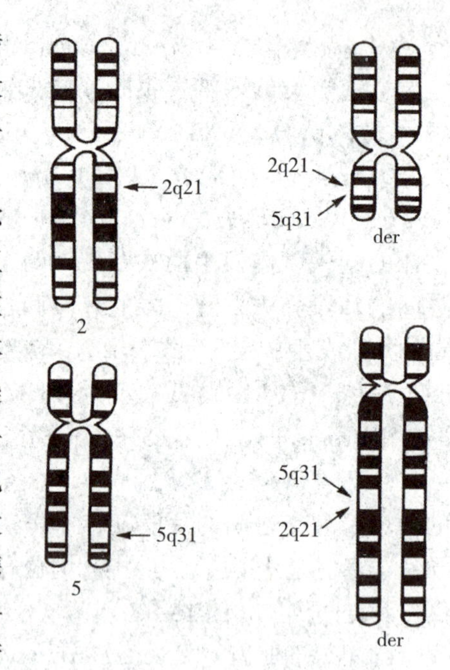

图 16-14　相互易位

罗伯逊易位（Robertsonian translocation）又称着丝粒融合（centric fusion）或罗氏易位，为相互易位的一种特殊形式。两条近端着丝粒染色体在着丝粒处或其附近部位发生断裂，这两条染色体的长臂在着丝粒处重接在一起，形成一条衍生染色体。而二者的短臂形成一条小染色体，往往丢失。由于由两条长臂形成的衍生染色体上几乎包含两条近端着丝粒染色体的全部基因，因此，发生罗伯逊易位的个体表型正常，也是平衡易位携带者（图 16-15），其核型为 45, XX（XY）, -14, -21, +t（14 ; 21）(q11 ; p11)。但罗伯逊易位携带者在形成配子时会出现异常，造成胚胎死亡而流产或出生先天畸形患儿。

4. 重复（duplication，dup） 一条染色体上某一片段具有两个或两个以上拷贝的现象。分为正位重复和倒位重复。重复片段与原序列一致称为正位重复，重复片段与原序列相反称为倒位重复。

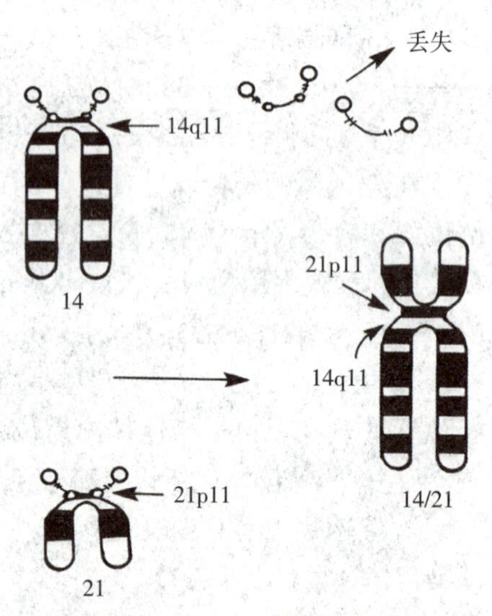

图 16-15　罗伯逊易位

5. 环状染色体（ring chromosome，r） 一条染色体的长臂和短臂同时各发生一次断裂，含有着丝粒的片段从两个断裂处发生重接，构成环状染色体（图 16-16）。其简式表示为：46，XX（XY），r（2）(p21q31)；详式表示为：46，XX（XY），r（2）(p21 → q31)。

6. 双着丝粒染色体（dicentric chromosome，dic） 两条染色体同时各自发生一次断裂后，两个含有着丝粒的断裂片段重接在一起，构成一条含有两个着丝粒的衍生染色体（图 16-17）。其简式表示为：46, XX（XY）, dic（5;9）(q31 ; q21)；详式表示为：46, XX（XY）, dic（5 ; 9）(5pter → 5q31 : : 9q21 → 9qter)。

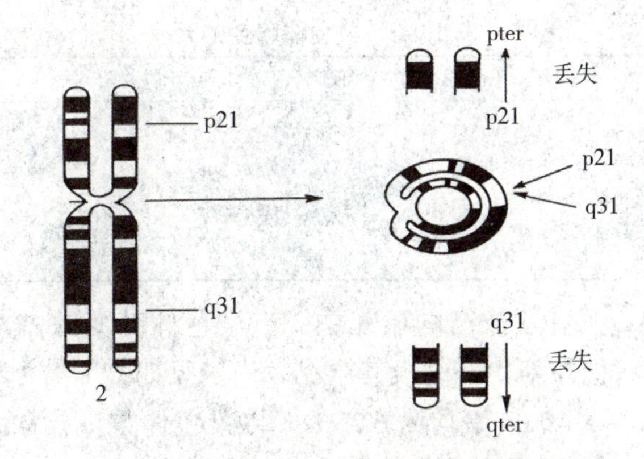

图 16-16　环状染色体

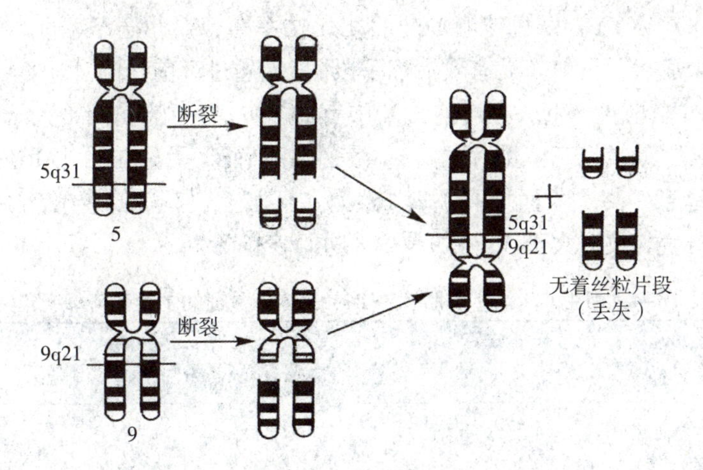

图 16-17　双着丝粒染色体

第三节　染色体病

由于染色体畸变影响众多基因的表达和作用，严重地破坏基因的平衡状态，从而累及多器官、多系统，造成机体出现明显或严重的、多种的临床症状，因此，染色体病又称为染色体畸变综合征。染色体病的临床表现通常为：①先天性多发畸形，生长发育迟缓和智力低下；②具有染色体异常的胚胎，大部分流产或死产；③性染色体异常除上述特征外，还伴有生殖器异常或畸形。

一、染色体病发病概况

染色体异常常见于自发流产胎儿、高龄孕妇的胎儿、先天畸形或发育异常患者、特征异常患者及不育或流产夫妇。综合已报道的资料，各类染色体畸变的频率如表16-3 所示。

表 16-3 染色体畸变的频率

	怀孕 3 个月以内流产	母亲年龄 > 35 岁的胎儿	活产儿
异常核型（总计）	50%	2%	0.625%
数目异常	96%	85%	60%
结构异常平衡	—	10%	30%
结构异常不平衡	4%	5%	10%

调查资料表明，在自发流产的胎儿中，有染色体畸变的占 42%，其中三倍体占 18%，四倍体占 5%，但在新生儿中极其罕见，尚未见四倍体。据统计，新生儿染色体异常发生率为 4.7‰ ~ 8.4‰，平均为 6.25‰，以染色体数目异常为多。常见的常染色体数目异常中 21- 三体综合征的发生率最高，约 1/700；其次为 18- 三体综合征及 13- 三体综合征。性染色体异常发生率为 1/900 ~ 1/1000，常见类型有 45，X、47，XXX、47，XXY 和 47，XYY。染色体畸形的胎儿死亡率高、婴儿病态率高，常伴有智力低下等严重的临床症状，目前尚无有效治疗手段。只能通过产前诊断、遗传咨询等预防措施，减少染色体病患儿的出生。在产前诊断中有约 80% 为高龄孕妇（大于 35 岁），这是因为染色体异常中最常见三体型，尤其 21- 三体综合征，无论在胎儿期还是出生时，其发生频率均随母亲年龄增大而增高（表 16-4）。事实上仅有 20% ~ 25% 的 21- 三体型胎儿能妊娠至出生。故对大于 35 岁的孕妇要进行产前诊断。

表 16-4 新生儿（活）与胎儿中 21- 三体综合征的发生率与母亲年龄关系

母亲年龄（岁）	发生率		
	出生时	羊水（16 周）	绒毛（9 ~ 16 周）
15 ~ 19	1/1250		
20 ~ 24	1/1400		
25 ~ 29	1/1100		
30	1/900		
31	1/900		
32	1/750		
33	1/625	1/420	
34	1/500	1/325	
35	1/350	1/250	1/240
36	1/275	1/200	1/175
37	1/225	1/150	1/130
38	1/175	1/120	1/100
39	1/140	1/100	1/75
40	1/100	1/75	1/60
41	1/85	1/60	1/40
42	1/65	1/45	1/30
43	1/50	1/35	1/25
44	1/40	1/30	1/20
≥ 45	1/25	1/20	1/10

二、常染色体病

（一）常染色体数目畸变引起的疾病

1. 21- 三体综合征　21- 三体综合征也称先天愚型、Down 综合征或唐氏综合征，是最常见的染色体病，也是被人类最早确定的染色体病。1866 年，英国医生 Langdon Down 首次描述。1959 年，法国细胞遗传学家 Lejeune 证实本病是多了一条 G 组染色体而引起的，此后又确定为 21 号，因此而得名。

【发病率】新生儿中 21- 三体综合征的发病率为 1/1000 ~ 1/500，男性患者多于女性患者。21- 三体综合征胎儿中，大部分通常在妊娠 3 个月内自发流产，仅约 1/4 能活到出生。50% 的患儿在 5 岁以前死亡，只有 8% 的患者超过 40 岁。

【临床特征】21- 三体综合征的体征多种多样，其中最突出、最严重的表现是患者不同程度的智力低下，生长发育迟缓。患者呈现特殊面容：脸圆而扁平，眼距宽，眼裂小，外眼角上倾，鼻梁低平，外耳小且耳位低，耳郭畸形，嘴小唇厚，舌大外伸，流涎，故又称为伸舌样痴呆。其他体征有：头颅小而圆，枕部平坦，前囟大，新生儿时可有第三囟门，肌张力低，身材矮小，四肢、手足粗短，第五指短而内弯，部分患者有通贯手，足第一趾与第二趾间的间距较宽，40% 有先天性心脏病，容易患白血病和呼吸道感染。男患者常伴有隐睾，无生育能力；女性患者少数有生育能力（图 16–18）。

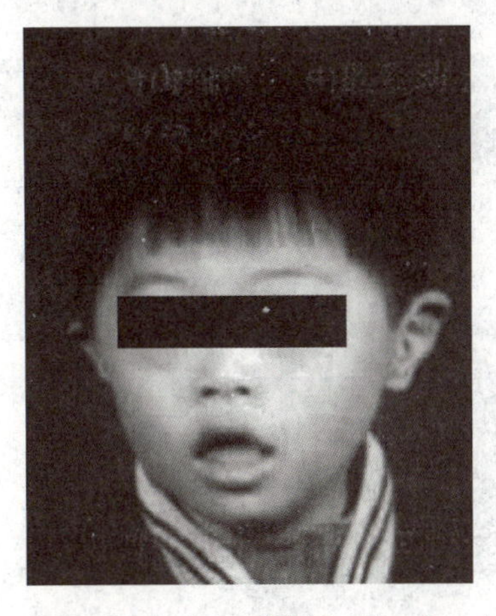
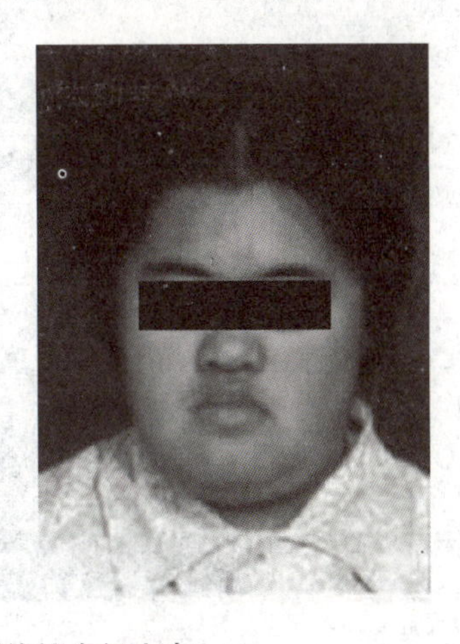

图 16–18　21- 三体综合征患者

【核型与病因】患者的核型可分为三类：21- 三体型、嵌合型和易位型。

21- 三体型：约占全部患者的 92.5%，核型：47，XX（XY），+21。此型的发生绝大多数与父母核型无关，主要原因是患者父母的生殖细胞形成过程中，在减数分裂时第 21 号染色体发生不分离，形成含有两条 21 号染色体的配子，与正常配子结合后，即产生 21- 三体型的患儿。调查表明，21- 三体型的发生（约有 95%）与母亲生育年龄有关，其发病率随母亲生育年龄的增大而增高，尤其当母亲大于 35 岁时，发病率明显增高。近年来报道，与父亲的高龄也有关。

嵌合型：约占全部患者的 2.5%，核型：46，XX（XY）/47 XX（XY），+21。嵌合型产生的原因是由于正常的受精卵在胚胎发育早期的卵裂过程中，21 号染色体发生不分离所致。此型患者的体细胞中含有正常细胞系，因此多数嵌合型患者的临床症状比 21- 三体型较轻。

易位型：详见本章后文“易位型 21- 三体综合征”。

2. 18- 三体综合征 1960 年由 Edward 等人首次报道，命名为 Edward 综合征（Edward syndrome）。1961 年，Patau 等人证实本病的病因是比正常人多一条 18 号染色体，又称为 18- 三体综合征（trisomy 18 syndrome）。

【发病率】新生儿发病率为 1/3500 ~ 1/8000，男女之比约为 1 ∶ 4。95% 胎儿流产，除嵌合型的存活期较长外，通常患儿出生后存活时间很短，大多在 2 ~ 3 个月内死亡，平均存活 71 天，只有极个别患者可活到儿童期。

【临床特征】18- 三体综合征可导致严重畸形，出生后不久即死亡。患儿在宫内生长迟缓，胎动少，羊水过多；一般过期产，平均妊娠 42 周；患儿出生时体重轻，平均仅 2243g，枕骨突出，眼裂小，内眦赘皮，眼睑下垂，耳位低，耳郭畸形，小颌，唇裂或腭裂；手呈特殊握拳姿势，第二指与第五指压在第三、四指之上；足内翻，最突出的是“摇椅样足底”。95% 的病例有先天性心脏病，是造成死亡的主要原因（图 16-19）。

【核型与病因】18- 三体型：约占全部的 80%，核型为 47，XY（XX），+18。18- 三体型的产生多由患者母亲在减数分裂形成卵细胞时，18 号染色体发生不分离导致的，

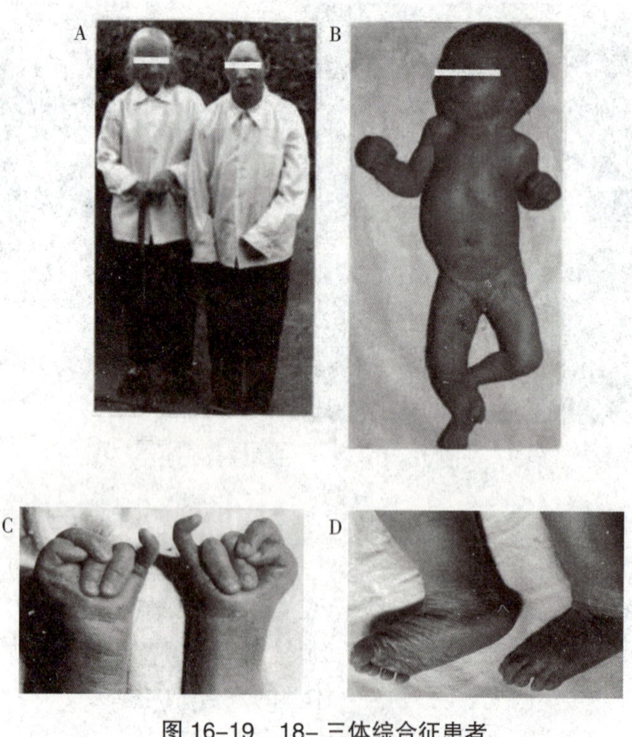

图 16-19 18- 三体综合征患者

（A：18- 三体综合征嵌合型患者及其母亲；B：18- 三体综合征患者；C：特殊握拳姿势；D：摇椅足）

其发生与母亲生育年龄增大也有关。另外约10%为嵌合型，即为46，XY（XX）/47，XY（XX），+18，症状较轻。其余为各种易位型，主要是18号与D组染色体的易位。

3. 13-三体综合征 1960年，由Patau首先描述，称为Patau综合征。但只发现D组多一条染色体。1966年Yunis等证实本病是因多一条13号染色体所致，命名为13-三体综合征（trisomy 13 syndrome）。

【发病率】13-三体综合征较为少见，新生儿中的发病率约为1/25000，女性明显多于男性。其发病率与母亲高龄有关。99%的13-三体型胚胎流产。45%的患儿在出生后1个月内死亡，90%在6个月内死亡，存活至3岁者不到5%，平均寿命约130天。

【临床症状】13-三体综合征的症状比上述两种综合征严重。其临床表现有严重智力低下，出生体重低，生长发育迟缓，存活率低。眼距宽，内眦赘皮，虹膜缺损，小眼球或无眼球，小颌，多数有唇裂或伴腭裂，耳位低畸形，小头，无嗅脑，前脑发育差。肌张力异常。特殊握拳姿势同18-三体综合征患者，摇椅样足底。男性多有隐睾，女性多有阴蒂肥大，双阴道，双角子宫等。80%有先天性心脏病，多囊肾，无脾或有副脾。

【核型与病因】13-三体型，占80%，核型为46，XX（XY），+13。此型的发生与母亲高龄有关，由母方减数分裂的第一次分裂时13号染色体不分离所致。其次是易位型，通常以13和14号罗伯逊易位居多。易位可以是新生的，也可能是亲代为平衡易位携带者遗传而来。少数病例为嵌合型，核型为46，XY（XX）/47，XY（XX），+13，一般症状较轻。

（二）常染色体结构畸变引起的疾病

1. $5p^{-}$ 综合征 1963年由Lejeune等首先报道，因患儿哭声似猫叫，得名猫叫综合征（cri duchat syndrome）。1964年，经显带技术证实为第5号染色体短臂缺失所致，因此定名为$5p^{-}$综合征。

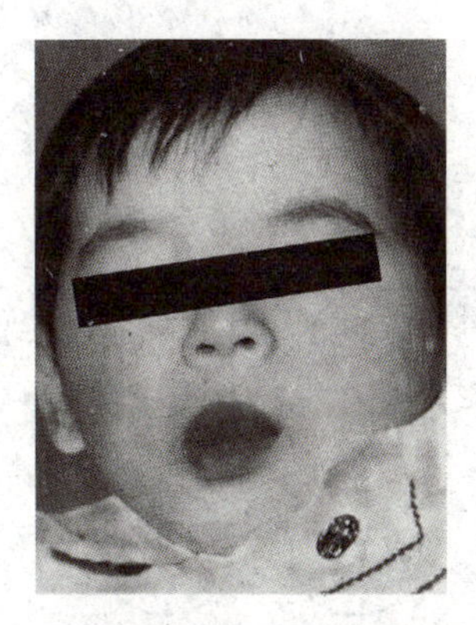

图16-20 $5p^{-}$ 综合征患者

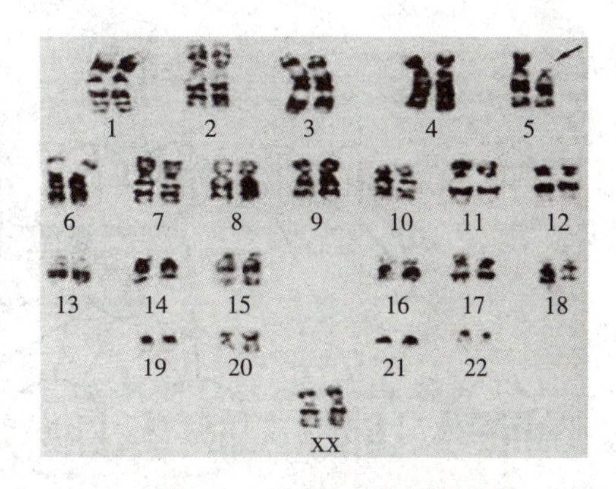

图16-21 $5p^{-}$ 综合征核型

【发病率】该综合征很罕见，发病率在新生儿中为1/50000，在智力低下患儿中占1%～1.5%，在常染色体结构异常患儿中居首位。大部分患儿可活到儿童期，少数可活到成年。

【临床特征】患儿在婴幼儿期的哭声似猫叫。生长、智力发育迟缓，喉软骨发育不全，体重轻，小头畸形，满月脸，眼距较宽，外眼角下斜，斜视，耳位低，患儿出生时腭弓高，有腭裂，小颌，肌张力低下（图 16–20）。50% 的患儿伴有先天性心脏病，极度智力障碍。

【核型与病因】核型为 46，XX（XY），del（5）（p15）。经研究证实本病是 5p15 缺失引起（图 16–21）。80% 的病例是染色体片段的单纯缺失，10% 是不平衡易位引起，环状染色体或嵌合体比较少见。多数病例是患者的父母之一在形成配子时，其中一条 5 号染色体的短臂发生断裂，形成 5 号染色体短臂缺失的配子，与正常配子受精后，引起异常发育而形成 $5p^-$ 综合征。

2. 易位型 21– 三体综合征 1960 年，Polani 首次报道了易位型 21– 三体综合征的病例。

【发病率】约占 21– 三体综合征全部患者的 5%。

【临床症状】易位型患者具有典型的 21– 三体综合征患者的临床症状。

【核型与病因】核型：46，XX（XY），–D（G），+t（Dq/Gq；21q）。易位型的产生主要是一条 21 号染色体与 D 组或 G 组的一条染色体发生罗伯逊易位。最常见是的 D/G 易位，如 14/21 易位，核型为 46，XX（XY），–14，+t（14q21q）。患者的易位染色体，可以是新发生的畸变所致，也可以是由双亲遗传而来。如果是亲代遗传所致，则双亲之一通常是表型正常的染色体平衡易位携带者，其核型为 45，XX（XY），–14，–21，+t（14q21q）。这种携带者在生殖细胞形成时，经减数分裂可产生六种类型的配子（实际只有四种配子）（图 16–22）。由此可见，染色体平衡易位携带者与正常人婚配后，常有自然流产史或死胎史，所生的子女中约 1/3 核型正常，1/3 为平衡易位携带者，1/3 为易位型 21– 三体综合征（即易位型先天愚型）患者。

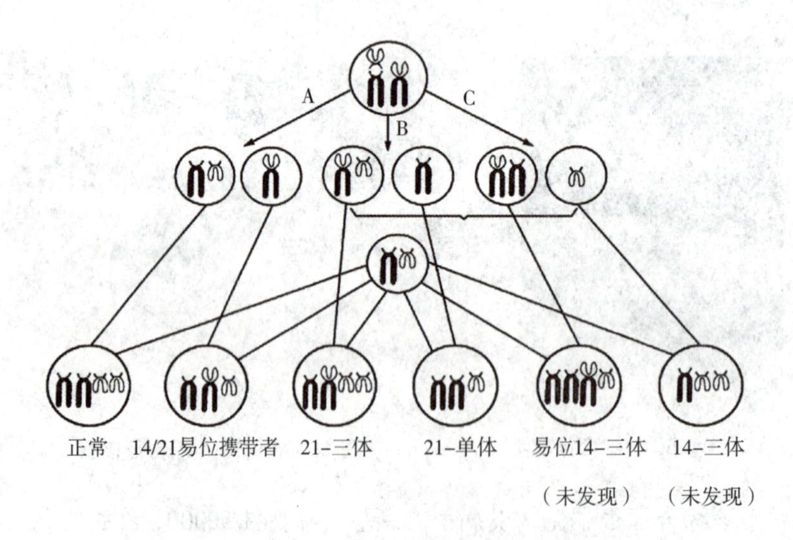

图 16–22 14/21 平衡易位携带者的遗传图解

病例分析

一位 21/21 平衡易位携带者，其核型为 45,XX（XY），-21，-21，+t（21；21）（q11；q11），与一位正常个体婚配，其所生子女如何？如果你是一名遗传咨询师，应该如何帮助这对夫妇？

分析结果：这对夫妇婚后所孕胎儿中，1/2 为 21 单体型，往往流产不易存活；1/2 核型为 46，XX（XY），-21，+t（21q21q），因此活婴中 100% 是 21/21 易位型先天愚型患儿。这种类型的携带者应该劝阻其生育。

易位型先天愚型一般常见于年龄较轻的父母所生子女。由于其双亲之一是染色体平衡易位携带者，故发病具有明显的家族倾向。及时检出平衡易位携带者，给予正确的孕育指导，劝阻他们不再生育或做好产前诊断，对降低 21-三体综合征的发病率有重要意义。

三、性染色体病

（一）性染色体数目畸变引起的疾病

1. Klinefelter 综合征 1942 年 Klinefelter 等首先发现此综合征而命名，也称为先天性睾丸发育不全症或原发性小睾丸症。1956 年 Bradbury 等发现患者的细胞内有一个 Barr 小体（即 X 染色质阳性），1959 年 Jacob 和 Strong 证实患者核型为 47，XXY，故又称为 47，XXY 综合征。

【发病率】在男性新生儿中占 1/1000 ~ 1/500，在精神病患者或刑事收容所中约为 1/100，在不育的男性中约为 1/10。

【临床特征】以男性第二性征发育不良和不育为主要特征。新生儿期睾丸大小正常，但至青春期第二性征发育不良，阴茎发育不良，睾丸小或隐睾，精曲小管萎缩并呈玻璃样变性，无精子，导致不育。患者身材高大，四肢长，体征呈女性化倾向，无喉结，胡须、体毛稀少，阴毛呈女性分布，皮下脂肪丰富，皮肤细嫩，约 1/4 的患者有乳房发育，其性情和体态趋向于女性特点。部分患者有智力障碍，语言能力低下，一些患者有精神分裂症倾向。

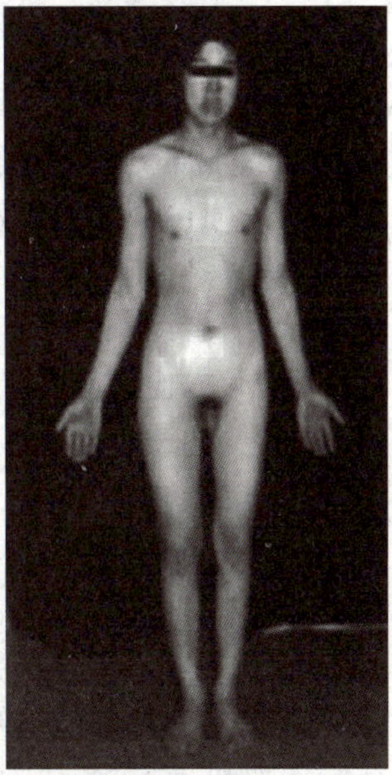

【核型与病因】患者中约 80% 的核型为 47，XXY，X 染色质阳性（正常男性 X 染色质为阴性）。约有 15% 为嵌合型，核型为 46，XY / 47，XXY、45，X/46，XY/47，XXY 等，此类型患者中 46，XY 的正常细胞比例越大时则临床症状就越轻，可有生育能力。此外，还有 48，XXXY、49，XXXXY 等。额外的 X 染色体是亲代减数分裂时 X 染色体不分离的结果。可在青春期用雄激素替代治疗，以维持男性表型，改善患者

图 16-23 Klinefelter 综合征患者外观

心理状态。若治疗效果不佳，应停止使用。

2. Tuner 综合征 1938 年 Tuner 首先描述而得名。因患者体内有条索状卵巢，无卵泡发生，又称性腺发育不全。1959 年 Ford 证实患者染色体核型为 45，X，故又称为 45，X 综合征。

【发病率】在怀孕胎儿中占 1.4%，但其中 99% 流产；在自发流产胎儿中可高达 18% ~ 20%。在新生女婴中发病率较低，仅为 1/5 000（0.2‰）。

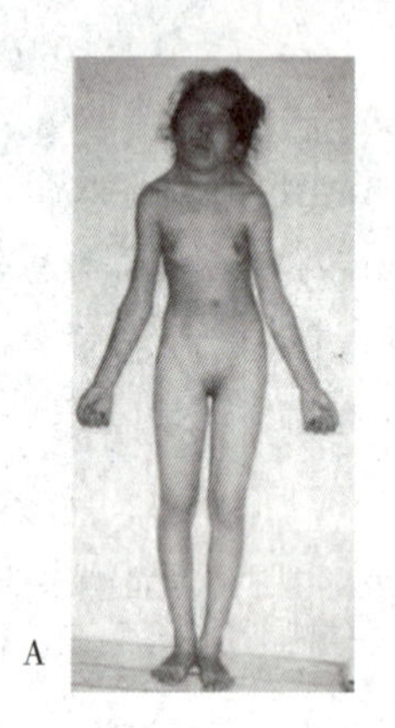

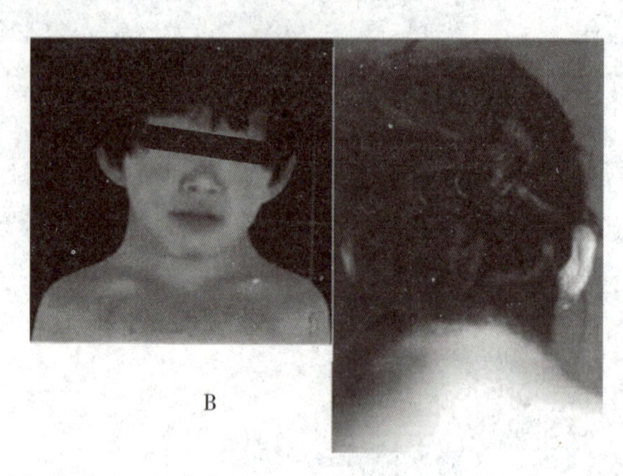

图 16-24 Tuner 综合征患者（A：患者外观；B：璞颈、后发际低）

【临床特征】患者出生体重低，表型女性，新生儿期脚背有淋巴样肿；身体发育缓慢，成年身材矮小(120 ~ 140cm)；后发际低，约 50% 患者有蹼颈，肘外翻；外阴幼稚，阴毛稀少，两乳头间距宽，乳房和子宫发育不良，卵巢发育差、无卵泡，原发闭经，无生育能力。此外，约 1/2 患者伴有主动脉狭窄和马蹄肾等畸形。智力可正常或轻度障碍(图 16-24)。

【核型与病因】核型为 45，X（约 55%）。部分患者为嵌合型，常见核型为 45，X/46，XX。双亲在形成配子过程中 X 染色体发生不分离，约 75% 的染色体丢失发生在父方，约 10% 的丢失发生在受精卵形成后的早期卵裂过程中。嵌合型患者的临床症状较轻，轻者可有生育能力。青春期用女性激素治疗可以促进第二性征和生殖器官的发育，月经来潮，改善患者的心理状态，但无法促进长高和解决生育能力。

3. XYY 综合征 1961 年由 Sandburg 等首次报道，又称超雄综合征。

【发病率】新生男婴发病率为 1/900。

【临床特征】患者表型一般正常，身材高大，常超过 180cm，偶见尿道下裂、隐睾、睾丸发育不全、生精过程障碍，但大多

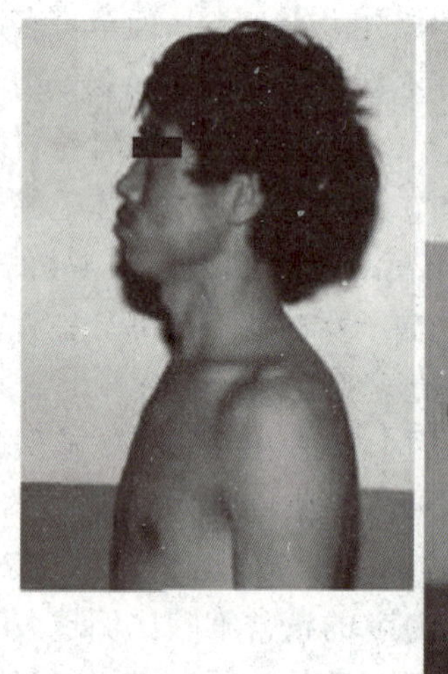

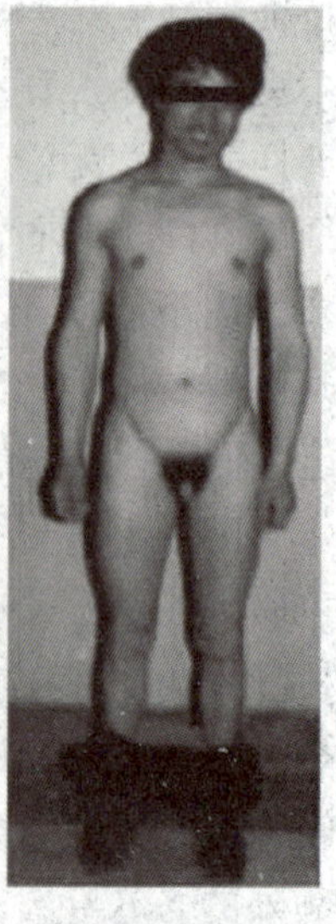

图 16-25 XYY 综合征患者外观

数患者有生育力。XYY 个体易于兴奋，易感到欲望不满足，厌学，自我克制力差，易产生攻击性行为（图 16-25）。

【核型与病因】核型为 47，XYY。额外的 Y 染色体来自父方精子形成过程中减数分裂Ⅱ时发生 Y 染色体不分离的结果。

4. X- 三体综合征 1959 年由 Jacob 首先报道，又称超雌综合征。

【发病率】在新生女婴中为 1/1000，在女精神病患者中为 4‰。

【临床特征】多数可无明显异常，具有生育能力。约 30% 患者的卵巢功能低下，原发或继发闭经，过早绝经，乳房发育不良。部分患者智力稍低。X 染色体越多，智力发育越迟缓，畸形亦越多见（图 16-26）。

【核型与病因】核型多数为 47，XXX，少数为 46，XX/47，XXX，极少数为 48，XXXX。额外的 X 染色体，主要来自母方形成卵子过程中，减数分裂 I 时 X 染色体发生不分离。

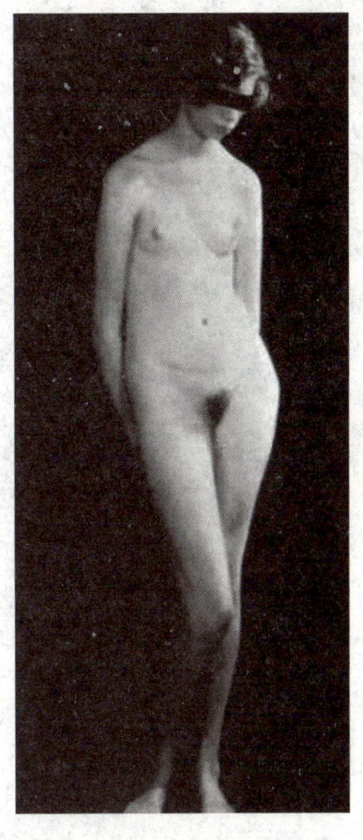

图 16-26 X- 三体综合征患者外观

（二）性染色体结构畸变引起的疾病

1. 脆性 X 染色体综合征 脆性 X 染色体综合征是最常见的性染色体结构异常引起的疾病。1969 年 Lubs 在一个家族性 X 连锁智力障碍家庭中首次观察到 X 染色体长臂远端呈“细丝样”特殊结构，后被确定其与智力低下有关。1979 年 Sutherland 证明“细丝”位于 Xq27 并提出脆性部位的概念。现把在 Xq27.3 呈细丝样结构，且所连接的长臂末端形似随体的 X 染色体称为脆性 X 染色体，而将其所导致的疾病称为脆性 X 染色体综合征。

【发病率】发病率仅次于 21- 三体综合征，在男性中约为 1/1250，在女性约为 1/2000。

【临床特征】男性患者主要表现为中至重度智力低下，言语障碍，还可伴有多动症、精神病倾向。具有特殊面容（图 16-27）：长脸，前额突出，下颌大而前突，大耳。青春期后男性患者可见大于正常的睾丸，但其功能正常，有生育能力。女性患者的临床表现一般较轻。

【核型与病因】核型为 46，fraX（q27）Y。男性患者的脆性 X 染色体主要来自携带者的母亲。由于女性的两条 X 染色体中一条随机失活，1/3 的女性杂合子表现为轻度智力障碍，但女性只有遗传自母亲携带者时才发病。

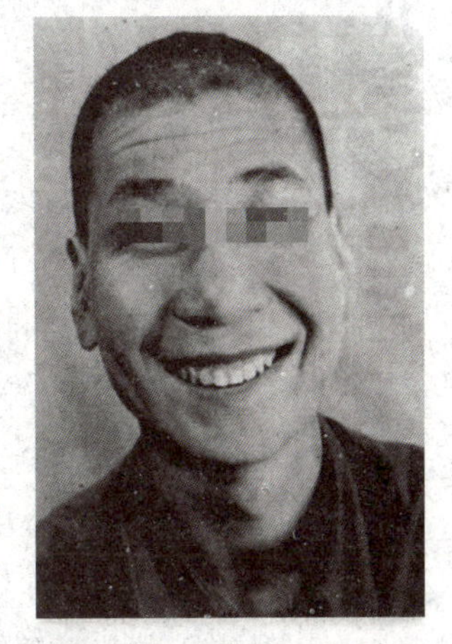

图 16-27 脆性 X 染色体综合征患者的特殊面容

知识拓展

两性畸形

个体的性腺或内外生殖器、第二性征具有不同程度的两性特征称为两性畸形。两性畸形形成原因很复杂，有的是性染色体异常所致，有的是单基因的缺陷和环境因素造成的，有的是在性别分化和发育过程中，由于遗传或环境因素的影响使性激素的分泌或代谢发生紊乱导致的。根据患者体内性腺组成的差异，可分为真两性畸形和假两性畸形。

1. 真两性畸形 患者既有睾丸又有卵巢，内外生殖器间性，第二性征发育异常。真两性畸形患者的外生殖器常介于两性之间。核型可能是46，XX或46，XY，也可为46，XX / 46，XY、46，XX/47，XXY、46，XY/45，X的嵌合体。

2. 假两性畸形 患者体内只有一种性腺，但外生殖器和第二性征兼有两性特征，或倾向于相反的性别。可分为男性假两性畸形和女性假两性畸形两类。

（1）女性假两性畸形：患者体内生殖腺为卵巢，核型为46，XX，X染色质阳性，Y染色质阴性。外生殖器和第二性征部分男性化，如阴蒂肥大似阴茎，有胡须，声音低沉，乳房不发育等。

（2）男性假两性畸形：患者体内生殖腺为睾丸，核型为46，XY，X染色质阴性，Y染色质阳性。外生殖器和副性征部分女性化，如外生殖器似女性，有阴道开口，但阴道短且止于盲端，多为尿道下裂，阴囊深度分裂如大阴唇，阴茎短小，睾丸发育不良，乳房发育似女性。

目标检测

1. 名词解释

核型、染色体畸变、嵌合体、缺失、罗伯逊易位。

2. 一个个体中含有不同染色体数目的三个细胞系，这种情况称为

A．多倍体　B．非整倍体　C．嵌合体　D．三倍体　E．三体型

3. 经检查，某患者的核型为46，XY，del（6）（q25），说明其为____患者。

A．染色体倒位　B．染色体缺失　C．环状染色体

D．染色体易位　E．嵌合体

4. 染色体结构畸变的基础是

A．姐妹染色单体交换　B．染色体核内复制　C．染色体不分离

D．染色体断裂及断裂之后的异常重排　E．染色体丢失

5. Down综合征为____染色体数目畸变。

A．单体型　B．三体型　C．单倍体　D．三倍体　E．多倍体

6. 核型为45，X者可诊断为
   A．Klinefelter综合征　B．Down综合征　C．Turner综合征
   D．猫叫综合征　E．Edward综合征
7. D组或C组染色体与21号染色体通过着丝粒融合而形成的易位称为
   A．单方易位　B．复杂易位　C．相互易位
   D．罗伯逊易位　E．不平衡易位
8. 人类染色体的基本形态分几种类型？
9. 试述非整倍体改变形成机制。
10. 21-三体综合征的核型有哪些？主要临床表现是什么？

第十七章　生化遗传病

人类的一切形态特征和生理特性都是通过基因控制蛋白质（或酶）的合成而决定的。突变的基因通过改变多肽链的质或量，使得蛋白质（或酶）的结构或功能异常，最终影响代谢的正常进行和细胞的功能活动，由此引起的遗传病统称为生化遗传病。根据突变基因编码的蛋白质对机体产生的影响不同，通常将这类疾病分为分子病（molecular disease）和遗传性酶病（hereditary enzymopathy）。从代谢过程来看，这两类疾病本质的差异在于分子病是蛋白质改变直接引起机体功能障碍的疾病，而遗传性酶病是通过干扰酶促反应引起的疾病。

生化遗传病绝大多数是常染色体隐性遗传，少数为X伴性隐性遗传，极少部分呈常染色体显性遗传。

第一节　分子病

1949年Pauling等发现正常血红蛋白和镰状红细胞贫血症患者血红蛋白的电泳速率不同，提出镰状红细胞贫血症患者是因蛋白质结构改变而引起，由此首次提出“分子病”的概念，为后续的研究奠定了基础。

分子病是指基因突变导致蛋白质的分子结构或合成量的异常而引起的疾病。分子病的种类很多，主要包括血红蛋白病、血浆蛋白病、受体病、结构蛋白缺陷病、膜转运载体蛋白病、免疫球蛋白缺陷病等。

一、血红蛋白病

人类血红蛋白（hemoglobin，Hb）是一种含有色素辅基的结合蛋白质，其色素部分是血红素（heme），蛋白质部分是珠蛋白（globin）。Hb是血液中红细胞的主要成分，承担着运输氧气和二氧化碳的重要生理功能。此功能的执行必须依赖血红蛋白分子构型和功能的完整性。珠蛋白分子结构或合成量的异常而引起的疾病称为血红蛋白病（hemoglobinopathy）。它是人类单基因遗传病中研究得最深入、最透彻的分子病，是研究人类遗传病分子机制的最好模型。

（一）正常血红蛋白的分子结构及其遗传控制

1. 正常血红蛋白的分子结构　人类的每个正常血红蛋白分子结构为两对单体（4个

亚基）构成的球形四聚体（图 17-1），其中一对由两条类 α 珠蛋白链各结合一个血红素组成，另一对由两条类 β 珠蛋白链各结合一个血红素组成。类 α 珠蛋白链包括 α、ζ 链，含有 141 个氨基酸，类 β 珠蛋白链包括 β、γ、δ 和 ε 链，含有 146 个氨基酸。其中 γ 链有两种亚型，若 γ 链中第 136 位的氨基酸是甘氨酸为 $^{G}\gamma$，是丙氨酸则为 $^{A}\gamma$。正常人体从胚胎到成人，可以有六种血红蛋白类型（表 17-1）。

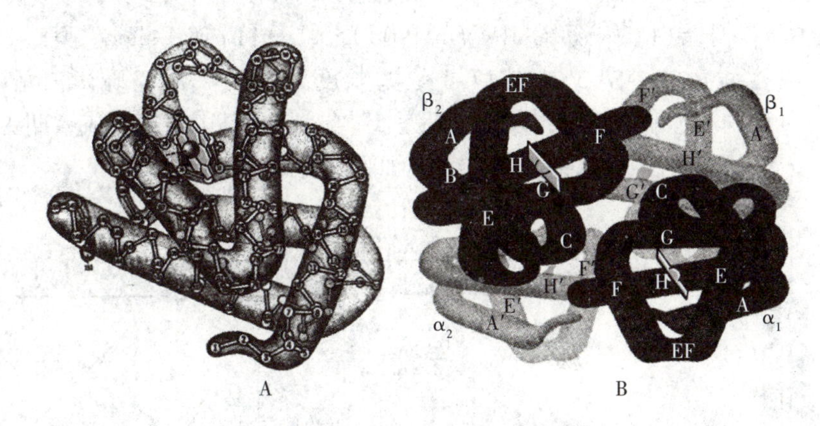

图 17-1　血红蛋白结构示意图

（A：血红蛋白单体；B：血红蛋白四聚体）

表 17-1　正常人体血红蛋白类型

发育阶段	血红蛋白类型	分子组成（主要造血器官）	正常成人中的比例（%）
胚胎期	Hb Gower 1	$\zeta_2\varepsilon_2$（卵黄囊）	
胚胎期	Hb Gower 2	$\alpha_2\varepsilon_2$（肝）	
胚胎期	Hb Portland	$\zeta_2{}^{G}\gamma_2$、$\zeta_2{}^{A}\gamma_2$（脾）	
胎儿期	Hb F	$\alpha_2{}^{G}\gamma_2$（肝）、$\alpha_2{}^{A}\gamma_2$（脾）	<1.5%
成人期	Hb A	$\alpha_2\beta_2$（骨髓）	>95%
成人期	Hb A_2	$\alpha_2\delta_2$（骨髓）	2% ~ 3.5%

2. 人类珠蛋白基因　人体血红蛋白中的六种珠蛋白肽链均由相应的珠蛋白基因编码。珠蛋白基因分为两类，即类 α 珠蛋白基因和类 β 珠蛋白基因，各含有数个相同或相似的基因，紧密排列在 DNA 的特定区段，构成基因簇。

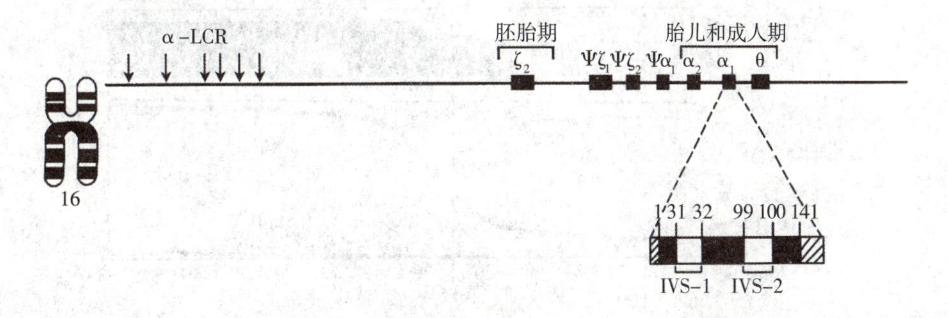

图 17-2　类 α 珠蛋白基因簇和 α 珠蛋白基因的结构

人类的类 α 珠蛋白基因簇（OMIM # 141800）定位于 16 pter-p13.3，其排列顺序为：5′ $-\zeta_2-\psi\zeta_1-\psi\alpha_1-\alpha_2-\alpha_1-\theta_3$′（图 17-2），总长度为 30kb。每条 16 号染色体的类 α 珠蛋白基因簇中有两个表达的 α 珠蛋白基因（α_1 和 α_2），因此，正常成年人体细胞中有四个 α 珠蛋白基因，每个 α 珠蛋白基因都能产生相同的产物——α 珠蛋白链。类 α 珠蛋白基因的排列顺序与发育过程中表达顺序相一致。即发育早期是 5′ 端 ζ 表达，正常成人主要是 3′ 端的 α_2 及 α_1 基因表达。

人类的类 β 珠蛋白基因簇（OMIM # 141900）定位于 11 p15.4-pter，其排列顺序为：5′ $-\varepsilon-{}^{G}\gamma-{}^{A}\gamma-\psi\beta-\delta-\beta-3$′（图 17-3），总长度为 60kb。类 β 珠蛋白基因的排列先后与发育过程的表达顺序相关，发育早期是 5′ 端 ε、γ 基因表达，成人期主要为 3′ 端 β 基因表达。因此，成年人的正常二倍体细胞中有两个 β 基因。

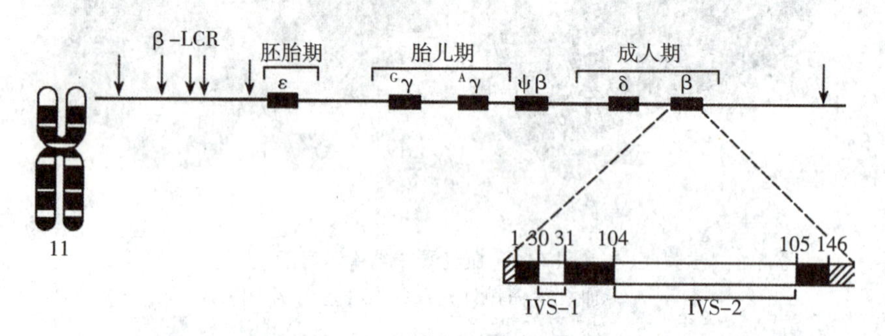

图 17-3　类 β 珠蛋白基因簇和 β 珠蛋白基因的结构

3. 各种血红蛋白发育演变　珠蛋白基因的表达具有典型的组织特异性和时间特异性，因此，在人体不同发育阶段，各种血红蛋白有规律地按先后顺序合成。人体胚胎发育早期（第 3 ~ 8 周），卵黄囊的原始红细胞发生系统中，最先转录的是 ε 基因和 ζ 基因，从而合成 ε 链和 ζ 链，大约同时或稍后 α 基因和 γ 基因开始转录，合成 α 链和 γ 链，进而这些肽链形成胚胎期的四种血红蛋白 Hb Gower 1（$\zeta_2\varepsilon_2$）、Hb Gower 2（$\alpha_2\varepsilon_2$）和 Hb Portland（$\zeta_2{}^{G}\gamma_2$、$\zeta_2{}^{A}\gamma_2$）。从孕 8 周至胎儿出生（即胎儿期），血红蛋白合成的场所由卵黄囊移到胎儿肝、脾中，类 α 珠蛋白基因簇的 ζ 基因和类 β 珠蛋白基因簇的 ε 基因全部关闭，α 基因和 γ 基因表达达到最大值，形成胎儿期血红蛋白 Hb F($\alpha_2\gamma_2$)。出生后不久，合成大致等量的 γ 链和 β 链，然后 β 链迅速增多，

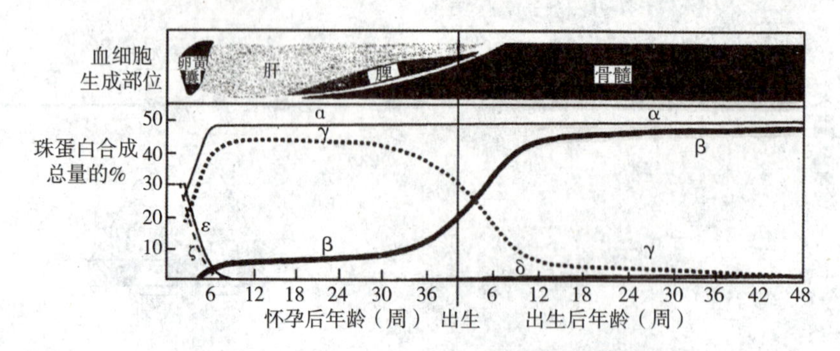

图 17-4　正常人体血红蛋白肽链的合成演变

而 γ 链却逐步减少。

从出生后至成年，血红蛋白主要在骨髓红细胞的发育过程中合成，以 α 基因和 β 基因表达为主，因此，成人红细胞中血红蛋白 Hb A（$\alpha_2\beta_2$）占绝对优势，占总量的 95%以上。此外，还有 Hb A_2（$\alpha_2\delta_2$），占总量的 2% ~ 3.5%；Hb F 少于总量的 1.5%（图 17-4）。

（二）珠蛋白基因突变的类型

血红蛋白病主要以珠蛋白结构或数量异常为特征，均是珠蛋白基因突变或缺陷所致。珠蛋白基因突变包括碱基置换、移码突变、融合基因等多种类型。

1. 单个碱基置换 单个碱基置换是血红蛋白病最常见的一种突变类型，其中多为错义突变。

（1）错义突变：如镰形细胞贫血症是 β 珠蛋白基因第 6 位密码子 GAG（谷氨酸）突变成 GTG（缬氨酸）。

（2）无义突变：如 Hb Mckees-Rock，其 β 链只有 144 个氨基酸组成，原因是 β 珠蛋白基因第 145 位密码子 TAT（酪氨酸）改变为 TAA（终止密码子），使肽链合成提前终止。

（3）终止密码子突变：珠蛋白肽链基因的终止密码子发生碱基置换变成可读密码，导致肽链延长。如 Hb Constant Spring 是由于 α 珠蛋白基因第 142 位密码子 TAA（终止密码）突变为 CAA（谷氨酰胺），结果类 α 链延长为 172 个氨基酸，肽链继续合成至第 173 处 UAA（终止密码）。该突变基因转录的 mRNA 不稳定，易降解，导致 α 链合成减少，表现为非缺失型 α 地中海贫血。

2. 移码突变 珠蛋白基因中插入或丢失 1 ~ 2 个碱基，导致突变部位后面的碱基排列依次位移，重新编码，使珠蛋白肽链延长或缩短。如 Hb Wagne 是由于 α 珠蛋白基因第 138 位的丝氨酸密码子 TCC（mRNA 为 UCC）丢失一个 C，导致类 α 链延长为 146 个氨基酸。

3. 整码突变 珠蛋白基因中插入或丢失一个（或数个）密码子。是由于在细胞减数分裂时，同源染色体发生错配和不等交换，导致编码密码子的 DNA 三联碱基缺失或嵌入。如 Hb Gum Hiu 是由于 β 珠蛋白基因丢失五个密码子，导致类 β 链缺失第 91 ~ 95 位氨基酸（亮 - 组 - 半胱 - 门冬 - 赖），但其前后氨基酸顺序正常。

4. 基因缺失 缺失的基因种类及部位不同，从而导致不同的珠蛋白肽链合成异常和不同类型的地中海贫血出现。

5. 融合基因 两种非同源基因的局部片段拼接而成的基因称为融合基因（fusion gene），可编码融合蛋白，此融合蛋白是由两种不同的肽链连接而成。如 Hb Lepore 的类 β 链是由 δ 链氨基酸端片段与 β 链羧基端的部分片段融合所致，称 δ - β 链。而 Hb anti-Lepore 的类 β 链则由 β 链氨基酸端片段与 δ 链羧基端的部分片段融合而成，称为 β - δ 链。这可能是在减数分裂时同源染色体在 δ 和 β 基因之间错误配对引发不等交换，形成融合基因 δ - β 和 β - δ，合成融合链的异常血红蛋白（图 17-5）。

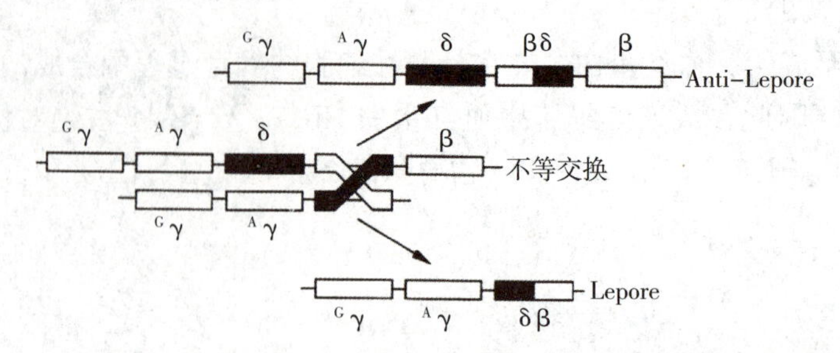

图 17-5 融合基因 Hb Lepore 和 Hb anti-Lepore 形成机理

（三）常见的血红蛋白病

血红蛋白病分为两类，即异常血红蛋白病和地中海贫血。血红蛋白病在世界范围内广泛分布，主要分布于非洲、地中海地区和东南亚。在我国的总发病率为 0.24% ~ 0.33%，我国南方地区较为高发。据世界卫生组织（WHO）估计，全球至少有 1.5 亿人携带血红蛋白病致病基因，是严重危害人类健康的常见病之一。

1. 异常血红蛋白病 异常血红蛋白病是基因缺陷导致珠蛋白肽链的结构和功能异常而致。

（1）镰状细胞贫血症（sickle cell anemia，OMIM # 603903）：因 β 珠蛋白基因缺陷所致，呈常染色体隐性遗传（AR），是世界上最早被发现的分子病。主要分布于非洲（在非洲黑人中的发病率最高），也散发于地中海地区，我国也有少数病例发生。

【病因】患者 β 珠蛋白基因的第 6 位密码子由正常的 GAG 发生错义突变为 GTG，导致编码的 β 珠蛋白 N 端第 6 位氨基酸的谷氨酸被缬氨酸取代，使得正常的血红蛋白 Hb A 变成异常的血红蛋白 Hb S。这一个氨基酸的改变使高溶于水的血红蛋白分子外部出现一个疏水区，Hb S 在脱氧状态下溶解度比正常 Hb A 要低得多。在氧分压低的毛细血管中，溶解度低的 Hb S 容易聚合成凝胶化的管状结构，使红细胞扭曲成镰刀状。

【临床表现】镰变的红细胞变形能力降低，通过狭窄的毛细血管时，不易变形通过，挤压时易破裂，从而引起溶血性贫血（图 17-6）；此外，镰变细胞引起血液黏性增加，可产生微细血管阻塞，造成散发性的组织局部缺氧甚至坏死，产生肌肉骨骼痛、腹痛、脑血栓、脾肿大等。纯合子患者（$\alpha\alpha\beta^S\beta^S$）表现为镰形红细胞贫血，

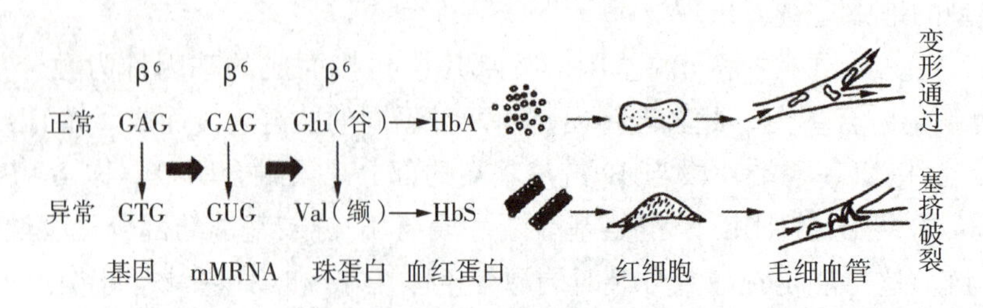

图 17-6 镰状细胞贫血症的发病机制

症状严重。杂合子个体（$\alpha\alpha\beta^A\beta^S$）不表现临床症状，但在氧分压低时可引起部分红细胞镰变。

（2）血红蛋白M病：本病又称为高铁血红蛋白症，呈常染色体显性遗传（AD）。

【病因】正常血红蛋白（Hb A）血红素中的铁原子与珠蛋白链上特定的组氨酸连接和作用，保证 Fe^{2+} 的稳定，以便结合氧。基因突变使与铁原子连接或作用的组氨酸被其他氨基酸替代，导致部分血红素的 Fe^{2+} 变成 Fe^{3+}，形成高铁血红蛋白，影响血红素与氧结合的能力。

【临床表现】高铁血红蛋白的形成，使血红蛋白降低或丧失了与氧结合的能力，造成组织缺氧，患者呈现发绀和继发性红细胞增多。杂合子 Hb M 的含量通常在 30% 以内，可出现发绀症状。已知的高铁血红蛋白有 Hb Mboston（α 链 58 位上的组氨酸→酪氨酸）、Hb MIwate（α 链 87 位上的组氨酸→酪氨酸）、Hb Msakatoon（β 链 58 位上的组氨酸→酪氨酸）、Hb MHydepark（β 链 92 位上的组氨酸→酪氨酸）。

（3）不稳定血红蛋白病（unstable hemoglobinpathies）：本病呈常染色体显性遗传（不完全显性），已发现的不稳定血红蛋白有九十余种。

【病因】由于血红蛋白肽链上正常的氨基酸发生替代或缺失，血红蛋白分子的构型改变，使血红蛋白分子不稳定所致。不稳定的血红蛋白易在红细胞中发生变性，聚集沉淀而形成变性珠蛋白小体（Heinz 小体），因而引起溶血性贫血。

【临床表现】纯合子可致死，患者多为杂合子，其临床表现与血红蛋白不稳定程度、产生高铁血红蛋白的多少以及不稳定 Hb 的氧亲和力大小等有关。病情较轻者只在服用磺胺等药物或有感染时溶血，重者则需反复输血才能维持生命。

2. 地中海贫血（thalassemia） 地中海贫血是由于基因缺陷或缺失导致珠蛋白多肽链合成量异常，属常染色体显性遗传。本病又称为珠蛋白生成障碍性贫血，是由于某种珠蛋白基因缺失或突变，使相应的珠蛋白肽链的合成不足或完全被抑制，造成 α 链和 β 链合成的量不平衡，引起溶血性贫血。根据合成障碍的肽链不同分为两种，即由 α 链合成不足或抑制者称为 α 地中海贫血，由 β 链合成不足或不能合成者称为 β 地中海贫血。

（1）α 地中海贫血（α-thalassemia，α-thal）：主要分布在热带和亚热带地区。该病在我国也相当常见，尤其在南方，发生率为 2.64%。

人体的两条第 16 号染色体短臂各有两个连锁的 α 珠蛋白基因。如果一条 16 号染色体的两个 α 基因均缺失称为 α^0 地贫。α^0 地贫纯合子（$\alpha^0\alpha^0$ 或 --/--）完全不能合成类 α 链，杂合子（$\alpha^A\alpha^0$ 或 αα/--）约合成 50% 的类 α 链。若一条 16 号染色体上仅有一个 α 基因缺失称为 α^+ 地贫。α^+ 地贫纯合子（$\alpha^+\alpha^+$ 或 α-/α-）两个 α 基因缺失，杂合子（$\alpha^A\alpha^+$ 或 αα/-α）只有一个 α 基因缺失。根据 α 基因缺失的数目的不同，α 地中海贫血分为四种临床类型（表 17-2）。

表 17-2　α 地中海贫血的类型

临床类型	基因型及基因缺失数目		主要血红蛋白组成	临床表现
Hb Bart's 胎儿水肿综合征	(--/--)	4	Hb Barts(γ_4)	胎儿缺氧，水肿致死
Hb H 病	(--/α-)	3	Hb H(β_4)	中度溶血
标准型（轻型）	(αα/-- 或 α-/α-)	2	Hb A($\alpha_2\beta_2$)	轻度溶血
静止型	(αα/-α)	1	Hb A($\alpha_2\beta_2$)	正常

1）Hb Bart's 胎儿水肿综合征（Hb Bart's hydrops fetalis syndrome）：发病于胎儿期。

【病因】患者基因型为 α^0 地中海贫血基因纯合子（$\alpha^0\alpha^0$ 或 --/--），由于四个 α 珠蛋白基因全部缺失，无法合成 α 链，使 γ 链聚合成 Hb Bart's（γ_4）。80% ~ 90% 的血红蛋白为 Hb Bart's（γ_4），其余为 Hb H（β_4）和 Hb Portland（$\zeta_2\gamma_2$）。

【临床表现】Hb Bart's（γ_4）具有很高的氧亲和力，在氧分压低的组织中，不易释放出氧，使组织严重缺氧，导致胎儿全身水肿，肝脾肿大，四肢短小，腹部因有腹水而隆起，多于妊娠 30 ~ 40 周时死亡或早产不久后死亡。

【再发风险】患者的父母均为 α^0 地贫杂合子（$\alpha^A\alpha^0$ 或 αα/--），他们若再生育，则 Hb Bart's 胎儿的可能性为 1/4，正常胎儿为 1/4。

2）Hb H 病：患者为 α^0 地中海贫血基因和 α^+ 地中海贫血基因的双重杂合子，其基因型为（--/α-），亲代分别是 α^0 地贫（--）、α^+ 地贫（α-）携带者。

【病因】由于四个 α 珠蛋白基因中有三个缺失或缺陷，使 α 链严重短缺，过剩的 β 链聚合为 Hb H（β_4）。Hb H 的氧亲和力是 Hb A 的 10 倍，因而不易释放出氧供组织利用。更重要的是 Hb H 极不稳定，易被氧化，解体成游离的 β 链。游离 β 链沉淀聚积附着于红细胞膜上，使红细胞膜受损，易被脾脏破坏，导致慢性溶血性贫血。

【临床表现】患儿刚出生时 Hb Bart's（γ_4）的相对含量约为 20%。在发育过程中从 γ 链向 β 链的转换完成后，Hb Bart's（γ_4）逐渐被 Hb H（β_4）替代。患者表现为轻度或中度贫血，多数患儿伴有肝脾肿大，有轻度黄疸或间歇性发生黄疸。少数患者病情较重，并有骨骼变化及特殊贫血面容。当感染、服用氧化性药物和妊娠时均可使贫血加重。

【再发风险】当患者双亲的基因型为 α^0 地贫杂合子（$\alpha^A\alpha^0$ 或 αα/--）和 α^+ 地贫杂合子（$\alpha^A\alpha^+$ 或 αα/-α）时，他们再生育，子女中将有 1/4 正常，1/4 为 α^0 地贫杂合子，1/4 为 α^+ 地贫杂合子，1/4 为 Hb H 病患者。

3）标准型 α 地中海贫血：患者基因型为 α^0 地贫杂合子（$\alpha^A\alpha^0$ 或 αα/--）或 α^+ 地贫纯合子（$\alpha^+\alpha^+$ 或 α-/α-）。前者在我国多见，后者多见于黑人。

【病因】本病是由于四个 α 珠蛋白基因中有两个缺失或缺陷所致。

【临床表现】患者体内能合成相当量的 α 珠蛋白链，所以仅表现出轻度溶血性贫血或无临床症状。

4）静止型 α 地中海贫血：患者基因型为 α^+ 地贫杂合子（$\alpha^A\alpha^+$ 或 αα/-α）。

【病因】本病患者仅有一个 α 基因缺失或缺陷。

【临床表现】患者有正常血象，可无任何临床症状，仅在出生时的脐血中检测出

1% ~ 5% 的 Hb Bart's。

（2）β 地中海贫血（β-thalassemia，β-thal）：在世界范围内广为流行，好发于地中海沿岸国家和地区以及东南亚各国的广大地区。我国南方以两广、海南、云南等省区发病率较高。

β 地中海贫血是由于 β 基因缺陷使 β 链的合成受到部分或完全抑制而引起的一组溶血性贫血。β 链的合成受到部分抑制的称为 β^+ 地贫，β 链的合成受到完全抑制的称为 β^0 地贫，δ 和 β 链同时受抑制，则称为 $\delta\beta^0$ 地贫。β^0、β^+ 以及正常的 β^A 之间的不同组合，可形成不同基因型的个体，表现为程度不同的 β 地中海贫血（表 17-3）。

表 17-3 常见的 β 地中海贫血类型

临床类型	基因型	β 链	Hb	临床表现
重型	β^0/β^0、β^0/β^+ β^+/β^+、$\delta\beta^0/\delta\beta^0$	无或很少	无或很少 Hb F 增多	严重溶血性贫血 地中海贫血面容
中间型	β^+（高 F）/β^+（高 F） $\beta^+/\delta\beta^+$	少 较少	少量 Hb A，Hb F 增多 较少 Hb A	中度溶血性贫血
轻型	β^0/β^A、β^+/β^A、 $\delta\beta^0/\beta^A$	较多	较多 Hb A	轻度溶血性贫血或贫血不明显

临床上按照病情轻重的不同，可将 β 地中海贫血分为重型、轻型和中间型三种类型。

1）重型 β 地中海贫血：又称库理贫血（Cooley's anemia），患者为 β^0 地中海贫血纯合子、β^0 和 β^+ 地中海贫血双重杂合子或 β^+ 地中海贫血纯合子或 $\delta\beta^0$ 纯合子。

【病因】患者 β 链缺失或合成量很少，过剩的 α 链沉降在红细胞膜上，改变膜的性能，引起严重的溶血反应，需靠输血维持生命。同时 α 链可与代偿性表达的 γ 链组合成 Hb F（$\alpha_2\gamma_2$），Hb F 含量增高。

【临床表现】患儿出生时正常，几个月后发生严重的进行性溶血性贫血，伴有腹泻、发热、食欲减退、生长缓慢。由于组织缺氧，促进红细胞生成素分泌，刺激骨髓增生，骨质受损变得疏松，肝脾肿大，可出现大头、颧骨突出、塌鼻梁、眼距宽、脸浮肿及脸部皮肤色素沉着等特殊的"地中海贫血面容"，需靠输血维持生命，多数患者在成年前死亡。

2）中间型 β 地中海贫血：其遗传基础的异质性很大，患者一般是 β^+ 地中海贫血基因的纯合子或双重杂合子，或不同变异型的双重杂合子，如 $\beta^+/\delta\beta^+$。

【临床表现】患者症状介于重型和轻型之间，为中度贫血。肝脾轻度或中度肿大，或有黄疸、骨骼改变。一般不需要输血能存活到成年。

3）轻型 β 地中海贫血：发生于 β^0、β^+ 或 δβ 地中海贫血基因的杂合子。

【病因】都带有一个正常的 β 基因 β^A，可以合成相当量的 β 珠蛋白链。患者的 Hb A_2（$\alpha_2\delta_2$）和 Hb F（$\alpha_2\gamma_2$）代偿性增高。

【临床表现】通常仅有轻度贫血或无任何临床症状，不易被发现，常在婚前检查时被发现。

二、血浆蛋白病

血浆蛋白是血浆中最主要的固体成分，也是多种蛋白质的总称，包括各种白蛋白、球蛋白、凝血因子、免疫球蛋白等，能执行运输、营养、代谢、凝血、免疫等多种功能。如果基因缺陷导致血浆中某种蛋白质遗传性缺陷所引发的疾病，称为血浆蛋白病（plasma protein disease）。这里主要介绍血浆蛋白病中较常见的血友病。

血友病（hemophilia）是一类血液中某些凝血因子遗传性缺乏引起的凝血功能障碍的出血性疾病，包括血友病A、血友病B和血友病C，其中血友病A发病率较高，其次为血友病B。

1. 血友病A　血友病A（hemophilia A，OMIM # 306700）又称甲型血友病或抗血友病球蛋白（antihemophilic globulin，AHG）缺乏症，也是传统所称的血友病。男性发病率1/5000～1/10000，也有个例女性患者，约占血友病的85%。血友病A曾在欧洲某些皇族中遗传，被称为“皇家病”，第一代血友病基因携带者为英国的维多利亚女王，涉及欧洲多个国家的王室成员（图17-7）。

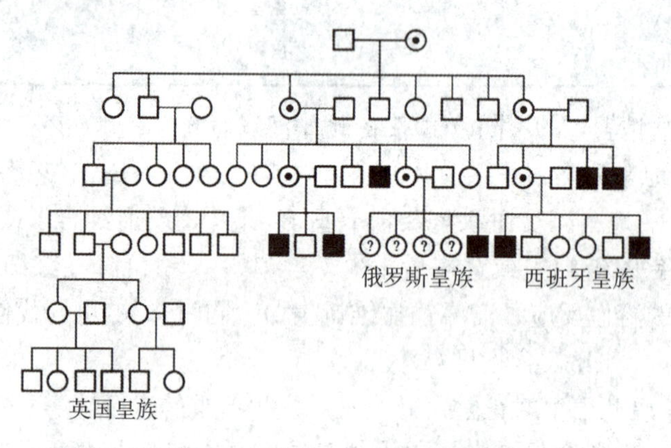

图17-7　英国维多利亚女王血友病A家系系谱图

【病因】本病为X连锁隐性遗传。研究表明，凝血因子Ⅷ是由3种成分（AHG、Ⅷ因子相关抗原、促血小板黏附血管因子）构成的复合分子。血友病A是因AHG遗传性缺乏所致。AHG基因定位于Xq28，长约186kb，由26个外显子和25个内含子组成。AHG基因的突变具有高度遗传异质性，涉及缺失、插入、核苷酸取代和移码。近来发现约40%血友病A的患者是由于AHG基因第22内含子倒位而致病。

【临床表现】反复发作出血，往往是自发性或轻微创伤引起，一般多为缓慢持续性出血。出血部位广泛，体表和体内任何部分均可出血，可累积皮下、黏膜、肌肉或器官等处，关节腔的反复出血导致关节积血和变形，甚至颅内出血导致死亡。

【治疗】输入人血浆中提炼或通过重组技术合成的Ⅷ因子进行替代治疗。但有少部分患者产生中和性抗体，从而影响治疗效果。

2. 血友病B　血友病B（hemophilia B，OMIM # 306900）也称乙型血友病，发病率1/100000～1.5/100000，占血友病类疾病总数的15%～20%。

【病因】是由于凝血因子Ⅸ即血浆凝血活酶成分（plasma thromboplastin component，PTC）遗传性缺乏而致。本病亦为X连锁隐性遗传。PTC定位于Xq27.1–q27.2，全长35kb，由8个外显子和7个内含子构成，编码415个氨基酸。PTC基因突变涉及核苷酸取代、缺失、插入和移码，其中大部分为核酸取代。

【临床表现】主要临床症状与血友病A相同。

【治疗】一般输入凝血因子Ⅸ进行替代治疗，目前基因治疗还未能达到理想的效果。因此基因诊断或产前诊断是防止本病患儿出生的有效方法。

3. 血友病C 血友病C（hemophilia C）又称丙型血友病。

【病因】本病是血浆凝血因子Ⅺ缺乏引起的凝血障碍性疾病，遗传方式为常染色体隐性遗传，基因定位于15q11。

【临床表现】本病症状较血友病A和血友病B轻。

三、受体病

受体是能与细胞外专一信号分子（配体）结合引起细胞反应的蛋白质，这些受体蛋白位于细胞膜、细胞质或细胞核内。有调节功能的信号分子都有它们特异的受体，包括多肽激素（如胰岛素、胰高血糖素等）、固醇类激素（如皮质醇）及其他物质。受体蛋白特异性地与这些信号分子结合后，会引起细胞一系列反应。如果受体蛋白结构异常或合成量减少甚至无法合成，就会影响代谢过程而致病，这样的疾病称为受体病（receptor disease）。20世纪70年代Goldstein等人对家族性高胆固醇血症细胞膜上低密度脂蛋白受体做了深入的研究。

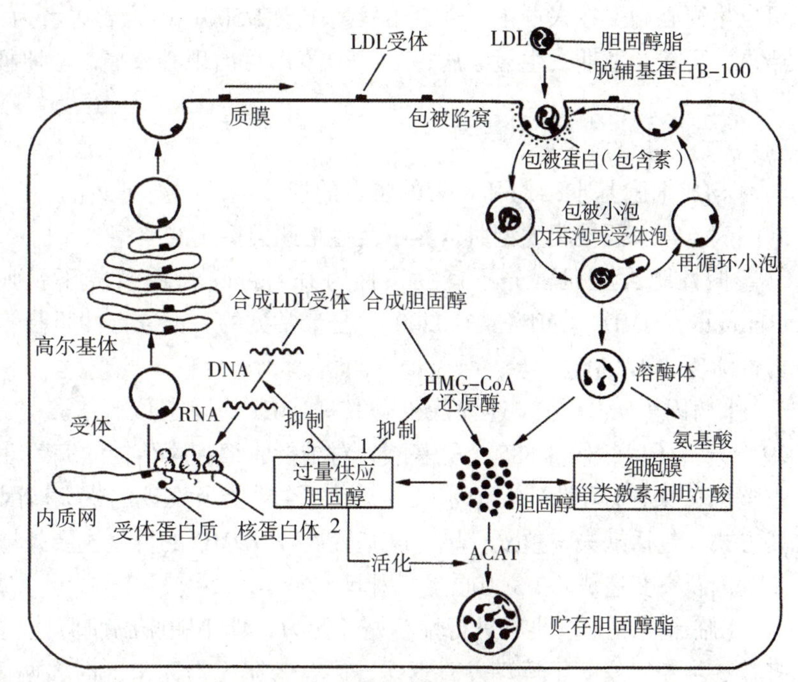

图17-8 LDL受体介导的胞吞作用

家族性高胆固醇血症（familiar hypercholesterolemia，FH，OMIM＃143890）为遗传性高脂蛋白血症中的一个类型，遗传性高脂蛋白血症患者血浆中的胆固醇和甘油三酯增高，从而导致冠心病、心肌梗死等心血管疾病。

【病因】本病是由于细胞膜上的低密度脂蛋白（low density lipoprotein，LDL）受体缺陷而致。在正常代谢中 LDL 颗粒与细胞膜上的 LDL 受体特异性结合，通过内吞作用进入细胞，被溶酶体吞噬并水解，释放出游离胆固醇。游离胆固醇在细胞内可激活酯酰辅酶 A，合成胆固醇而贮存；同时游离胆固醇可抑制细胞内的 β-羟基-β-甲基戊二酰辅酶 A 还原酶，减少细胞内胆固醇的合成（图 17-8）。本病患者由于 LDL 受体合成量减少或缺陷，致使血浆中的 LDL 不能进入细胞，并使细胞内胆固醇的反馈抑制解除，使细胞内胆固醇合成增加并进入血浆，血液和细胞内胆固醇堆积，在细胞形成黄色瘤和粥样斑块，最终导致心血管疾病的发生。

本病为常染色体显性遗传，LDL 受体基因定位于 19p13.1-p13.2。LDL 受体基因突变包括碱基替换、插入、缺失等，其中以碱基缺失较多见。

【临床表现】由于胆固醇沉积在皮肤、肘部、眼睑等处而出现黄色瘤，且随患者年龄增长而日益严重。胆固醇浸润在角膜，患者较早出现角膜弓；胆固醇沉积于冠状动脉可发生冠心病。在人群中，杂合子发病率为 1/500，纯合子患者为 1/1000000，病情极为严重，可在儿童期发生冠心病，5 ~ 30 岁即可出现心绞痛、心肌梗死甚至猝死。

四、结构蛋白缺陷病

构成细胞基本结构和骨架的蛋白的遗传性缺陷所导致的一类疾病，称为结构蛋白缺陷病。其中假性肥大型肌营养不良症是此类疾病的典型。

假性肥大型肌营养不良症又称为 Duchenne 型肌营养不良症（Duchenne muscular dystrophy，DMD，OMIM # 310200），是最常见的一类进行性肌营养不良症，群体发病率男性活婴达 1/3500。

【病因】DMD 是 X 连锁隐性遗传。DMD 基因定位于 Xp21.2，长约 2500kb，含有 79 个外显子，编码 3 685 个氨基酸，对维持肌细胞膜结构的完整性有重大作用。此基因占整个 X 染色体 DNA 总量的 1.5%，是迄今人类所发现的最大基因之一。已发现多种突变方式，包括缺失、重复、单个碱基置换等，DMD 的发生主要是缺失突变，1/3 为散发，是基因新突变造成，2/3 为原突变引起。

【临床表现】以肌肉进行性萎缩和无力，伴小腿腓肠肌假性肥大为临床特征。患者多在 3 ~ 5 岁发病，运动发育迟缓，因盆带肌无力而走路时向两侧摇摆，呈典型鸭步。由仰卧到站立时，由于股肌和髂腰肌无力，患儿必须先转为俯卧位，然后以双手支撑双足背、膝部等处，方能直立，为本病的特征性表现。肩胛带肌肉也同时受累，举臂无力，肩胛游离，呈翼状支于背部，称为翼状肩胛，当双臂前推时尤为明显。随着病情进展，逐渐出现关节挛缩。一般至 9 ~ 12 岁患儿不能行走，要坐轮椅。多数患儿心肌受累，表现为窦性心动过速，在 20 岁前常因心肺衰竭等并发症死亡，存活很少超过 30 岁。智力问题主要表现在注意力不容易集中，词汇学习和记忆较差，情感交流有一定困难。

五、膜转运蛋白病

由于基因突变导致膜转运蛋白的遗传性缺陷引起的一类疾病称为膜转运蛋白病。如囊性纤维样变、胱氨酸尿症及肝豆状核变性等。

1. 胱氨酸尿症 胱氨酸尿症（cystinuria）可分为三个亚型，Ⅰ型为常染色体隐性遗传，患者对四种氨基酸均不能吸收，Ⅱ型和Ⅲ型均为常染色体不完全显性遗传，杂合子尿液中的胱氨酸浓度介于正常纯合子和患者纯合子之间。Ⅲ型的症状较轻。

【病因】患者的肾小管及小肠黏膜上皮细胞的膜转运蛋白缺陷，使肾小管对胱氨酸、赖氨酸、精氨酸和鸟氨酸的重吸收障碍。患者血浆中这四种氨基酸的含量偏低，而尿液中的含量增高。

【临床表现】患者在生长或发育上通常都不会有任何营养性的异常。主要症状是导致尿路结石发生，引起尿路感染和绞痛等症状。

2. 肝豆状核变性 肝豆状核变性（hepatolenticular degeneration）又称 Wilson 病，因 1911 年首先由 Wilson 报道而得名。本病为一种常染色体隐性遗传病，是先天性铜代谢障碍性疾病。群体发病率约为 1/200000。载体蛋白 ATP7B 基因定位于 13q14.3。

【病因】受累基因与铜代谢紊乱有关，与视网膜母细胞瘤基因紧密连锁。细胞膜上与铜转运有关的载体蛋白 ATP7B 缺陷，导致铜不能从细胞中及时清除，沉积于组织中引起毒害作用。

【临床表现】多发于 10 ~ 20 岁，以肝损害、锥体外系症状与角膜色素环等为主要表现。以肝脏症状起病者平均年龄约 11 岁，以神经症状起病者平均约 19 岁，少数可迟至成年期。绝大多数患者先出现神经症状，少数先出现肝脏症状，也有少数患者首发症状为急性溶血性贫血、皮下出血、鼻衄、肾功能损害及精神症状等。起病缓慢，少数由于外伤、感染等原因呈急性发病，最终都会出现肝脏及神经损害症状。由于铜在角膜后弹力层沉积，95% ~ 98% 的患者可见角膜色素环。10% ~ 51% 的患者以精神障碍为首发或突出症状，易误诊为精神病。早期可出现进行性智力减退、思维迟钝、记忆力减退、注意力不集中等，可有情感、行为及性格异常，对周围环境缺乏兴趣，表情痴愚和淡漠等。

第二节 遗传性酶病

遗传性酶病（hereditary enzymopathy）是指由于编码酶蛋白的基因突变导致酶蛋白结构或数量异常所引起的遗传性代谢紊乱的疾病，也称先天性代谢缺陷（inborn errors of metabolism）。

20 世纪初英国内科医生 Archibald Garrod 研究尿黑酸尿症、白化症、胱氨酸尿症和戊糖尿症后发现，这些疾病都是因某一代谢途径中的某一酶促反应发生遗传性障碍而造成，从而提出了先天性代谢缺陷概念，使他成为人类生化遗传学的创始人。

遗传性酶病的种类繁多，至今已发现数千种，其遗传方式多为常染色体隐性遗传，少数为 X 连锁隐性遗传或常染色体显性遗传。

一、遗传性酶病的发病机制

一些基因通过控制特定酶的合成来控制机体代谢的过程，进而控制人类的遗传性状。如果编码酶蛋白的基因突变导致合成的酶蛋白结构异常，或者由于基因调控系统突变使酶蛋白的合成量改变，都会影响相应的生化过程，破坏正常代谢的平衡，造成代谢紊乱而发生疾病。

基因突变引起遗传性酶病的发病机制：假定底物A在一系列酶（酶1、酶2、酶3）的催化作用下，经中间产物（B物质、C物质）转化为终产物D物质（图17–9），与此同时终产物D可能对相关酶（酶1）起反馈作用。如果酶3基因发生突变，则其编码的酶3活性降低或丧失，导致C物质不能转化为D物质，代谢终产物D缺乏。但A物质照常转化为B物质，再转化为C物质，结果造成B物质和C物质增多，由于反馈抑制，A物质也出现堆积。此时，旁路代谢途径打开，生成旁路代谢产物E物质。代谢终产物缺乏、代谢底物或中间产物堆积过多及代谢旁路产物的大量生成都会损害机体，产生相应的临床表现。

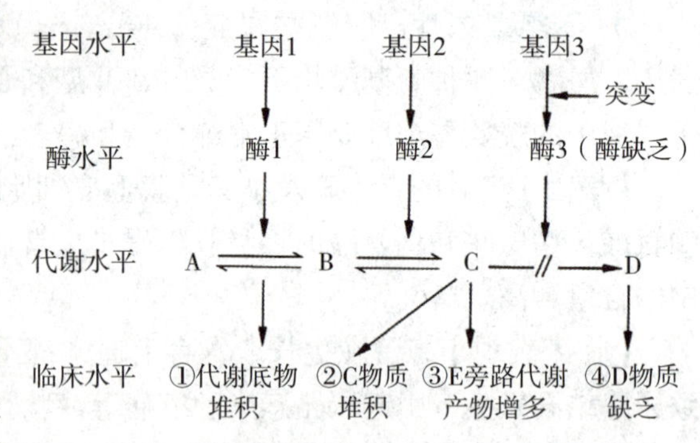

图 17–9 遗传性酶病发生机制示意图

二、常见的遗传性酶病

（一）氨基酸代谢病

参与氨基酸代谢的酶的遗传性缺陷，使体内的氨基酸代谢异常所引发的疾病，称为氨基酸代谢缺陷病。

1. 苯丙酮尿症 苯丙酮尿症（phenylaketonuria，PKU，OMIM # 203100）于1934年首次被发现报道，因患者尿中排泄大量的苯丙酮酸而得名，是一种智力发育异常的遗传性氨基酸代谢病，呈常染色体隐性遗传（AR）。致病基因已定位于12q24.1。国外发病率为1/4500 ~ 1/100000，我国发病率约为1/16500。目前临床上可以进行基因诊断、产前诊断及出生后立即进行PKU筛查，均可明确诊断。

【病因】经典型PKU患者由于肝脏内缺乏苯丙氨酸羟化酶（PAH），无法将食物中

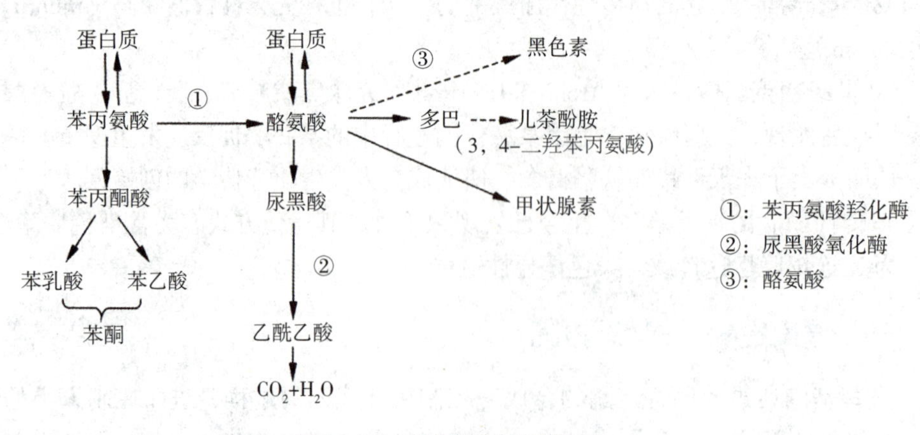

图 17–10 苯丙氨酸代谢图解

摄入的苯丙氨酸转化为酪氨酸，其中一部分经代谢旁路转化为苯丙酮酸、苯乙酸、苯乳酸等。大量的苯丙氨酸蓄积于体内，对中枢神经系统有毒性作用，从而影响脑的发育。另外，由于PAH的缺乏也导致酪氨酸减少，一方面致使脑中的多巴胺神经功能降低影响大脑，另一方面酪氨酸的减少也使黑色素合成减少，可见患者的毛发和肤色变浅（图17–10）。

【临床表现】PKU患儿出生时一般无显著异常，3 ~ 6个月时逐渐出现症状，头发逐渐变黄，皮肤和眼睛色素减退而变浅，精神发育迟缓，行为异常，特殊的鼠样臭味尿，癫痫，湿疹等。患儿在出生后若不及早得到低苯丙氨酸饮食治疗，便出现不可逆的大脑损害和严重的智力发育障碍。

2. 尿黑酸尿症 尿黑酸尿症（alcaptonuria）是由于先天性缺乏尿黑酸氧化酶所致，呈常染色体隐性遗传（AR）。发病率大约为1/250 000，基因定位于3q21–q23。

【病因】尿黑酸氧化酶主要存在于肝和肾。由于患者体内缺乏尿黑酸氧化酶，则尿黑酸不能氧化生成乙酰乙酸和延胡索酸，导致其尿液中含大量的尿黑酸。

【临床表现】患者尿液含有尿黑酸，故曝光后呈黑色。新生儿期，患儿无明显的临床症状，常因尿布呈黑褐色而被发现。儿童期唯一的特点是尿黑酸尿，也并无其他症状。成年后因尿黑酸大量沉积于结缔组织，可出现褐黄病，在皮肤、面颊、耳郭及巩膜等处出现色素沉着。累及关节使其变性，可引发变性关节炎，严重者并发心脏病。

（二）糖代谢缺陷病

糖代谢缺陷病是指由于参与糖代谢的酶的遗传性缺陷，使体内的糖代谢紊乱而产生的疾病。

1. 半乳糖血症 半乳糖血症（galactosemia，OMIM # 230400）是由于半乳糖代谢途径中酶的遗传性缺陷造成的先天性疾病，呈常染色体隐性遗传（AR），致病基因位于9p13，发病率约为1/50000。

【病因】正常情况下，乳类所含乳糖进入人体后，经消化道乳糖酶作用水解为葡萄糖和半乳糖。半乳糖先后经半乳糖激酶和半乳糖–1–磷酸尿苷转移酶的催化作用，转化为1–磷酸半乳糖，最终生成1–磷酸葡萄糖，进一步代谢供组织细胞利用。典型半乳糖血症患者由于缺乏半乳糖–1–磷酸尿苷转移酶，结果使血中半乳糖和1–磷酸半乳糖积累，部分随尿排出（图17–11）。因而患者应该避免摄入含有半乳糖的饮食。

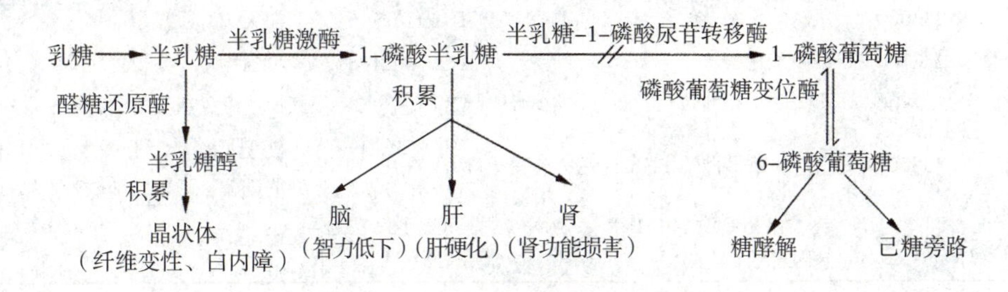

图17–11 半乳糖代谢与半乳糖血症

【临床表现】典型半乳糖血症患儿出生时正常，乳汁（母乳、乳制品等）喂养数天后出现严重吐奶，恶心呕吐，腹胀腹泻，继而还会出现黄疸、腹水、肝大等症状。若不控制乳类摄入，晶状体内的半乳糖醇最后造成晶状体混浊引起白内障。1-磷酸半乳糖在脑组织累积可使智力发育障碍，生长停滞，还导致肝脏损伤，甚至肝硬化。还会引起蛋白尿和氨基酸尿。血中半乳糖升高会抑制糖原分解成葡萄糖，出现低血糖。

2. 糖原储积病　糖原储积病（glycogen storage disease，GSD）是一组较罕见的遗传代谢病。因参与糖原分解和合成的酶异常改变，使糖原在体内贮积而发病。病变主要累及肝脏及肌肉，但有时也伴有心、肾和神经系统的损伤。根据所缺的酶不同，可将糖原贮积症分为Ⅰ~Ⅷ型（表17-4），多数为常染色体隐性遗传，以Ⅰ型为最常见。

（1）糖原储积病Ⅰ型：致病基因定位于17q21。

【病因】由于编码葡萄糖-6-磷酸酶的基因突变，葡萄糖-6-磷酸酶缺陷，使肝、肾及肠黏膜等组织中糖原蓄积。

【临床表现】患者易出现低血糖，并有肝、肾肿大等症状，严重时会发生酸中毒。

（2）糖原储积病Ⅱ型：致病基因定位于17q25.2。

【病因】溶酶体内α-葡萄糖苷酶的缺乏，使糖原处理障碍，造成溶酶体内糖原堆积，病变累及全身肌肉。

【临床表现】此病一般在儿童期即发病，患者因心肌无力、心脏扩大而最终死于心力衰竭。

表17-4　糖原储积病的类型

病　名	OMIM	缺陷的酶	基因定位	症　状
GSD Ⅰa	232200	葡萄糖-6-磷酸酶	AR，17q21	肝肾肿大，低血糖，酸中毒，生长迟缓
GSD Ⅰb	232220	微体葡萄糖-6-磷酸转运	AR，11q23	同Ⅰa型，还伴粒细胞减少或功能障碍
GSD Ⅰc	232240	微体磷酸吡咯转运	AR，11q23	同Ⅰa型，还伴粒细胞减少或功能障碍
GSD Ⅱa	232300	α-1，4-葡糖苷酶	AR，17q25.2	心衰，肌无力，巨舌
GSD Ⅱb	300257	α-1，4-葡糖苷酶	XR，Xq24	心衰，肌无力，低智
GSD Ⅲ	232400	淀粉-1，6-葡糖苷酶	AR，1p21	与Ⅰ型相似，但症状较轻
GSD Ⅳ	232500	淀粉-（1，4;1，6）转葡糖苷酶	AR，3p12	肝脾肿大，肝硬化
GSD Ⅴ	232600	肌磷酸化酶	AR，11q13	肌无力，肌痉挛
GSD Ⅵ	232700	肝磷酸化酶	AR，14q21-q22	低血糖症，生长迟缓
GSD Ⅶ	232800	肌磷酸果糖激酶	AR，12q13.3	肌痉挛，肌无力，肌痛
GSD Ⅷ	306000	磷酸化酶b激酶 $PHKA_2$ 基因突变	XR，Xq12-13	轻型低血糖，肝肿大，生长迟缓胆固醇，甘油三酯升高，白内障
GSD Ⅸ	604549	磷酸化酶b激酶PHKB及PHK G_2 基因突变	AR，16p12.1-p11.2	肝肿大，饥饿性低血糖

（三）核酸代谢遗传病

着色性干皮病（xeroderma pigmentosum，XP，OMIM#278700 ~ 278750）是一种罕

见的常染色体隐性遗传病，发病率为 1/250 000。本病可分为 XPA ~ XPG 七型，目前已克隆出 XPA、XPB、XPC、XPD 的基因，其中 XPA 定位于 9q34.1，XPB 定位于 2q21。

【病因】由于皮肤部位细胞缺乏核酸内切酶，不能切除紫外线诱发的嘧啶二聚体，因而导致突变率增高所致。患者染色体自发断裂率虽无增高，但在紫外线照射后明显上升，细胞易死亡，即使存活的细胞也因 DNA 修复酶缺陷而不能正常修复，常导致血管瘤、基底细胞癌等肿瘤发生。

【临床表现】本病在出生后到青少年期均可发病。患者皮肤对紫外线特别敏感，日照后在暴露部，如面、唇、结膜、颈部及小腿等，可发生色素沉着、雀斑、红斑，皮肤干燥粗糙，角质增生，类似日光性皮炎，开始皮肤发红，以后出现持久性网状毛细血管扩张，以致变成疣状增生，最终发生多发性皮肤恶性肿瘤。此外，有些患者还伴有性发育不良、生长迟缓、伴智力低下的神经异常、小头、感音性耳聋及共济失调。易患基底细胞癌、鳞癌、恶性黑色素瘤等，均伴有免疫系统的异常。

目标检测

1. 名词解释

   分子病、融合基因、遗传性酶病、地中海贫血。

2. Hb A 的分子结构是

   A. $\alpha_2\beta_2$　B. $\alpha_2\delta_2$　C. $\alpha_2\gamma_2$　D. $\alpha_2\varepsilon_2$　E. $\zeta_2\varepsilon_2$

3. 类 α 珠蛋白基因簇定位于

   A. 11p12　B.16p13　C.16q12　D.11q12　E.12q11

4. 引起血红蛋白肽链合成提前终止的分子机制是

   A. 移码突变　B. 终止密码突变　C. 无义突变　D. 基因融合　E. 错义突变

5. 苯丙酮尿症中缺乏的酶是

   A. 半乳糖 -1- 磷酸尿苷转移酶　B. 尿黑酸氧化酶　C. 苯丙氨酸羟化酶

   D. 酪氨酸酶　E. 葡萄糖 -6- 磷酸酶

6. 以镰形细胞贫血症为例，阐述分子病的发病机制。

7. 请叙述苯丙酮尿症的遗传缺陷、发病机制及预防原则。

第十八章　线粒体遗传病

线粒体作为真核细胞的能量代谢中心，有细胞“动力工厂”之称。此外，线粒体内还含有DNA分子，被称为人类第25号染色体，是除细胞核之外唯一含有遗传密码和表达系统的细胞器，因此线粒体在人类遗传中占有重要地位。随着对线粒体研究的不断深入，有关线粒体DNA（mitochondrial DNA，mtDNA）的突变与人类疾病和衰老乃至肿瘤的关系日益受到人们的关注。研究表明，mtDNA突变的积累与氧化损伤是许多人类疾病的重要病因。由mtDNA突变（遗传或自发）导致线粒体结构或功能异常所引发的疾病称为线粒体遗传病（mitochondrial disease）。

第一节　线粒体遗传病的传递和发病规律

一、mtDNA具有半自主性

详见第六章的第三节。

二、母系遗传

卵细胞拥有上百万拷贝的mtDNA，而精子中只有很少的线粒体。在形成受精卵时，精子的头部（细胞核）进入卵细胞，其含有线粒体的尾部中段，会被特异性识别而降解，几乎不进入受精卵，所以受精卵中的线粒体绝大部分来自卵细胞，来源于精子的mtDNA对表型无明显作用，使其传递方式不符合孟德尔遗传，而是母系遗传（maternal inheritance），即母亲将mtDNA传递给自己的儿子和女儿，但只有女儿能把mtDNA传递给下一代。因此，如果在一个家系中发现某些成员具有相同临床症状，且都是从受累的母亲传递而来，这种情况下，应该考虑可能是线粒体基因突变导致的。研究也发现有少数父源性线粒体，但迄今为止，还没有发现它们与疾病的发生有关。

三、同质性与异质性

由于mtDNA发生突变，可能导致细胞中存在野生型mtDNA和突变型mtDNA两种不同的类型。如果同一组织或细胞中mtDNA分子都是一致的，称为同质性（homoplasmy）。在克隆和测序的研究中发现一些个体同时存在两种或两种以上类型的mtDNA，这是由于mtDNA发生突变，导致同一组织或细胞中既含有野生型mtDNA又含有突变型 mtDNA，称为异质性（heteroplasmy）。异质性一般表现为：①同一个体的不同组织、同一组织不同细胞、同一细胞甚至同一线粒体内有不同的 mtDNA 拷贝；②同一个体在不同的发育时期产生不同的 mtDNA。

不同组织中异质性水平的比率和发生率各不相同，如中枢神经系统、肌肉组织中异质性的发生率较高，血液中异质性的发生率较低；在成人中的发生率远远高于儿童中的发生率，而且随着年龄的增长，异质性的发生率增高。

四、阈值效应

mtDNA 突变存在着阈值效应。在异质性细胞中，突变型 mtDNA 和野生型 mtDNA 的相对比例决定了细胞是否能量短缺。能引起某种组织或器官的功能异常的突变 mtDNA 的最低限度，称为阈值。所以在含有大量突变型 mtDNA 的组织细胞中，产生的能量不能维持细胞的正常功能时，机体就会出现异常表型，即线粒体病。根据特定细胞或组织对能量依赖程度的不同，线粒体基因突变产生有害影响的阈值就不同。因此，如脑、骨骼肌、心脏、肾脏、肝脏等高需能的组织，非常容易受线粒体基因突变的影响。

五、不均等的有丝分裂

细胞分裂时，突变型和野生型 mtDNA 发生分离，随机地分配到子细胞中，使子细胞拥有不同比例的突变型 mtDNA 分子，这种随机分配导致 mtDNA 异质性变化的过程称为复制分离（图 18–1）。异质性细胞经过有丝分裂，分配到两个子细胞中的突变型 mtDNA 和野生型 mtDNA 的比例发生漂变，向同质性的方向发展。分裂旺盛的细胞（如血细胞）往往有排斥突变 mtDNA 的趋势，经无数次分裂后，细胞逐渐形成只有野生型 mtDNA 的同质性细胞。突变 mtDNA 具有复制优势，在分裂不旺盛的细胞（如肌细胞）中逐渐累积，形成只有突变型 mtDNA 的同质性细胞。漂变的结果致使表型也随之发生改变。

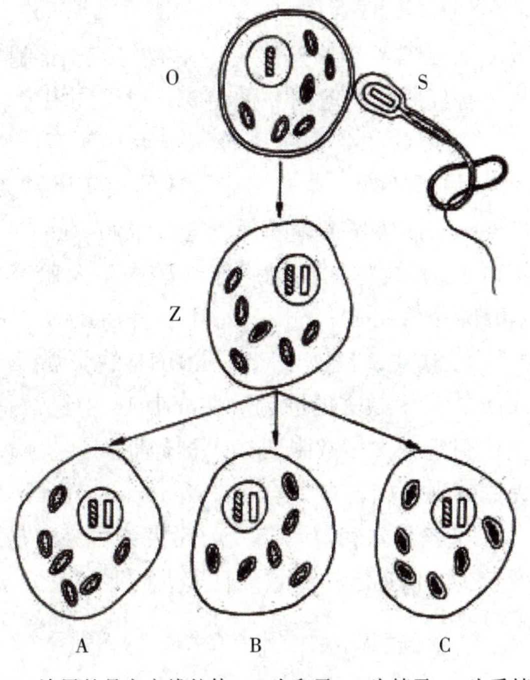

涂黑的是突变线粒体；O 为卵子；S 为精子；Z 为受精卵；A、B、C 为子细胞

图 18–1 线粒体的母系遗传

六、mtDNA的突变率极高

由于 mtDNA 的自身特殊结构，缺乏组蛋白保护且损伤修复机制不完善，又直接暴露于高活性氧环境以及复制频率较高等诸多原因，使得 mtDNA 的突变率比 nDNA 高 10 ~ 20 倍，从而造成个体及群体中的序列相差较大。任何两个人的 mtDNA，平均每

1000个碱基对中就有4个不同。人群中存在多种中性到中度有害的mtDNA突变，且高度有害的mtDNA突变不断增多，但有害的突变会通过选择而消除，因此尽管线粒体疾病并不常见，突变的mtDNA基因却很普遍。

第二节 线粒体基因突变与常见线粒体遗传病

mtDNA基因突变可影响氧化磷酸化功能，致使ATP合成障碍，能量来源不足，引起细胞的功能异常或凋亡，最终导致一些组织和器官功能减退，从而出现相应的临床症状。这些临床症状的出现和严重程度取决于诸多因素，例如胚胎发育早期线粒体突变基因组的复制分离程度、突变的mtDNA在某一特定组织中所占的比例以及异常表型出现时组织中突变的mtDNA需达到的阈值水平等等。线粒体疾病是母系遗传的，线粒体基因的点突变也是母系遗传的，然而，由于某些突变的线粒体基因组不能够通过遗传瓶颈，因此线粒体病有时也不完全符合母系遗传方式。

一、线粒体基因突变的类型

1. 错义突变 这些突变主要与脑、脊髓及神经性疾病有关，如Leber遗传性视神经病和神经肌病。但同一种突变，对不同患者可造成不同的临床症状。

2. 蛋白质生物合成基因突变 所有线粒体蛋白质生物合成基因突变都为线粒体tRNA基因突变。这些突变所致的疾病比错义突变表现更具有系统性的临床特征。代表性疾病有肌阵挛性癫痫伴碎红纤维病（myoclonus epilepsy and ragged-red fibers，MERRF综合征）、线粒体脑肌病伴乳酸中毒及脑卒中样发作（mitochondrial encephalomyopathy with lactic acidosis and stroke-like episodes，MELAS综合征）、母系遗传的肌病及心肌病。

3. 缺失、插入突变 mtDNA的异常重组或在复制过程中异常滑动往往是导致mtDNA发生缺失的原因。在mtDNA中经常是以缺失多见，而插入突变较少。缺失突变主要引起绝大多数眼肌病、神经肌肉性疾病及一些退化性疾病，这类疾病多为散发性，无家族史，如KSS综合征（Kearns-Sayre syndrome，KSS）。

4. 拷贝数目异常突变 拷贝数目突变是指mtDNA拷贝数减少，低于正常。这种突变较少，仅见于一些致死性婴儿呼吸障碍、乳酸中毒或肾衰竭的病例。

二、常见线粒体遗传病

（一）Leber遗传性视神经病

Leber遗传性视神经病（Leber hereditary optic neuropathy，LHON。OMIM # 535000），因1871年由德国眼科医生Leber首次报道而得名，其主要症状为视神经退行性病变，又称Leber视神经萎缩。本病是一种罕见的眼部线粒体疾病，也是被证实的第一种母系遗传的典型病例。

【病因】引起LHON的mtDNA突变均为点突变。1987年Wallace等发现LHON患者的 mtDNA 基因第 11778 位点的碱基由 G 置换为 A（G11778A），导致电子呼吸链酶复合体Ⅰ（NADH 脱氢酶）中的 ND4 亚单位上第 340 位的精氨酸替换成组氨酸，使 NADH 脱氢酶活性降低，影响线粒体产能效率，导致视神经细胞提供的能量不能长期维持视神经的完整结构，造成神经细胞退行性病变、死亡。随着人们研究的深入，已相继报道有更多 mtDNA 点突变与 LHON 有关。90% 以上的病例中存在三种突变，分别为 G11778A（DN4）、G3460A（DN1）、T14484C（DN6），而且在这些患者中，11778 突变占 50% ~ 70%。

【临床表现】LHON 是一种急性或亚急性发作的母系遗传病。典型的 LHON 首发症状是视物模糊，随后的几个月之内出现无痛性、完全或接近完全的失明。通常是两眼都受累，或者一只眼睛失明不久，另一只也很快失明。视神经和视网膜神经元的退化是 LHON 的主要病理特性。另外还有周围神经退化、心脏传导阻滞和肌张力的降低。患者通常在 20 ~ 30 岁时发病，但任何年龄均可发病，男性较多见。

（二）线粒体脑肌病

线粒体脑肌病（mitochondrial encephalopathy，ME）是由于线粒体功能缺陷导致的以中枢神经和肌肉受累为主的多系统疾病。本病为一组临床综合征，根据临床表现，可将 ME 分为肌阵挛性癫痫伴碎红纤维病（MERRF 综合症）、线粒体脑肌病伴乳酸中毒及脑卒中样发作（MELAS 综合征）、KSS 综合征、慢性进行性眼外肌瘫痪（CPEO）等等。

1. MERRF 综合征　MERRF 综合征（OMIM # 545000）是一种罕见的、异质性母系遗传病，具有多系统紊乱的症状。

【病因】大部分 MERRF 综合征患者是由线粒体基因组中编码转运赖氨酸的 tRNA 基因第 8344 位点 A → G 的碱基发生置换所致。

【临床表现】40 岁以前均可发病，10 岁左右起病多见。其主要临床特征为癫痫（包括失神发作、失张力发作和强制阵挛发作），伴有进行性神经系统障碍（意向性震颤、小脑共济失调、智力减退）。患者肌纤维紊乱、粗糙，形态异常的线粒体在骨骼肌细胞中积累，用特定染色剂染色呈红色，故称为破碎红纤维。伴随症状可有身材矮小、精神运动发育迟缓、神经性耳聋、视神经萎缩等。

2. MELAS 综合征　MELAS 综合征（OMIM # 540000）是最常见的母系遗传线粒体疾病。

【病因】约 80% 的患者 mtDNA 编码转运亮氨酸的 tRNA 基因 3243 位点有 A → G 突变，另外四种少见的突变出现在该基因的 3291、3271、3256 和 3252 位点。

【临床表现】患者常在 40 岁以前出现症状，主要临床表现为阵发性呕吐，癫痫发作和中风样发作，乳酸中毒。有时伴痴呆、耳聋、周围性偏头痛、眼外肌无力或麻痹、身材矮小等症状。肌肉组织病变，有碎红纤维。

3. KSS 综合征和慢性进行性眼外肌瘫痪（CPEO）　KSS 综合征（OMIM# 530000），又称为慢性进行性眼外肌麻痹。

【病因】KSS 综合征和 CPEO 主要由于 mtDNA 的缺失引起，缺失类型多样，缺失大小和位置在个体间差异很大。缺失都发生在 H 及 L 链的复制起始点之间，且缺失侧翼有同向重复序列。KSS 综合征患者病情严重程度取决于缺失型 mtDNA 的异质性的程度和组织分布。异质性程度低时，仅表现为眼外肌麻痹；肌细胞中缺失型 mtDNA > 85% 时，可发生 KSS 综合征的所有临床症状。

【临床表现】KSS 综合征和 CPEO 是同一疾病的两种不同类型，CPEO 患者的主要临床症状以进行性外部眼肌麻痹为主，伴眼睑下垂，四肢无力。KSS 综合征患者除进行性外部眼肌麻痹外，还具有视网膜色素变性，心肌电传导异常，共济失调，感觉神经性听力丧失甚至痴呆。发病年龄一般低于 20 岁，大多数病人在确诊后几年内死亡。

（三）线粒体心肌病

【病因】mtDNA 的点突变和缺失与某些心肌病有关，如 3260 位点的 A → G 突变可引起母系遗传的线粒体肌病和心肌病，4977 位点的缺失多见于缺血性心脏病、冠状动脉粥样硬化性心脏病等，扩张性心肌病和肥厚性心肌病均可见 7436 位点的缺失等。

【临床表现】线粒体心肌病（mitochondrial cardiomyopathy）累及心脏和骨骼肌，患者常有严重的心力衰竭，主要临床症状为劳动性呼吸困难，心动过速，全身肌无力，伴全身严重水肿、心脏和肝脏增大等症状。

（四）帕金森病

1817 年英国医生 James Parkinson 首先对此病进行了详细的描述。帕金森病(Parkinson disease，PD)，是一种晚年发病的运动失调症，也是一种慢性中枢神经系统退化性失调，它会损害患者的动作技能、语言能力以及其他功能，出现震颤，又称震颤性麻痹。

【病因】帕金森病的确切病因至今未明。患者脑组织，特别是黑质中存在 mtDNA 缺失。研究发现，患者线粒体基因组中可以检测到 4977bp 长的一段 DNA 缺失，缺失区域从 ATPase8 基因延续到 ND5 基因，结果导致线粒体复合体中的 4 个亚单位功能异常，进而引起神经元中能量代谢障碍，使得脑黑质中多巴胺能神经元细胞的退化性变性。大多数学者认为，遗传因素、环境因素、年龄老化、氧化应激等均可能参与 PD 多巴胺能神经元的变性死亡过程。

【临床表现】约 70% 的患者以震颤为首发症状，多始于一侧肢体的震颤或活动笨拙，进而累及对侧肢体。临床上主要表现为静止性震颤，运动迟缓，肌强直和姿势步态障碍，更甚者生活完全无法自理。少数病人有痴呆症状。

知识拓展

线粒体与衰老

衰老通常是一个缓慢渐进而复杂的过程，表现为一系列形态和功能的退行性改变。大量研究结果表明，衰老的发展过程与线粒体有着密切关系。线粒体被称为细胞的氧化中心和动力工厂，它一方面利用氧制造能量，另一方面氧在被利用的过程中产生氧自由基。氧自由基可与过氧化物（如 H_2O_2）反应，进一步生成活性更强的·OH，·OH即可损伤DNA。由于mtDNA是裸露的，外无组蛋白保护，且缺乏修复机制，因此mtDNA易受自由基的攻击。个体在衰老过程中，抗氧化防御系统的能力减弱，线粒体内的自由基不能有效清除而积累，从而导致生物膜损伤，改变巯基酶活性，破坏核苷酸酶类辅酶以及损伤mtDNA等。

大量的研究表明，衰老与线粒体氧化磷酸化降低以及突变mtDNA积累密切相关。应用PCR技术检测正常成人的心脏和脑组织mtDNA，发现mtDNA有少量特异性缺失，而胎儿的心脏和脑组织中没有发现这类mtDNA缺失，提示随年龄的增长可能伴有mtDNA损伤。还有实验证明，在老年大鼠的mtDNA积累了各种重排，所以人们认为衰老可能是由于异常mtDNA累积的结果。此外，在mtDNA缺失所致疾病中，大多数在成年期才表现出症状，且随年龄增长症状逐渐加重。这是由于mtDNA突变的积累，使线粒体氧化磷酸化的能力逐渐降低，使细胞产生ATP越来越少的缘故。除线粒体氧化磷酸化降低以及突变mtDNA积累的主要因素外，线粒体的数量、mtDNA的数量及线粒体的结构与功能的变化都能影响衰老过程和进程。

目标检测

1. 名词解释

线粒体遗传病、异质性、母系遗传、阈值效应。

2. mtDNA指

A. 突变的DNA　B. 核DNA　C. 启动子顺序

D. 单一序列　E. 线粒体DNA

3. 人类mtDNA中编码mRNA基因的数目为

A. 37个　B. 13个　C. 17个　D. 22个　E. 2个

4. 线粒体疾病的遗传特征是

A. 母系遗传　B. 近亲婚配的子女发病率增高

C. 交叉遗传　D. 发病率有明显的性别差异

E. 女患者的子女约1/2发病

5. 最早发现与mtDNA突变有关的疾病是

A. 遗传性代谢病　B. Leber遗传性视神经病

C. 白化病　D. 分子病

E. 苯丙酮尿症

6. 说明线粒体的遗传规律和发病规律。

7. 简述nDNA在线粒体遗传中的作用。

第十九章 免疫遗传

免疫系统是机体识别和防卫抗原性异物的重要系统，与许多疾病的发生有直接或间接的联系。

免疫遗传学是免疫学与遗传学相互渗透的一门边缘学科，主要研究免疫现象的遗传和变异规律，从分子层面阐明抗原、抗体及补体等免疫物质的遗传特性和基因调控。免疫遗传学是输血、器官移植、亲子鉴定、新生儿溶血症和免疫缺陷病诊治等临床医学实践的重要理论基础，对阐明免疫系统的演化、人种差异和生物进化也有重要意义。

第一节 抗原遗传

抗原（antigen，Ag）是能够刺激机体产生免疫应答，并能与免疫应答产物抗体或致敏淋巴细胞结合，发生特异性反应的物质。人体内有很多抗原可以遗传，如红细胞抗原、白细胞抗原等。

一、红细胞抗原遗传

自 1900 年奥地利医生 Landsteiner 首次发现人类的 ABO 血型以来，迄今已经发现了人类红细胞的 23 个抗原系统（表 19-1）。这些血型系统的抗原物质，都可以用血清学方法检测出来，并且是由一个或数个紧密连锁的基因位点编码而成的。在人类红细胞的 23 个抗原系统中，与临床关系最紧密的是 ABO 和 Rh 血型系统。

（一）ABO 血型系统

ABO 血型系统是正常人血清中唯一存在“天然抗体”的血型系统，其抗原除了分布在红细胞膜表面外，还广泛分布在人体组织细胞中，如血小板、淋巴细胞、内皮细胞和上皮细胞等。因此，ABO 系统在红细胞外又称为组织血型抗原，它是与输血和器官移植紧密相关的血型系统。此外，在 80% 汉族个体的体液中（脑脊液除外）存在 ABO 抗原物质，为分泌型抗原，其中以唾液和胃液中最多。

ABO 血型抗原有三组基因编码，它们分别是位于染色体 9q34 的复等位基因 I^A、I^B、i，位于染色体 19q13 的等位基因 H、h 及 Se、se。

表 19-1 23 个红细胞血型系统

编码	系统命名	系统符号	抗原数	基因命名	染色体定位
001	ABO	ABO	4	ABO	9q34.1-q34.2
002	MNS	MNS	40	GYPA，GYPB，GYPE	4q28-q31
003	P	P1	1	P1	22q11.2-qter
004	Rh	Rh	45	RHD，RHCE	1p36.2-p34
005	Lutheran	LU	18	LU	19q12-q13
006	Kell	KEL	22	KEL	7q33
007	Lewis	LE	3	FUT3	19P13.3
008	Duffy	FY	6	FY	1q22-q23
009	Kidd	JK	3	JK	18q11-q12
010	Diego	DI	9	AEI	17q12-q21
011	Yt	YT	2	ACHE	7q22
012	Xg	XG	1	XG	Xp22.32
013	Scianna	SC	3	SC	1p36.2-p22.1
014	Dombrock	DO	5	DO	未知
015	Colton	CO	3	AQP1	7p14
016	Landsteiner-Wiener	LW	3	LW	19p13.2-cen
017	Chido/Rodgers	CH/RG	9	C4A，C4B	6p21.3
018	Hh	H	1	FUT1	19q13
019	Kx	KX	1	KX	Xp21.1
020	Gerbich	GE	7	GYPC	2q14-q21
021	Cromer	CROM	10	DAF	q32
022	Knops	KN	5	CR1	1q32
023	Indian	IN	2	CD44	11p13

H 基因的编码产物为 L- 岩藻糖转移酶，该酶可将 L- 岩藻糖转移到前驱物质上形成 H 抗原，H 抗原是 A 抗原和 B 抗原的前体。I^A 基因的编码产物为 N- 乙酰半乳糖胺转移酶，其作用是将 N- 乙酰半乳糖胺转移到 H 抗原上形成 A 抗原；I^B 基因的编码产物为 D- 半乳糖转移酶，其作用是将 D- 半乳糖转移到 H 抗原上形成 B 抗原（图 19-1）。i 基因无编码产物，不能形成 A 抗原和 B 抗原。所以 I^A 和 I^B 均为显性基因，i 是隐性基因：I^AI^A 和 I^Ai 都为 A 型血；I^BI^B 和 I^Bi 都为 B 型血；ii 为 O 型血；$I^A I^B$ 个体表现为共显性，体内同时产生 N- 乙酰半乳糖胺转移酶和 D- 半乳糖转移酶，既形成 A 抗原又形成 B 抗原，为 AB 型血。

1952 年，Bhende 在印度孟买发现了一种特殊 ABO 血型家族，其 O 型血个体与 A 型血个体的后代中有 AB 型血的个体。研究发现，这个 O 型血个体体内无 H 基因（基因型为 hh），不能产生 H 抗原，即使有基因 I^A 或 I^B 也不能产生 A 抗原或 B 抗原，所以表现为 O 型血。但是此个体的基因 I^A 或 I^B 可以遗传给下一代，当下一代体内有遗传自亲代另一方的 H 基因时，就可以产生相应的血型。这种特殊的 O 型血称为孟买型（Bombay phenotype），用 Oh 表示。

Se 基因也编码 L- 岩藻糖转移酶，与 H 基因功能相同，但主要在分泌腺中发挥作用。因此，SeSe 和 Sese 基因型的个体为分泌型，sese 基因型个体为非分泌型。

一般认为，新生儿体内不存在 A 抗体和 B 抗体，在其随后的成长过程中，机体与环境中的各种食物、动植物、微生物中的类 ABO 抗原物质发生初次免疫应答，产生“天然抗体”。一般 A 型血个体的血清中存在 B 抗体，B 型血个体的血清中存在 A 抗体，AB 型血个体的血清中 A、B 抗体都不存在，O 型血个体的血清中存在 A、B 两种抗体。

常规检测 ABO 血型主要应用血清学方法，即利用已知抗体检测抗原或已知抗原检测抗体。近年来，利用 DNA 分析技术直接测定个体 ABO 血型的基因型已经在实验室中开展，取得了良好的效果。

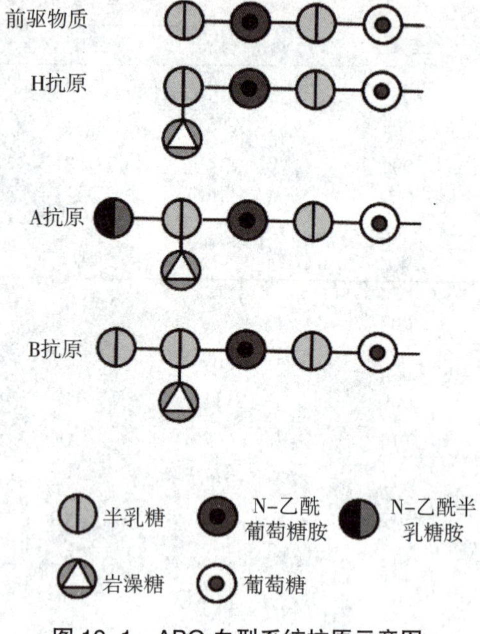

图 19-1 ABO 血型系统抗原示意图

（二）Rh 血型系统

1940 年，Landsteiner 和 Wiener 用恒河猴（Macacus rhesus）的红细胞免疫家兔时，发现兔抗恒河猴红细胞的抗血清不仅可以凝集恒河猴红细胞，还能凝集约 85% 白种人的红细胞，因此他们认为这些人的红细胞与恒河猴红细胞有相同的抗原，于是用 rhesus 的前两个字母 Rh 命名此抗原，并把红细胞被凝集的人称为 Rh 阳性，红细胞不被凝集的人为 Rh 阴性，与此相关的血型系统称为 Rh 血型系统。在我国汉族人群中，Rh 阴性者不到 1%。

Rh 血型的遗传机制曾有两种不同的学说，直到 20 世纪 80 年代分子生物学技术的应用才统一起来。编码 Rh 抗原的基因位于 1p34-p36.2，由两个紧密连锁的结构基因 RHD 和 RHCE 组成。RHD 编码 D/d 抗原，RHCE 编码 C/c、E/e 抗原。理论上人群中应有 6 种抗原，但 d 抗原始终未被发现。有研究认为，d 基因其实是 D 基因突变或缺失，为无效基因。

在已经发现的 5 种抗原中，D 抗原的抗原性最强，其他依次是 E、C、e、c 抗原。D 抗原是 Rh 血型系统的主要抗原，Rh 阳性个体同时拥有 RHD 和 RHCE 基因，Rh 阴性个体只有 RHCE 基因而无 RHD 基因。

二、白细胞抗原遗传

人类白细胞抗原（HLA）又称为主要组织相容性抗原（MHA），存在于人类所有有核细胞的表面，最早由 Dausset 于 1958 年在几名多次接受输血的患者体内的白细胞上发现，故称白细胞抗原。这类抗原决定着机体组织的相容性，是移植排斥反应的主要抗原。编码这类抗原的基因都位于同一条染色体上，是一组紧密连锁、富多态性的基因群，称为主要组织相容性复合体。

（一）HLA 复合体

HLA 复合体位于人类染色体 6p21.3，全长 3600kb，已经确定有 224 个基因位点，其中 128 个为功能性基因，96 个为假基因。HLA 复合体分为三个区域，即Ⅰ类基因区、Ⅱ类基因区和Ⅲ类基因区（图 19–2）。

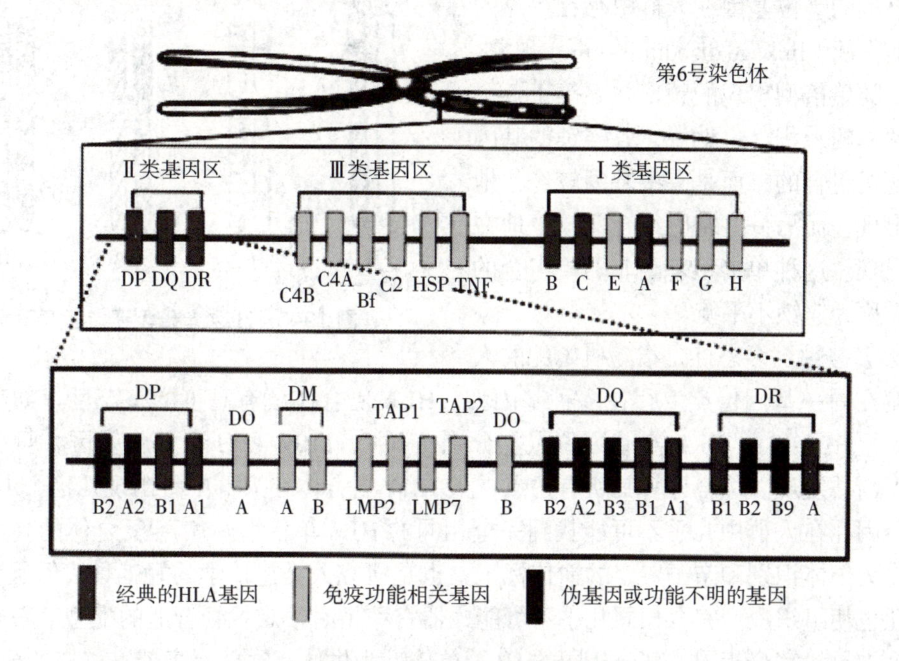

图 19–2 人 HLA 复合体示意图

HLA 复合体有以下几个特点：①是免疫功能相关基因最集中、最多的一个区域，在 128 个功能性基因中有 51 个具有免疫功能，占 39.8%；②是基因密度最高的一个区域，平均每 16kb 就有一个基因；③是最富有多态性的一个区域；④是与疾病关联最密切的一个区域。

（二）HLA 复合体遗传特点

1. 单倍型遗传 一条染色体上连锁的基因组合称为单倍型（haplotype）。由于 HLA 复合体的基因群紧密连锁，很少在同源染色体间发生交换，所以每个 HLA 单倍型能作为一个单位完整地遗传给子代，称为单倍型遗传。因此，子代的 HLA，其中一个单倍型与父亲的相同，另一个单倍型与母亲的相同。如果父亲的一对染色体的单倍型为 a 和 b，母亲的是 c 和 d，则其子代的单倍型组合有 ac、ad、bc、bd 四种可能（图 19–3）。因此，两个同胞之间具有完全相同或完全不同 HLA 基因的可能性各为 25%，HLA 基因半相同的可能性为50%。现实中，父母的HLA基因有部分是相同的，所以一般不会出现“完全不同”的情况。

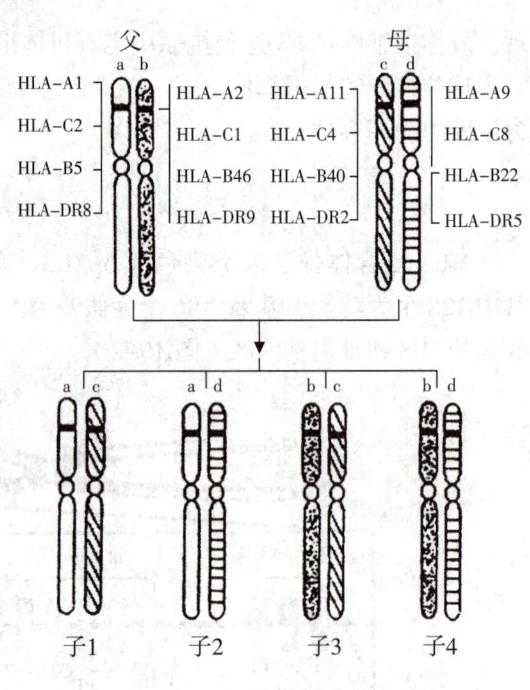

图19-3 HLA单倍型遗传示意图

2. 共显性遗传 HLA复合体各基因之间的关系呈共显性，每一个等位基因都能编码产生特异性抗原，这大大增加了HLA抗原系统的复杂性。

3. 连锁不平衡 HLA复合体各不同基因座上的等位基因在人群中存在明显的连锁不平衡（linkage disequilibrium）现象，即某一类单倍型出现的频率并不等于各个基因频率的乘积。也就说，各连锁的基因不是随机组合的，而是有些基因较经常地一起出现，而另一些基因组合又较少地在一起出现。这种单倍型基因非随机组合的现象，称为连锁不平衡。

4. 多态性 多态性是指随机婚配的人群中，在同一基因位点上存在多种基因型。HLA复合体就有高度的多态性。如现已知HLA-A、HLA-B、、HLA-C基因位点上分别有697、1109、381个等位基因，且新的基因还不断被发现。综合计算其所有位点，人HLA复合体在人群中将出现几亿个HLA单倍型，因此在人群中几乎不可能找到完全相同的HLA单倍型。HLA复合体的高度多态性可作为个体识别和亲子鉴定的遗传标记，也是研究人类遗传学的好工具。但是，HLA多态性也使组织配型完全相同几乎不可能，器官移植时很难找到合适的配型，一般只有从同胞中寻找完全相同或部分相同的HLA单倍型为供体，才能提高器官移植的成功率。

（三）HLA配型与器官移植

器官移植是临床上的重要治疗手段，一般采取同种异体移植。但是，除同卵双生之外，供体的移植物往往带有受体所没有的抗原，从而被受体免疫系统所识别而引起排异反应。因此，器官移植最重要的就是尽可能提高供体和受体之间的组织相容性（histocompatibility）。

由于HLA复合体遗传上的多态性，人群中找到HLA完全相同的可能性非常小，因此器官移植时，供体和受体之间的HLA基因位点相同的越多，相容性就越好，排斥反应就越低，移植物长期存活的可能性就越大。

第二节 组织不相容性

组织相容性的有无一般指两个无血缘关系的个体间进行器官移植时，供体的移植物能否被受体容纳的特性。移植物带的供体特有而受体缺乏的抗原，可引起受体的免疫排斥反应，即组织不相容性（histoincompatibility）。组织不相容性是输血、异体器官移植的巨大障碍，也是导致新生儿溶血症的主要原因。

一、组织配型

输血或器官移植时，先要了解供受体组织相容性，然后为受体寻找组织相容性最合适的供体，这个过程就是组织配型。组织配型的原则是使供体与受体抗原尽量相同，或者供体没有受体所缺的抗原。ABO 血型抗原和 HLA 抗原是人类最主要的组织相容性系统，所以器官移植之前这两个系统都必须进行严格的配型。

1.ABO 血型抗原配型　ABO 血型抗原不仅存在于红细胞膜表面，还广泛分布在人体组织细胞中，因此，不管是活体移植还是尸体移植，ABO 血型抗原相容是器官移植的首要条件。ABO 血型抗原配型的原理、方法都与输血配型相同，即首先血型完全相同者，其次 A 型血和 B 型血受体都可选 O 型血供体、AB 型血受体可选其他三种血型供体。

2.HLA 配型　HLA 的遗传特点之一是单倍型遗传，因此在近亲器官移植时，供体首选同卵双生子，理论上 HLA 完全相同；其次可在同胞中找 HLA 完全相同者；再次可在同胞中寻找有 1/2 相同者，或者选择其父母、子女，肯定为 1/2 相同。

HLA- Ⅱ类抗原的相容对减轻移植物的排斥反应十分重要，其原因可能是 HLA- Ⅱ类抗原在免疫应答中有重要的调控作用。有时即使 HLA- Ⅰ类抗原不相容，只要 HLA- Ⅱ类抗原相容，受体也不会发生明显的针对移植物的排斥反应。

二、新生儿溶血症

新生儿溶血症（hemolytic disease of the newborn）是由于胎儿与母亲红细胞抗原不相容所引起的，以新生儿溶血为主要表现的一种被动免疫性疾病。一般在妊娠 2 个月后，就可在孕妇外周血中找到胎儿红细胞。如果胎儿的血型抗原与母亲不同，则进入母体的胎儿红细胞可能作为异物引起母亲的免疫应答，使母体产生相应的免疫不完全抗体，并通过胎盘屏障进入胎儿血液循环，导致胎儿红细胞大量被破坏，引起溶血性贫血。

新生儿溶血症的症状大多数比较轻，出生时无明显的贫血，数天后逐渐出现黄疸和贫血。少数重症患者可能导致死胎、流产或早产；或者出生后就表现出贫血、水肿、肝脾肿大、腹水、心脏扩大等症状。这类重症患者死亡率很高，幸存者常有神经细胞、智力、运动能力发育障碍。

在我国，新生儿溶血症中以 ABO 血型不相容溶血症最常见，约占 85%；其次是 Rh 血型不相容溶血症，约占 14.5%；其他血型系统溶血不足 1%。

1.ABO 血型不相容溶血症　理论上，只要母婴 ABO 血型不同均可引起 ABO 血型不相容溶血症，但实际上，绝大多数 ABO 血型不相容溶血症发生于 O 型血母亲所生的 A 型血或 B 型血的婴儿。这是因为 O 型血母亲一般在怀孕前都已接触过自然界广泛存在的类 A 型和类 B 型物质（如人或其他动物的组织细胞及体液），在母体内产生了 IgG

型的A抗体和B抗体。妊娠时，母体的IgG抗体能通过胎盘屏障进入胎儿血液循环而引起溶血。另外，分娩时也可能因胎盘损伤导致天然A抗体和B抗体进入胎儿血液引起溶血。胎儿体内的血清和组织中的A抗原和B抗原对进入其体内的抗体有一定的吸收作用，可在一定程度上减轻ABO血型不相容溶血症的症状。

ABO血型不相容溶血症虽然在临床上较为多见，但普遍症状较轻，一般无需治疗。极少数重症患者则可出现重度黄疸、死胎、重度贫血等症状。

2.Rh血型不相容溶血症 Rh血型不相容溶血症主要发生在母亲为Rh阴性而胎儿为Rh阳性的情况下，且第二胎发病比例远高于第一胎。在第一次妊娠时，Rh阳性血型胎儿的少量红细胞进入母体血液循环，可使母亲产生抗体。但初次免疫产生的抗体较少，又基本是不能通过胎盘屏障的IgM，一般不会引起胎儿或新生儿溶血。当Rh阴性母亲再次妊娠Rh阳性胎儿，由于第一次分娩（或人工流产、自然流产、剖宫产等）时胎盘损伤、渗血，可使一定数量的胎儿红细胞进入母体，导致母亲发生二次免疫反应，几天内便产生大量IgG型抗体，并通过胎盘屏障进入胎儿，从而发生胎儿溶血。Rh血型不相容溶血症一般比ABO血型不相容溶血症严重，且随着胎次的增加，胎儿患病的几率会增大，症状也会加重。

有极少数Rh血型不相容溶血症也会发生在第一胎。这可能是因为Rh阴性妇女在怀孕前接受过Rh阳性血的输血，或者Rh阴性妇女的母亲是Rh阳性，其出生时有Rh阳性血进入体内。这两种情况Rh阴性妇女妊娠第一胎时，体内都已经产生了Rh抗体，可能会发生新生儿Rh溶血。

Rh血型不相容溶血症的病情一般较重，常导致胎儿宫内死亡。若新生儿发生Rh血型不相容溶血症，需采取换血等方法救治婴儿。为了防止Rh血型不相容溶血症，可在Rh阴性母亲第一胎分娩Rh阳性婴儿72小时内，给母亲注射抗D血清制剂，以破坏母体内的胎儿红细胞，并在再次妊娠29周时，再次注射抗D血清制剂，一般可有效地防止Rh血型不相容溶血症的发生。

母胎ABO血型不相容有时可保护Rh血型不相容。比如，一个O型Rh阴性母亲妊娠B型Rh阳性胎儿，胎儿的红细胞进入母体时可被母亲体内的天然B抗体破坏，这就避免了母亲Rh致敏。胎儿也就只发生症状较轻的ABO血型不相容溶血症，不会发生症状较重的Rh血型不相容溶血症。

在我国汉族人群中，Rh阴性者的比例为0.2%～0.5%，所以Rh血型不相容溶血症在我国并不常见。

第三节 与免疫相关的遗传性疾病

自20世纪50年代人们发现ABO血型与某些疾病可能相关联以来，现已发现多种遗传病与抗原物质有明确的关联关系。关联（association）是指两个遗传性状在某一群体中同时出现的频率高于随机同时出现的频率。在关联分析时，常用相对风险率（relative risk，RR）来表示某一基因与某一疾病之间的关联程度。一般可通过公式RR=（$P^+ \times C^-$）/

（$P^- \times C^+$）计算。公式中 P 代表病人数；C 代表对照人数；+ 代表携带某等位基因；- 代表未携带某等位基因。RR 值越高，则携带此抗原的人患该病几率越大。当 RR 为 100% 时，表示此种抗原与对应的疾病无关联；当 RR 小于 100% 时，则表示此抗原对对应的疾病有抵抗作用。

一、与HLA相关的疾病

自强直性脊椎炎（ankylosing spondylitis）被证实与 HLA 抗原相关以来，通过大量的研究，现已发现 HLA 与五百多种疾病有关，七十多种疾病与 HLA 密切关联。表 19-2 列举了一些与 HLA 相关的疾病。

表 19-2 一些与 HLA 关联的疾病

疾病	相关 HLA	患者频率（%）	对照频率（%）	相对风险率（%）
强直性脊椎炎（ankylosing spondylitis）	B27	> 95	9	> 150
Reiter 病	B27	> 80	9	> 40
急性前葡萄膜炎（acute anterior uveitits）	B27	68	9	> 20
亚急性甲状腺炎（subacute thyroiditis）	B35	70	14	14
银屑病（psoriaisis vulgaris）	CW6	87	33	7
发作性睡眠（narcolepsy）	DQ6	> 95	33	> 38
突发性甲状腺肿（Grave disease）	DQ3	65	27	4
重症肌无力（myasthenia gravis）	DR3	50	27	2
Addison 病	DR3	69	27	5
类风湿关节炎（rheumatoid arthritis）	DR4	81	33	9
乳糜泻（celiac disease）	DQ2	99	28	> 250
多发性硬化（multiple sclerosis）	DR2，DQ6	86	33	12
1 型糖尿病（IDDM）	DQ8	81	23	14
1 型糖尿病（IDDM）	DQ6	< 1	33	0.02

虽然很多疾病与 HLA 抗原相关联，但 HLA 在多数情况下都只是一种遗传标记而非直接病因。HLA 抗原与疾病关联的机制目前尚不完全清楚，可能的机制有：①分子模拟学说：某些病原体的抗原与 HLA 分子结构相似，机体不能对病原体产生有效的免疫应答，或者在对病原体的免疫应答中同时损伤了具有相似抗原的机体自身细胞；②受体学说：HLA 抗原可能作为某种病原体的受体，二者结合导致机体组织受损；③连锁不平衡学说：HLA 并不是某疾病的易感基因，只是作为一种可供检出的遗传标记而与真正的疾病基因紧密连锁；④免疫功能失调学说：HLA-Ⅱ类基因产物在免疫应答中有重要的调控作用，特定 HLA-Ⅱ类基因型的异常产物可能影响机体的免疫功能的调节，从而使机体易感某些疾病。

二、遗传性免疫缺陷症

免疫系统是人体主要的防御系统，如果因为遗传因素导致免疫系统发生先天性发育障碍，婴幼儿便会发生不同类型的遗传性免疫缺陷病，导致其出现反复感染，严重威胁生命。遗传性免疫缺陷症中比较常见的有遗传性无丙种球蛋白症和严重联合免疫缺陷病。

（一）遗传性无丙种球蛋白症

遗传性无丙种球蛋白症，首先由 Bruton 于 1952 年报道，故又称为 Bruton 病，是最常见的先天性 B 细胞缺陷病。Bruton 病属 X 连锁隐性遗传，较常见于男性新生儿。患儿一般在出生 6 个月后发病，临床上以反复持久的化脓性细菌感染为特征。患儿经免疫学检查可发现血液和淋巴循环中都缺少或无成熟的 B 细胞，血清中各类免疫球蛋白含量极低，但骨髓中前 B 细胞数量正常，外周血 T 细胞数及功能也正常。

该病的发病机制为 X 染色体上的酪氨酸激酶基因缺陷，而酪氨酸激酶是 B 细胞成熟所需的信号转导分子。患儿因缺乏酪氨酸激酶，使得体内 B 细胞发育停滞于前 B 细胞阶段，成熟的 B 细胞数量减少或完全缺失，导致血清中的各类免疫球蛋白均降低。由于新生儿出生时体内有母亲的免疫球蛋白，所以并不发病。随着年龄增长，母亲的免疫球蛋白在婴儿体内逐渐减少，而婴儿本身不能合成新的免疫球蛋白，所以一般婴儿出生 6 个月后表现出症状。

该病的治疗主要采取定期注射丙种球蛋白，并发细菌感染时加用抗生素。

（二）严重联合免疫缺陷病

严重联合免疫缺陷病（severe combined immunodeficiency disease，SCID）是 T 细胞和 B 细胞均缺乏或功能缺陷所致的细胞免疫和体液免疫同时丧失的遗传综合征。该病临床表现多样，发病机制各异。患儿一般 6 个月后开始出现症状，主要表现为严重而持续的病毒、真菌、细胞内寄生菌、皮肤与黏膜念珠菌感染，患儿易夭折。按照发病机制的不同，严重联合免疫缺陷病可分为 3 种类型。

1.X 连锁重症联合免疫缺陷病（X-SCID） 这是最常见的一种 SCID，约占 SCID 总数的 50%。临床特征为患儿 T 细胞缺乏或显著减少，自然杀伤细胞数量减少，B 细胞数量正常但功能异常，血清中免疫球蛋白生成减少和类型转换障碍。该病的发病机制为编码细胞因子 IL-2、IL-4、IL-7、IL-9、IL-15 受体 γ 链的基因突变，导致这些细胞因子信号传递受阻，T 细胞和自然杀伤细胞分化和成熟障碍。由于突变位点不同，γ 链功能可能完全丧失或者仅仅减弱，所以该病临床症状严重程度不等。

2. 常染色体隐性 SCID 腺苷脱氨酶（ADA）缺乏症是常见的常染色体隐性 SCID。ADA 是一种嘌呤降解酶，催化腺苷和脱氧腺苷生成次黄嘌呤和脱氧次黄嘌呤。ADA 的缺乏导致体内脱氧腺苷及脱氧三磷酸腺苷的蓄积，而这些物质对细胞具有毒性，可以抑制 DNA 的合成。ADA 虽然存在于所有细胞中，但发育中的淋巴细胞对 ADA 缺陷特别敏感，因此 ADA 缺陷患儿 T 细胞和 B 细胞数量减少。淋巴细胞在出生时正常，随后一年急剧下降。患儿还表现为骨生长停滞、耳聋、肝肾损害和行为障碍等。该病可用基因治疗手段：先提取患者自身的 T 淋巴细胞，再将 ADA 基因（现已成功克隆）转染入 T

淋巴细胞，最后将它们回输到患者体内。

除了 ADA 缺乏，嘌呤核苷磷酸化酶（PNP）缺陷和腺苷酸激酶 -2 缺陷也能引起常染色体隐性 SCID。

3.MHC 表达缺陷

（1）MHC-Ⅰ类分子缺陷：该病是合成转运蛋白 TAP 的基因突变所致。TAP 转运用于装配 MHC-Ⅰ类分子的多肽，其缺陷使患儿 MHC-Ⅰ类分子难于表达在淋巴细胞表面，导致 CD_8^+ 细胞和自然杀伤细胞缺乏。

（2）MHC-Ⅱ类分子缺陷：又称裸淋巴细胞综合征，是一种极罕见的常染色体隐性 SCID，由于调节 MHC-Ⅱ类分子表达的分子发生突变所致。患儿 CD_4^+ 细胞缺乏，虽然 B 细胞数目正常，但细胞免疫功能严重受损，抗体合成和血清免疫球蛋白水平较低。患儿在出生一年内发病，如不能进行移植骨髓治疗，通常会夭折。

目标检测

1. 人类白细胞抗原的基因位于
   A. 第 19 号染色体上　B. 第 17 号染色体上　C. 第 6 号染色体上
   D. X 染色体上　E. 第 2 号染色体上
2. 孟买型的个体体内的无效基因是
   A. I^A　B. I^B　C.RHD　D.H　E.Se
3. 最主要的 Rh 抗原是
   A.C 抗原　B.c 抗原　C.E 抗原　D.e 抗原　E.D 抗原
4. ABO 血型不相容溶血病最常见于
   A.A 型母亲所生的 O 型婴儿　B.O 型母亲所生的 A 型婴儿
   C.B 型母亲所生的 A 型婴儿　D.A 型母亲所生的 AB 型婴儿
   E.O 型母亲所生的 B 型婴儿
5. 同胞之间 HLA 全相同的几率为
   A.1/2　B.1/3　C.1/4　D.1/5　E.1/6
6. 无丙种球蛋白血症的特征是血循环中缺乏
   A. B 细胞　B. 粒细胞　C. T 细胞　D. 单核细胞　E. 自然杀伤细胞
7. 与强直性脊椎炎有关联的 HLA 分子是
   A.B35　B.B27　C.DR4　D.CW6　E.DQ6
8. 下列不属于 HLA 复合体特点的是
   A. 是免疫功能相关基因最集中、最多的一个区域
   B. 是基因密度最高的一个区域
   C. 位于 9q34.1-q34.2，全长 3600kb
   D. 是最富有多态性的一个区域
   E. 是与疾病关联最为密切的一个区域

9. 说明 Rh 血型的遗传机制。

10. 何谓 HLA 复合体？它有何特点？

第二十章 肿瘤遗传

肿瘤（tumor）是危害人类健康最严重的疾病之一，是机体在各种致癌因素作用下，局部组织的某一细胞在基因水平上失去对其生长的正常调控，导致细胞无限制异常增生而形成的新生物（neoplasm）。按其生长特性和对人体的危害程度，通常分为良性肿瘤和恶性肿瘤两类。有的肿瘤主要由遗传因素决定，有的肿瘤主要由环境因素决定，有的则是由遗传因素和环境因素共同决定的。

20 世纪 70 年代以来，随着分子遗传学技术的发展，随着癌基因、抑癌基因、肿瘤转移基因及肿瘤转移抑制基因的发现，人们对肿瘤的发生、发展和防治的认识也随之深入。大量研究证明，肿瘤是基因或染色体异常引起的疾病，是体细胞遗传病。但肿瘤的发生也受环境因素的影响，环境因素改变了遗传物质的结构和功能之后，就使正常细胞恶变为癌细胞，癌细胞一旦获得增殖优势，就旺盛地增殖形成癌。所以肿瘤遗传学的研究不仅可以深入探索肿瘤发生、发展、浸润、转移的机制，而且也可以为临床对肿瘤的诊断和治疗提供理论依据。

第一节 肿瘤发生的家族聚焦性

1938 年,《美国外科学杂志》报道了法国皇帝拿破仑家族中癌症的发病情况，拿破仑本人、他的父亲以及一个姐姐都是胃癌患者，他的两个妹妹、一个兄弟以及他的祖父都被怀疑患胃癌。此外，乳腺癌、大肠癌、卵巢癌等也有类似的家族集聚现象，甚至在一个家族中还可出现多种肿瘤的聚集。

一、癌家族

癌家族（cancer family）是指一个家系中，几代中多个成员的相同器官或者不同器官罹患恶性肿瘤。肿瘤具有多发性，某些肿瘤（如腺瘤）发病率高（20%），发病年龄低，并按常染色体显性遗传方式遗传。例如，Lynch 癌家族综合征。1895 年，Warthin 发现该家系胰腺癌发病率高，于 1913 年首次报道称为 G 家族（图 20-1），后经 Henser（1936）和 Lynch（1965、1971、1976）等人连续调查，获得较完整的资料。到 1976 年，这一家系的 10 个支系共有 842 个后代，其中有 95 名是癌患者。在癌患者中有 48 人患结肠腺癌，18 人患子宫内膜腺癌，13 人为多发性癌，19 人癌发生于 40 岁之前，72 人的双亲之一患癌，男性癌患者 47 人，女性癌患者 48 人，男女癌患者比例为 1 : 1。这个癌

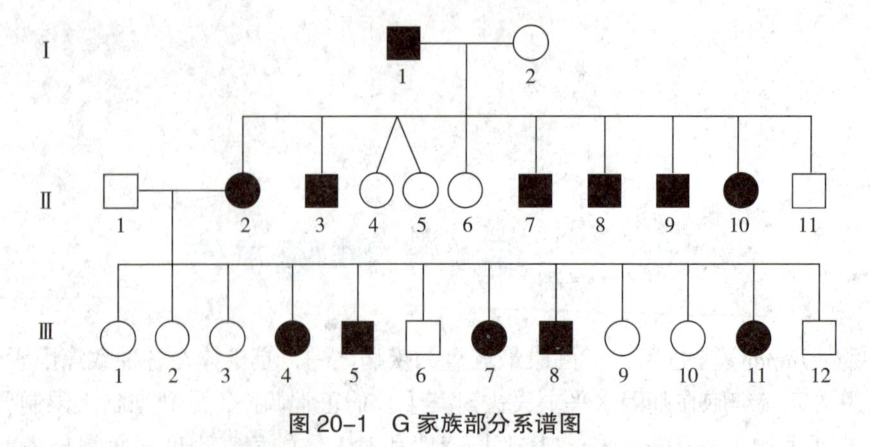

图 20-1 G 家族部分系谱图

家族符合常染色体显性遗传的特点。

二、家族性癌

家族性癌（family carcinoma）是指一个家族中有多个成员罹患同一类型的癌，呈多基因遗传。通常是较为常见的癌。患者一级亲属发病率远高于一般人群，一般不符合孟德尔遗传。例如，12% ~ 25% 的结肠癌患者有结肠癌家族史，许多常见的肿瘤如乳腺癌、肠癌、胃癌等，虽然通常是散发的，但患者一级亲属的发病率却高于一般人群 3 ~ 5 倍。这表明，一些肿瘤有家族聚集现象，或家族成员对这些肿瘤的易感性增高。需要指出的是，此类癌虽然称之为“家族性癌”，但不一定是遗传性的，其遗传方式目前尚不明确。同卵双生者发病一致率高，有调查发现在 77 对白血病双生子中，同卵双生子发病一致性非常高，而在另一调查中 20 对同卵双生子均在同一部位患有同样肿瘤。

第二节 遗传性恶性肿瘤和癌前病变

由单个基因引起的符合孟德尔遗传规律的肿瘤称为遗传性肿瘤（hereditary cancer），通常呈常染色体显性遗传，表现为双侧性或多发性，发病年龄早于散发型病例。另有一些单基因遗传的疾病或综合征，有不同程度恶变成癌的倾向，故又称为遗传性癌前病变。

一、视网膜母细胞瘤

视网膜母细胞瘤（retinoblastoma）是一种眼球视网膜的恶性肿瘤，发病率约为 1/20000，无种族和性别差异，多发生于婴幼儿，大多数患者 5 岁以内患病，早期的 Rb 瘤体很小，不影响视力，患者没有自觉症状，当肿瘤长入玻璃体，使瞳孔呈黄色反光时才被发现，称为白瞳，俗称“猫眼症”（图 20-2）。肿瘤的恶性程度很高，随着肿瘤生长可破坏角膜、巩膜，引起眼球突出。向后可长入眼眶侵入颅内，也可经血液向全身转移。

视网膜母细胞瘤属于神经外胚层肿瘤，是抑癌基因 Rb 突变造成抑癌功能丧失而产生的恶性肿瘤。抑癌基因 Rb 转录翻译而产生的蛋白质 Prb，是一种核磷酸蛋白质，其主要功能是调节细胞周期，控制细胞从一个时期到另一个时期的转变。如果缺乏 Prb，细胞将会不停地生长而发生分裂成熟，导致肿瘤发生。某些研究认为，视网膜母细胞瘤的发生与人类乳头状病毒有关。

视网膜母细胞瘤分为遗传型和非遗传型两种类型。其中，遗传型占 40% 左右，发病年龄早，多在 1 岁半以内发病，且多为双侧相继发病，有家族史，可连续几代发病；非遗传型占 60% 左右，发病年龄晚，多在 2 岁后发病，常为单侧发病，无家族史。

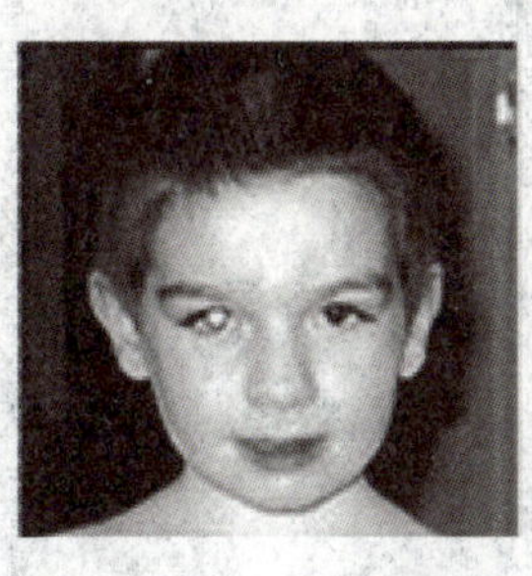
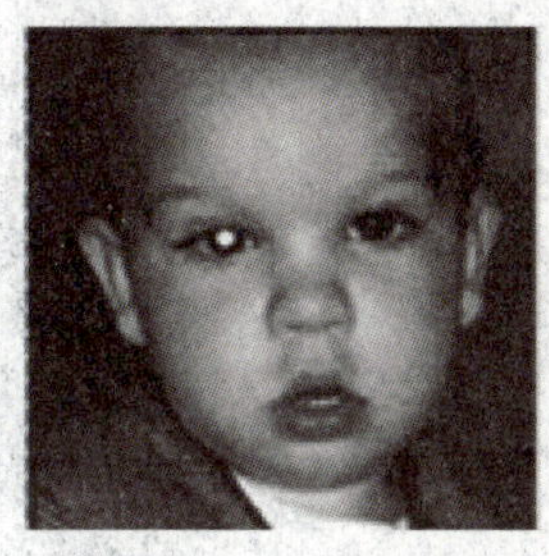
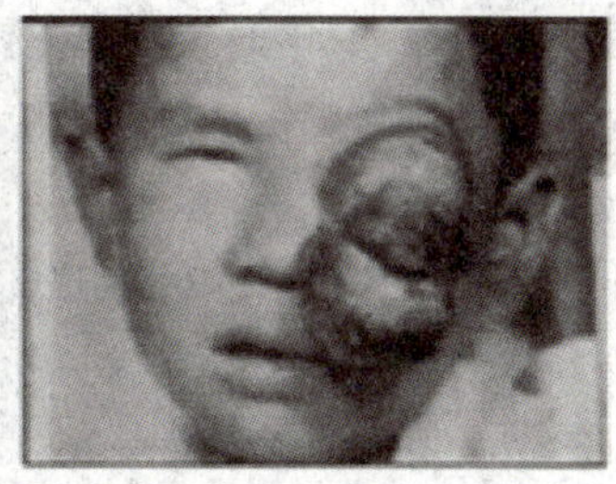

图 20-2　视网膜母细胞瘤患者的猫眼及肿瘤向外生长

二、Wilms瘤

Wilms 瘤（Wilms tumor，WT）又称肾母细胞瘤（nephroblastoma），是一种婴幼儿肾恶性胚胎肿瘤，成人罕见，男女发病率无明显差异。呈常染色体显性遗传，发病率为 1/10 000。主要临床表现为腹部出现肿块，可伴有无虹膜症，可见血尿、发热、高血压、贫血等，由于肿瘤的出血、坏死和局部浸润，肿瘤压迫周围组织脏器可引起疼痛以及智力低下等症状。大约有 38 % 为遗传型，基因定位于 11p13。该基因是一种抑癌基因，其转录翻译产生的 WT1 蛋白，可以自主抑制生长诱导基因启动子元件的转录活性。遗传性病例发病年龄早，多在 4 岁前发病，多为双侧发病。非遗传性病例则发病年龄晚，多为单侧发病。

三、神经母细胞瘤

神经母细胞瘤（neuroblastoma，NB）也是一种常见于儿童的恶性胚胎瘤，起源于胚胎性交感神经系统神经嵴，可发生于肾上腺及有交感神经的部位，包括颅内、眼眶、颈后、胸腔、腹腔、盆腔等，患多发性神经纤维瘤、节神经瘤、嗜铬细胞瘤等。据报道，1 万个出生活婴中有 1 例是 NB 患者。根据美国小儿死亡率统计，4 岁前发病率为 1/100 000，5 岁后罕见。NB 可分为遗传型和非遗传型两类。遗传型约占 80% 的比例，发病早，常多发（图 20-3）；非遗传型 NB 发病年龄较晚，常单发。导致 NB

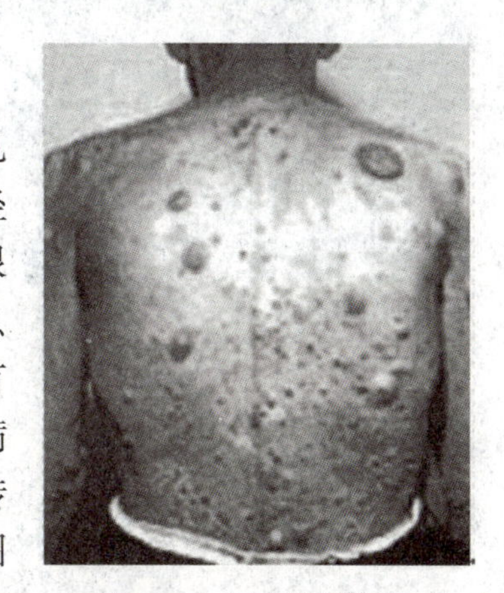

图 20-3　神经纤维瘤

发生的致病基因定位于1p36。该基因的第一次突变可能只是干扰神经嵴的正常发育，第二次突变才导致恶性肿瘤的发生。

四、家族性结肠息肉

家族性结肠息肉（family polyposis coli，FPC）又称家族性腺瘤样息肉，是一种常染色体显性遗传病，群体发病率为1/100 000，大多有家族史。主要与5q21上的抑癌基因APC突变有关。家族性结肠息肉属于延迟性显性遗传，也属于遗传性癌前病变。患者在青少年时期其结肠和直肠上均有多发性腺瘤，多数在20 ~ 40岁时被确诊，有高度癌变倾向。在息肉发生的头5年内癌变率为12%，在15 ~ 20年内癌变率大于50%，90%未经治疗的患者将死于结肠癌。

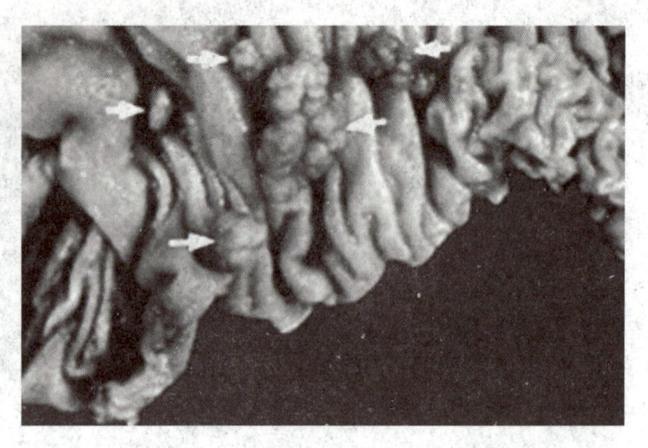

图20-4　家族性结肠息肉综合征

家族性结肠息肉发病率高，危害性大，但可以早期诊断并有效治疗。一旦发现或出现相应临床病状（腹泻腹痛，大便带血，贫血，体重减轻，常伴有特殊的色素斑或色素沉着等）应及时就医确诊，并进行全结肠切除手术，可有效预防结肠癌的发生。

知识拓展

Ⅰ型神经纤维瘤

Ⅰ型神经纤维瘤（neurofibromatosis type Ⅰ，NF Ⅰ）的特征是皮肤色素沉着斑和多发性神经纤维瘤，患者沿躯干的外周神经没有多发的神经纤维瘤。患儿在出生后不久皮肤便出现多个浅棕色的“牛奶咖啡斑”，逐渐增多或扩大，腋窝有广泛的雀斑，有时皮损出现较迟。病程一般较缓慢，但到20 ~ 25岁时可发生恶变。本病在世界各地均有分布，无性别、年龄及种族差异。患者一般不需要治疗，除非严重影响美容或有恶变时才考虑手术治疗。与NF Ⅰ发生密切相关的一个肿瘤抑制基因基因定位于17q11.2，现已被分离克隆。25% ~ 50%的患者有家族史。

第三节　染色体异常与肿瘤

一、染色体不稳定综合征

人类的一些以体细胞染色体断裂为主要表现的综合征统称为染色体不稳定综合征

（chromosome instability syndromes），如 Fanconi 贫血、Bloom 综合征及着色性干皮病等。研究发现，具有某些遗传缺陷的患者，其肿瘤的发病率比群体发病率高，如唐氏综合征患者患白血病的几率比一般人高 20 倍，Klinefelter 综合征患乳腺癌的风险显著增加。染色体不稳定综合征患者往往都具有易患肿瘤的倾向，多具有常染色体隐性显性和 X 连锁隐性遗传特性。

1.Fanconi 贫血　Fanconi 贫血（Fanconi's anemia，FA；MM227650）是一种发生在儿童时期的骨髓疾病，表现为全血细胞减少，骨髓呈进行性再生低下，故称为先天性全血细胞减少征（congenital pancytopenia）。本病呈常染色体隐性遗传（AR），患者多在 5 ~ 10 岁发病，存活期 1 个月 ~ 40 年，平均寿命为 13 岁。1927 年，Fanconi 报道了一家系中三兄弟患同一种综合征，表现为贫血、骨髓脂肪化、易疲乏、易出血及易感染等症状。并常伴有先天畸形，尤其是大拇指或桡骨发育不良（或缺），皮肤色素沉着，智力低下及生长发育迟缓，也可有肾、眼、耳、生殖器等畸形和先天性心脏病等。患者的染色体自发断裂率明显增高，常见单体断裂、断片、裂隙、双着丝粒体及核内复制等畸变。约 10% 患者易患白血病，死于白血病者比正常人群高约 20 倍。一些 FA 患者在黏膜与皮肤交界处（口唇、肛门和阴唇）可发生鳞状上皮癌。FA 的发病机制很复杂，涉及多个基因位点。目前已发现 13 个与 FA 发病相关的突变基因。

2.Bloom 综合征　Bloom 综合征（Bloom syndrome，BS）临床特征由 Bloom 首先描述，患者常见的临床表现为身材矮小，慢性感染，免疫功能缺失，对日光敏感，故面部常有微血管扩张性红斑，患者多在 30 岁前发生各种肿瘤和白血病。Bloom 综合征多见于东欧犹太人的后裔，提示其发病具有明显的种族差异性。German 通过家系调查发现本病符合常染色体隐性遗传方式，并可恶变为纤维肉瘤、鳞癌或神经纤维肉瘤。

染色体不稳定性或基因组不稳定性是 Bloom 综合征患者细胞遗传学的显著特征，主要表现在：①体外培养的患者外周血细胞染色体易发生断裂并易形成结构畸变；短期培养的 BS 淋巴细胞中常出现四射体结构。②染色体断裂部位易发生于同源序列之间，而出现频发的姐妹染色单体交换。③断裂性的突变可发生于编码序列，也可能在非编码

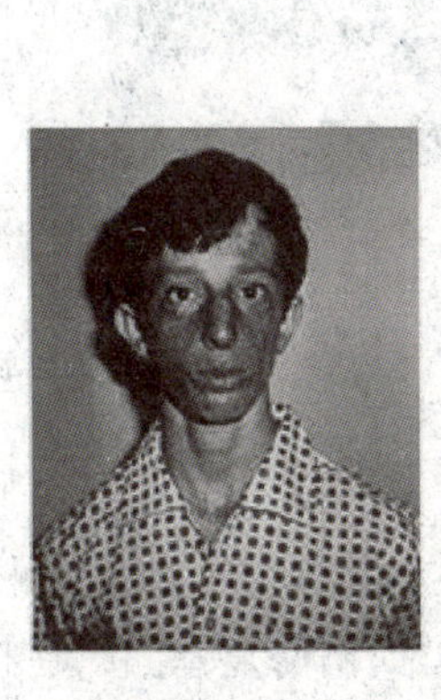

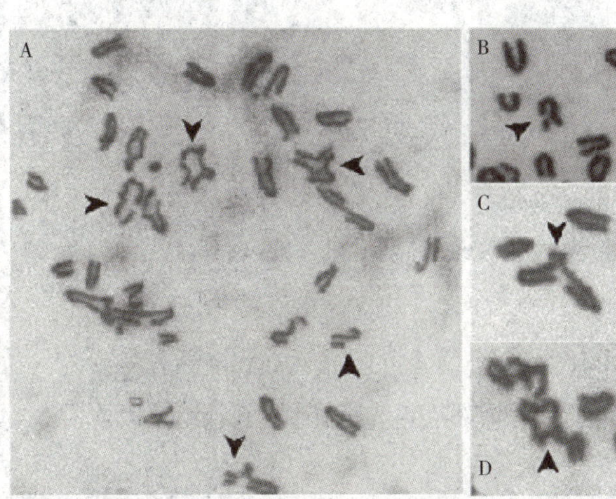

图 20-5　Bloom 综合征患者及染色体不稳定性

序列。④患者细胞如颊黏膜细胞在分裂间期常可见多个微核结构。分子遗传学研究将其基因 BLM 定位于 15 号染色体长臂，而 German 又进一步将 BLM 基因限定于 15q26.1。Ellis 等克隆了 BLM 基因的全长 cDNA，并发现 BLM 基因突变是 Bloom 综合征发病的分子基础。

3. 毛细血管扩张共济失调 毛细血管扩张共济失调（ataxia telangiectasia，AT）是一种较少见的常染色体隐性遗传病，是累及神经、血管、皮肤、网状内皮系统、内分泌等的原发性复合免疫缺陷病，发病率 1/100 000 ~ 1/40 000。首发症状为小脑性共济失调，1 岁左右即可发病，之后病情进行性加重。毛细血管扩张是另一突出特征，多发生于 3 ~ 6 岁，眼、面、颈等部位出现瘤样小血管扩张。其他特征包括对射线的杀伤作用异常敏感，常有免疫缺陷，患者常死于感染性疾病。

AT 也是一种染色体不稳定综合征，患者染色体不稳定性增加，有较多的染色体断裂，易患各种肿瘤，在 45 岁之前患肿瘤的几率比正常人群增加 3 倍，主要是淋巴细胞白血病、淋巴瘤、网织细胞肉瘤等。基因突变分析研究证实，AT 的致病基因是基因 ATM，位于 11q22 ~ 11q23，全长 150kb，编码序列 12kb，共有 66 个外显子，开放阅读框有 9168 个核苷酸，编码一个有 3056 个氨基酸残基、相对分子质量 350 000 的蛋白质。野生型 AT 基因具有修复 DNA 损伤、抑制凋亡、调控细胞周期、控制免疫细胞对抗原的反应和阻止基因重排等多种作用。已发现在 AT 病人中，有一百多种 AT 基因突变形式，分布于整个编码序列，其中绝大多数突变会造成 AT 基因的截断和大片段缺失，从而导致 AT 蛋白失活。

4. 着色性干皮病 着色性干皮病（xeroderma pigmentosum，XP）是一种罕见的致死性 AR 遗传病，由 DNA 损伤修复缺陷导致。患者年幼发病，常有家族史。面部等暴露部位出现红斑、褐色斑点及斑片，间有色素脱失斑和萎缩或疤痕，皮肤干燥。数年内发生基底细胞癌、鳞癌及恶性黑素瘤。皮肤和眼对日光敏感。多数患者于 20 岁前因恶性肿瘤而死亡。

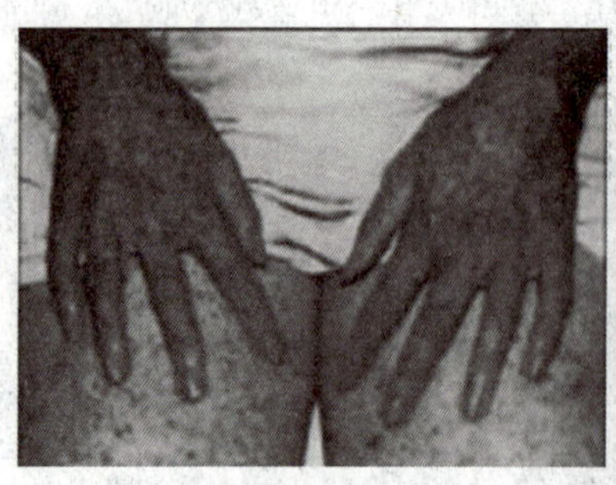
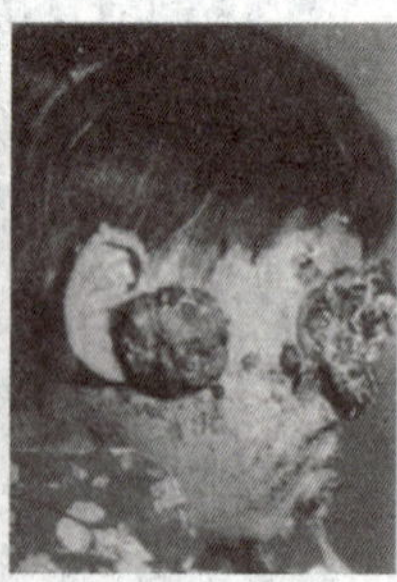
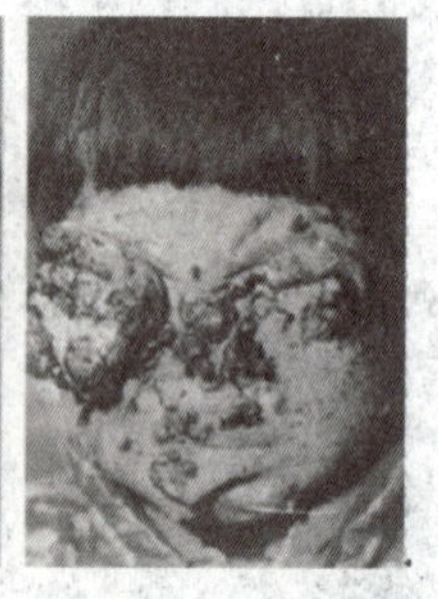

图 20-6 着色性干皮病患者

目前发现，与着色性干皮病相关的基因共有 XPA ~ XPG 7 个互补组基因和一个与 DNA 错配修复有关的变异型，其中 7 个互补组基因均为 DNA 损伤修复基因，在核苷酸切除修复中发挥重要作用。

二、肿瘤的染色体异常

1914 年，Boveri 提出了肿瘤染色体理论，证明肿瘤细胞是具有染色体异常的缺陷细胞，染色体畸变是引起正常细胞恶性转化的主要原因。早期的研究发现，几乎所有的肿瘤细胞都有染色体异常，且被认为是癌细胞的特征。1960 年在慢性粒细胞白血病患者细胞中发现了 Ph 染色体后，对肿瘤染色体异常的研究已发展为遗传学的一个分支，即肿瘤细胞遗传学（oncocytogenetics）。它的任务是阐明染色体畸变与肿瘤发生的关系，肿瘤细胞染色体异常与临床肿瘤的诊断、治疗、鉴别及预后的关系。

1. 肿瘤细胞染色体数目异常 正常人体细胞为二倍体，肿瘤细胞的核型多伴有染色体数目的改变，多数是非整倍体（aneuploid），高达 75% 的人类肿瘤细胞都是非整倍体。肿瘤组织中非整倍体细胞的比例与肿瘤的恶化进程、转移风险成正比，非整倍体肿瘤的治疗效果远差于整倍体肿瘤，而且非整倍体肿瘤的复发风险远高于整倍体肿瘤，复发风险大小与肿瘤中非整倍体细胞的比例呈正相关。国内外大量病理和临床研究资料表明，肿瘤细胞非整倍体是恶性肿瘤的重要标志之一。其中包括：①超二倍体和亚二倍体：许多肿瘤常见 8、9、12 和 21 号染色体的增多或 7、22、Y 染色体的减少。②多倍体：染色体数目的改变通常不是完整的倍数，故称高异倍体，如亚三倍体、亚四倍体等。许多实体肿瘤染色体数目或在二倍数，或在三四倍数，而癌性胸腔积液的染色体数目变化更大。即使在一个肿瘤中，各肿瘤细胞的染色体数目变异也不完全相同，有的差别较大，但多数肿瘤都可以见到一两个核型占主导地位的细胞群，称为干系（stem line）；干系之外的占非主导地位的细胞群称为旁系（side line）；干系肿瘤细胞的染色体数目称为众数（modal number）。同一肿瘤所有细胞染色体异常可以是相同的，也可以是不同的，与肿瘤起源是单克隆或是多克隆的特性有关。

2. 肿瘤细胞染色体结构畸变 目前，已在 56 种人类肿瘤中发现了 3152 种染色体结构异常，包括易位、缺失、重复、环状染色体和双着丝粒染色体等。如果一种结构异常的染色体较多地出现在某种肿瘤细胞内，就称为标记染色体（marker chromosome），可分为特异性和非特异性标记染色体两种。特异性标记染色体经常出现在某一类肿瘤，对此类肿瘤具有代表性；非特异性标记染色体只见于少数肿瘤细胞，对整个肿瘤来说不具有代表性。特异性标记染色体的存在支持肿瘤起源于一个突变细胞（单克隆起源）的假说。

（1）Ph 染色体：Ph 染色体（Philadelphia chromosome，Ph’）是第一个被发现的肿瘤专属标记染色体，最初认为是 22 号染色体的长臂缺失所致，后经显带证明是易位的结果。易位使 9 号染色体长臂（9q34）上的原癌基因 ab1 和 22 号染色体长臂（22q11）上的 bcr 基因重新组合成融合基因（图 20-7），该基因的表达，增高了酪氨酸激酶活性，这是慢性粒细胞白血病发病的原因。Ph 染色体的发现具有重要临床意义：大约 95% 的慢性粒细胞白血病病例是 Ph 染色体阳性，因此 Ph 染色体可以作为诊断白血病的依据，也可以用于区别临床上相似但 Ph 染色体阴性的其他血液病（如骨髓纤维化等）。有时 Ph 染色体先于临床症状出现，故可用于早期诊断。另外，Ph 染色体与慢性粒细胞白血

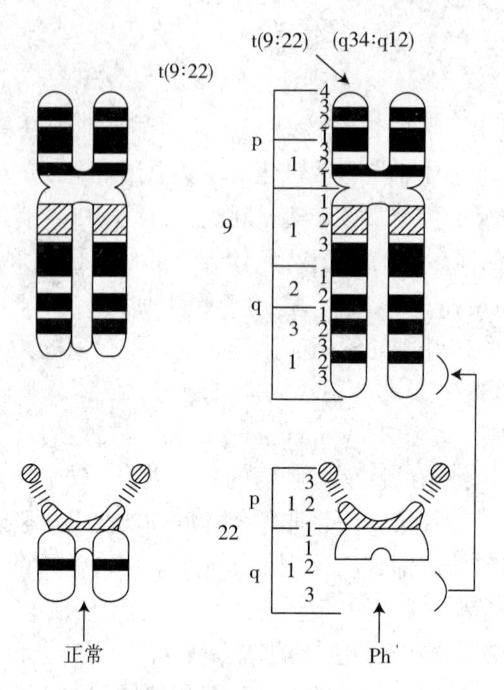

图 20-7 Ph 染色体形成

病的预后有关，Ph 染色体阴性的慢性粒细胞性白血病患者对治疗反应差，预后不佳。

（2）$14q^{+}$染色体：在 90% 的 Burkitt 淋巴瘤患者细胞中可见到一条 $14q^{+}$染色体，是由于 8q24 易位到 14q32 上，形成 $8q^{-}$和 $14q^{+}$两条异常染色体。人 Burkitt 淋巴瘤细胞中 8 号染色体的一个片段易位至 14q32 免疫球蛋白重链的基因座上，使原癌基因 c-myc 与启动子毗邻，促使 c-myc 在 B 细胞中活跃表达，从而导致细胞恶性转化，形成 Burkitt 淋巴瘤。

除了上述两个高度特异性的标记染色体外，又发现了一些随机存在的特异性标记染色体，如视网膜母细胞瘤中的 $13q14^{-}$，脑膜瘤中的 $22q^{-}$或 -22，急性白血病中的 -7 或 +9，慢性粒细胞白血病急性变中的 +8 和 $17q^{+}$，结肠息肉中的 +8 或 +14，Wilms 瘤中的 11 号染色体短臂缺失（11p13 → 11p14），黑色素瘤中的 +7 和 +22，小细胞肺癌中的 3 号染色体短臂中间缺失（3p14 → p23），鼻咽癌的 t（1；3）（q41；p11）等。也有一些标记染色体和染色体结构畸变不是某一肿瘤所特有，例如巨大亚中着丝粒染色体、巨大近端着丝粒染色体、双微体、染色体粉碎等。

（3）脆性部位：由于显带技术的应用，人们注意到了标记染色体的形成机制，发现了恶性肿瘤中染色体的某些变化，如染色体重排断裂点、脆性部位等。在人类染色体上有一些容易发生断裂的部位，称为可遗传的脆性部位（chromosome instability syndrome），它们都往往与肿瘤细胞染色体异常的断裂点一致或相邻，另一些脆性部位与已知癌基因的部位一致或相邻，可能与肿瘤发生的原因有关。

第四节 癌基因与肿瘤抑制基因

正常的细胞增殖与分化受到严格的自我调控与制约，细胞中的癌基因和肿瘤抑制基因以相反的作用调控着细胞的增殖和分化，它们的异常改变会使其失去这种调控能力，从而导致细胞恶性变为肿瘤细胞。

一、癌基因

癌基因（oncogene）是一类能够引起细胞发生癌变的基因。癌基因其实是细胞生长发育所必需的一类基因，其生物学功能是刺激细胞正常生长，以满足细胞更新的要求。正常情况下，这类基因的表达具有严格的时空顺序，当癌基因在表达时间、表达部位、表达数量及表达产物结构等方面发生改变后，就可以导致细胞无限增殖并引起细胞癌变。

已知的原癌基因已近100种，大都已定位于不同的染色体区带。它们参与细胞增殖、细胞分裂周期、凋亡及其他相关的细胞进程，或编码生长因子、生长因子受体和蛋白激酶而在生长信号的传递和细胞分裂中发挥作用，或者编码DNA结合蛋白而参与基因的表达或复制的调控。按原癌基因的产物和功能不同将其分为4大类。

（1）生长因子类：以sis为代表的生长因子类，这类癌基因产物是某种生长因子，可刺激细胞增生，如sis基因。

（2）生长因子受体（酪氨酸蛋白激酶）类：以reb为代表的生长因子受体类和src为代表的酪氨酸激酶类。这类癌基因又可分为5亚类：①跨膜生长因子受体，如ros基因；②与膜结合的酪氨酸蛋白激酶，如src基因；③可溶性酪氨酸蛋白激酶受体，如met基因；④胞质酪氨酸/苏氨酸蛋白激酶，如mos基因；⑤非蛋白激酶受体，如erb基因。

（3）信号传递蛋白类：这类癌基因属ras基因家族，如以ras为代表的G蛋白类。基因产物属GTP结合蛋白，可将外界信号传递给细胞膜内面的腺苷酸环化酶，并调节其活性。

（4）核内转录因子类：以myc为代表的核蛋白类，本类基因产物多与细胞核结合，可调节某些基因转录和DNA的复制，促进细胞的增殖，如bcl基因。

原癌基因在个体发育或细胞分裂的一定阶段十分重要，但在成体或平时却不表达或表达受到严格的控制，当其发生突变或被异常激活时，产生的癌基因在性质或数量上异于正常，就可能导致细胞发生恶性转化。

二、癌基因激活机制

癌基因可以通过一些机制被激活，出现基因表达或过表达，从而使细胞癌变。癌基因激活的因素有病毒感染、化学物质作用或辐射等。根据癌基因激活机制不同，一般分为以下几类：

（1）点突变：细胞癌基因在射线或化学致癌剂作用下，可能发生单个碱基的替换，即点突变，产生异常的表达产物，也可由于点突变使基因失去正常调控而过度表达。

（2）启动子或增强子插入：癌基因附近一旦被插入强大的启动子或增强子，也可被激活。如反转录酶病毒基因组含有长末端重复序列（long terminal repeat sequence，LTR），具有启动子、增强子等调控成分，当反转录酶病毒感染细胞时，LTR 插入 c-onc 的上游，使 c-onc 过度表达，导致细胞癌变。

（3）基因扩增：细胞癌基因通过复制而使其拷贝大量增加，由癌基因编码的蛋白因此过度表达，从而激活并导致细胞向恶性转化。原癌基因扩增通常在某一特定染色体区域复制时才发生，该区域产生一系列重复 DNA 片段，即特殊的复制染色体区带模式，称为均染区（HSR）。若染色体区域重复复制的许多 DNA 片段释放到胞质中，经 DNA 染色，呈连在一起的双点样形状，称为双微体（DMs）。在人类肿瘤中，约 95% 的病例有 DMs 和 HSR。

（4）染色体断裂与基因重排：由于染色体断裂和易位重接，导致正常情况下无法表达或表达水平低的癌基因易位到活跃转录基因强启动子下游、增强子或转录元件附近，或者基因内部断裂与其他高表达的基因形成新的融合基因，而产生过度表达。如人 Burkitt 淋巴瘤中 8q24 的 C-MYC 易位至 14q32 免疫球蛋白重链的基因位点上，而免疫球蛋白重链基因是人类非常活跃的基因，这种易位使细胞癌基因 C-MYC 过度表达而成为癌基因，编码转录因子，对生长因子的刺激起反应，促进细胞增生而致癌。

三、肿瘤抑制基因

肿瘤抑制基因（tumor suppressor gene）也称抗癌基因、抑癌基因或隐性癌基因，是一类抑制细胞过度生长与增殖从而遏制肿瘤形成的基因。与癌基因相比，肿瘤抑制基因的发现与分离较晚。20 世纪 70 年代研究人员发现，正常细胞与肿瘤细胞的融合后的杂交细胞不具备肿瘤细胞的表型，正常细胞的染色体可以逆转肿瘤细胞的表型，这表明在正常细胞中可能含有调节细胞正常生长、抑制肿瘤形成的基因，即肿瘤抑制基因。一般来说，在细胞增殖调控中，大多数原癌基因具有促进作用（正调控作用），而肿瘤抑制基因则具有抑制作用（负调控作用），这两类基因相互制约，维持细胞的正常生理功能。原癌基因的激活与过量表达与肿瘤的形成有关。同时肿瘤抑制基因的丢失或失活也可能导致肿瘤的发生。

目前研究证实了相应抑制基因的存在，常见的肿瘤抑制基因有 Rb、p53、WT1、MTS1、MTS2、NF1、p21、p27、BRCA1、DCC、APC、p73、nm23 等。

视网膜母细胞瘤基因（Rb）是在研究视网膜母细胞瘤家系时发现的，是最早发现的肿瘤抑制基因。Rb 基因位于染色体 13q14.1，全长约 200kb，有 27 个外显子，编码 928 个氨基酸的核磷蛋白（Rb 蛋白），分子量为 110kb，作为细胞周期调节因子，在未磷酸化或低磷酸化时与转录因子 E2F 结合，阻止细胞从 G_1 期进入 S 期，具有抑制肿瘤细胞增殖生长的作用。还可与一些病毒蛋白结合，如腺病毒的 EIA 蛋白、HPV-16 的 E7 蛋白、SV40 的大 T 抗原蛋白等，阻止其致癌效应。除见于视网膜母细胞瘤外，骨肉瘤、小细胞肺癌、膀胱癌、乳腺癌、软组织肉瘤、肝癌等肿瘤中也有发现 Rb 基因的缺失或功能丧失。

p53 基因位于染色体 17p13.1，全长约 20kb，有 11 个外显子，编码 393 个氨基酸的 P53 蛋白，分子量为 53kb。p53 蛋白是一个转录因子，参与细胞周期调控、DNA 修复、细胞分化、细胞凋亡等。主要执行 DNA 损伤“检查点”功能，若 DNA 受损，p53 蛋白水平迅速升高，并激活下游 p21/WAF1/CIP1 基因表达（一组细胞周期素依赖激酶 CDK 抑制剂），使细胞停滞于 G_1 期，执行 DNA 修复。若修复失败，p53 则通过激活 BAX 基因通路诱导凋亡。约 50% 的人类肿瘤与 p53 基因的等位失活或突变有关。突变型 p53 具有癌基因的作用，可促进细胞恶性转化。p53 基因突变常发生在结肠癌、乳腺癌、肝癌、肺癌等多种肿瘤中。由于 p53 基因在肿瘤发生、发展及诊断和治疗中具有重要作用，科学家正致力于寻找和发现其相关基因，并进行有效应用于基因治疗的研究。

第五节 肿瘤发生的遗传学说

正常细胞转化为恶性肿瘤细胞是一个复杂而漫长的过程，从分子生物学角度来看这是多因素相互作用、多阶段渐进发展、细胞分子生物调控机制从量变到质变长期积累的后果。癌细胞中癌基因和抗癌基因的异常改变失去了对细胞的调控能力，从而导致了细胞恶性转化，无控制生长，侵袭和转移。

一、肿瘤的单克隆起源假说

单克隆起源假说（monoclonal origin hypothesis）认为，所有的肿瘤细胞群体均来自单一的突变细胞，即肿瘤是突变细胞单克隆增殖群。最初由于一个关键基因或一系列事件导致某一细胞向肿瘤方向转化，形成不可控制的细胞增殖，最后形成肿瘤。

女性 X 连锁基因分析为单克隆起源假说提供了最初的重要证据。在胚胎发育早期，X 染色体随机失活。在细胞的组成上女性是具有两种不同 X 染色体的嵌合体。例如位于 X 染色体上的葡萄糖 -6- 磷酸脱氢酶（G-6-PD）基因，在杂合体中，野生型在一条染色体上（X^A）而突变型在另一条染色体上（X^a）。应用细胞化学方法检测 G-6-PD 活性，杂合子为 G-6-PD 有活性和无活性的嵌合体，而肿瘤组织中则是单一形式，即阳性或阴性。在子宫纤维肌瘤患者中，G-6-PD 杂合子女性的每一个子宫纤维瘤仅表达 A 型 G-6-PD，提示每个肿瘤可能起源于单个不同的细胞，即女性 G-6-PD 基因在肿瘤中表现出均失活或均不失活。同时还有很多证据证明肿瘤的克隆特性。对白血病和淋巴瘤的分子分析表明，所有的淋巴瘤细胞都有相同的免疫球蛋白基因或 T 细胞受体基因的重排，提示其来源于单一起源的 B 细胞或 T 细胞。肿瘤细胞学研究发现，同一肿瘤细胞都具有相同的标记染色体，证明了恶性细胞的单克隆起源。近年来，通过荧光原位杂交直接分析癌组织中突变的癌基因或肿瘤抑制基因，也证实了肿瘤的单克隆起源学说。

二、二次突变假说

1971 年，Alfred Knudson 在研究视网膜母细胞的发病机制时提出了著名的二次突变假说（Kundson's two hit hypothesis）。这类肿瘤中的 40% 具有家族性，有遗传倾向，多发生在婴儿，发病早，并多为双侧或多发，这是因为患儿出生时全身所有细胞已经有一次基因突变，只需要在出生后某个视网膜母细胞再发生一次突变（第二次突变），就会转变成肿瘤细胞。另 60% 散发的非遗传型视网膜母细胞的发生则需要同一个细胞在出生后积累两次突变，而且两次都发生在同一基因座位，因而几率很小，发病较晚，不具有遗传性，并多为单侧发病。但该座位如果已发生过一次突变，则较易发生第二次突变，这也是非遗传型肿瘤不是太少的原因。因此，二次突变假说认为，一些细胞的恶性转化需要两次或两次以上的突变。第一次突变可能发生在生殖细胞或由父母遗传得来，为合子前突变，也可能发生在体细胞；第二次突变均发生在体细胞。该学说对一些遗传性肿瘤，如视网膜母细胞瘤的发生做出了合理的解释。

三、肿瘤的多步骤遗传损伤说

1983 年，R.Weinberg 等的研究证明，用具有强致癌性的 ras 基因和 myc 基因单独导入体外培养的大鼠胚胎成纤维细胞，并不能引起癌变，但将这两种基因共转染时，则使细胞发生癌变。细胞癌变是多个癌相关基因突变积累的结果，多个癌基因协同作用的现象，表明了癌症过程的多步性。与癌症发生相关的癌基因、抑制基因与各种化学、物理、生物（如病毒）等致癌因素相互作用导致癌症的发生。随后的许多实验结果进一步促进了肿瘤的多步骤损伤学说的形成和成熟。

恶性肿瘤的发生是一个长期的、多因素作用的、多阶段的演变过程，即肿瘤的多步骤损伤学说。该理论已被流行病学、遗传学及化学致癌的动物模型证明。近年来分子遗传学的研究从癌基因和肿瘤抑制基因的角度为此提供了有力的证据。涉及一系列的基因结构和功能的改变，而且癌变往往需要多个肿瘤相关基因的协同作用。需要经过多阶段的演变，最终才能诱发肿瘤的形成。

对于结直肠癌的研究证实了肿瘤发生的多步骤损伤学说。正常肠上皮细胞中 5q21 的抑癌基因 APC 发生杂合性丢失，导致肠上皮过度增生，发生腺瘤；接着位于 18q21.3 的 DCC 基因发生杂合性丢失，中期腺瘤进展为晚期腺瘤；随后位于 17p13.1 的 TP53 基因发生杂合性丢失，使得晚期腺瘤发展为癌；最后由于肿瘤转移相关基因的突变，发生结直肠的转移。由此可见，结直肠的发生、发展和转移是一个多基因参与的错综复杂的变化过程。

另外，目前有研究可证实肿瘤的发生和转移与肿瘤干细胞有关。人们通过一系列实验研究证实，肿瘤组织中并非所有细胞都可形成转移瘤，而只有少数干细胞有此功能，这些特殊细胞被称为肿瘤干细胞。Weissman 等于 2000 年提出了“肿瘤干细胞说”，认为肿瘤组织由异质性的细胞群体组成，肿瘤组织中存在的一小部分具有干细胞性质的肿瘤干细胞具有无限的自我更新能力，可以产生与上一代完全相同的子代细胞，并且具有多种分化潜能和高度增殖能力，产生不同表型的肿瘤细胞，并使肿瘤在体内不断扩大或形成新的肿瘤。

肿瘤已经成为危害人类健康的重要疾病之一，肿瘤的发生机制、治疗等是人类面临的重大难题。近年来随着研究的深入，已经发现了一些癌基因及抑癌基因，部分肿瘤的发生机制也已经明确。但是由于肿瘤发生的复杂性及各种相关基因之间的相互调控，使得人类对大多数肿瘤的了解依然有限，需要更多的肿瘤研究者应用新技术、新思路，从多角度、多层次进行研究，才能取得新的突破和进展。

目标检测

1. 肿瘤细胞的主要特征有哪些?
2. 简述肿瘤异型性的特点。
3. 简述癌基因的分类以及癌基因激活方式。
4. 简述肿瘤发生的遗传机制。

第二十一章 药物与遗传

临床医生很早就发现，对于同一种疾病，应用相同剂量的同种药物对不同患者进行治疗，往往具有不同的疗效，所产生的毒副反应亦不同。这种不同个体对药物表现出不同反应的现象称为个体对药物的特应性（idiosyncracy）。个体特应性的产生除受环境因素（如食物、某些药物、个体的年龄、性别、营养状况、给药途径等）的影响外，还取决于个体的遗传基础。遗传基础的差异构成了个体间的特异性，表现在个体对药物的吸收、代谢、排出速率和反应性等方面的不同。1959 年，Vogel 提出了药物遗传学（pharmacogenetics）概念。药物遗传学是药理学和遗传学相结合而建立起来的一门边缘学科，主要是从单个基因的角度研究遗传因素对药物代谢和药物反应的控制机制，以及发生异常药物反应的分子基础。就是说，药物遗传学研究遗传因素对药物代谢动力学的影响，尤其是在发生异常药物反应中遗传因素的作用。

自 20 世纪 90 年代以来，随着以阐明整个人类基因组的结构和功能为目的的人类基因组计划的提出和实施，越来越多的人类基因信息相继被发现，使人们对药物和遗传之间关系的研究也越来越深入。现在人们认识到，在药物代谢途径中所涉及的各种蛋白质和酶的基因都会影响药物在人体内的代谢和作用。所以，一种药物的药理作用是由多个基因共同控制的，不能单纯使用研究单个基因的方法进行研究，而是要从全部基因组这个整体中加以考虑。因此，一门新的学科——药物基因组学（pharmacogenomics）应运而生。药物基因组学是在药物遗传学基础上发展起来的一门科学，主要从药物的安全性出发，研究各种基因突变与药物疗效及安全性之间的关系，利用基因组学的知识，根据不同人群和不同个体的遗传特征来设计药物，最终达到个体化治疗的目的。药物基因组学在药物的设计、制造和应用方面正酝酿着一场根本性的革命，必将为人类认识自我、保持健康和延长寿命做出重大贡献。

第一节 药物代谢与遗传

在人体内，药物代谢的全过程都是受遗传控制的。药物在人体内的代谢过程包括药物的吸收、分布、转化、降解和排出等环节，每一环节的完成都与一定的酶、受体及其他蛋白质的参与和作用密切相关。这些受体、酶和蛋白质都是在特定基因控制下合成的，如果其中某个基因发生突变影响了有关蛋白质或酶的合成，那么药物代谢的过程也将发生改变，从而引起不同的药物反应和产生不同的不良副作用。

遗传因素对药物代谢的控制主要包括以下几个方面：

一、药物的吸收和分布

药物从给药部位进入体内的过程称为药物吸收，吸收后的药物分布于不同器官和组织的血管中。多数药物的吸收需要借助于膜蛋白转运而进入血液，再通过血浆蛋白的运输来完成其在体内的分布。如果控制这些蛋白质或酶合成的相应基因发生突变，使膜转运蛋白或血浆蛋白出现结构、机能的异常或缺失，便会影响药物的吸收和分布，进而影响药物的疗效或产生不良的毒副反应。例如，胃黏膜缺乏一种称为内因子的黏蛋白时，就会影响机体对维生素 B_{12} 的吸收，维生素 B_{12} 缺乏会造成红细胞成熟障碍，使个体罹患幼年型恶性贫血。再如遗传性甲状腺素结合球蛋白缺乏症，是因为甲状腺素结合球蛋白基因发生突变，导致该蛋白数量减少或完全缺失，使机体血液中甲状腺素水平下降。

二、药物对靶细胞的作用

进入机体内的药物是通过与靶细胞受体结合而产生效应的，靶细胞受体异常或缺乏都会使药物不能发挥正常的作用。例如睾丸女性化综合征，这是一种男性假两性畸形，患者具有 46，XY 核型，但外观呈女性特征，其病因在于雄激素受体基因突变，与性器官发育相关的靶细胞缺乏雄激素受体，导致了睾丸分泌的雄激素不能发挥正常作用而使患者外生殖器女性化。

三、药物的降解与转化

进入机体内的药物，其降解和生物转化是一系列复杂的生化反应过程，需要经过多步酶促反应方能发挥药效和最终排出体外。很显然，无论是酶的数量异常还是功能异常都会影响到药物的生物转化。若酶活性降低，反应速度变慢，会因药物或中间产物贮积而损害正常的生物功能。反之，若酶活性升高，药物降解速度过快，药物在体内达不到有效浓度，会影响药物的疗效。

四、药物的排泄

经降解和生物转化后的药物和代谢产物最后都要被排出体外，这个过程称为药物的排泄。机体排泄药物的主要器官是肾脏，此外胆汁、汗腺、乳腺、唾液腺、胃肠道和呼吸道等也可能排泄某些药物。遗传基础不同的人，其药物排出的速率也可能不同，所以相同剂量的药物在不同的病例会有不同的疗效和不同的毒副反应。

第二节　遗传性药物代谢异常

一、单基因遗传的异常药物反应

1. 过氧化氢酶缺乏症　过氧化氢（H_2O_2）俗称双氧水，临床上常用于外科的创面清洗和消毒，起抗菌除臭作用。正常情况下，当 H_2O_2 接触创口时，H_2O_2 可在组织中过氧化氢酶的作用下迅速分解，释放出氧气，使创面呈鲜红色，并有泡沫产生。1946 年，日本耳鼻喉科医生 Takahara 首次报道了一例病例，在应用 H_2O_2 消毒口腔创面时，创面变成棕黑色，且无泡沫形成。Takahara 认为，这是因为患者的红细胞中缺乏过氧化氢酶，不能分解 H_2O_2 放出氧气，故无气泡产生。H_2O_2 将伤口渗血中的血红蛋白氧化成棕黑色的高铁血红蛋白，致使创面变成棕黑色。Takahara 将此病称为过氧化氢酶缺乏症（acatalasia）。后来的研究发现，过氧化氢酶缺乏症患者在不接触 H_2O_2 时，一般无临床症状，但 50% 左右的患者易患牙龈溃疡、坏疽、齿龈萎缩、牙齿松动等。

过氧化氢酶缺乏症的发病有种族差异。黄种人发病率较高，日本某些地区人群的发病率高达 1%，我国华北地区的发病率约为 0.65%。家系调查分析结果表明，过氧化氢酶缺乏症的遗传方式为常染色体隐性遗传（AR），目前已将过氧化氢酶基因（CAT）定位于 11p13.5–13.6。根据该病患者酶的活性、基因频率、地理分布和临床表现，目前至少已发现 5 种不同的过氧化氢酶缺乏症变异型，其中日本型过氧化氢酶缺乏症病人是由于过氧化氢酶基因在内含子 4 的第 5 位碱基发生了突变（G→A），结果造成 RNA 剪接异常所致。

2. 琥珀酰胆碱敏感性 琥珀酰胆碱（succinylcholine）是一种肌肉松弛药，能够阻断神经冲动由神经末梢向肌纤维传递，作用点在骨骼肌的神经肌肉接头处，故可使骨骼肌松弛，呼吸肌暂时麻痹，早期作为外科手术的辅助麻醉药应用于临床。一般情况下，琥珀酰胆碱在人体内的作用时间很短，99% 的病人在静脉注射常规剂量（50 ~ 75mg）该药后，呼吸暂停仅持续 2 ~ 3 分钟即可恢复正常，2 ~ 6 分钟后肌肉的松弛现象也会消失。这是因为琥珀酰胆碱进入血液后，很快就会被血浆和肝脏中的丁酰胆碱酯酶（又称伪胆碱酯酶）降解而失效。但少数患者（约 1/2000）用药后呼吸停止可持续 1 小时以上，如不及时处理可导致死亡。出现这种情况时，一般应立即对患者进行人工呼吸至情况好转，也可注射血浆胆碱酯酶或同型的正常人血液。这种个体称为琥珀酰胆碱敏感性（succinylcholine sensitivity）。研究证明，引起这种异常药物反应的原因是患者血浆中伪胆碱酯酶活性低下，水解琥珀酰胆碱的速率降低，使之作用时间延长，从而导致呼吸肌的持续麻痹。在不使用该类药物的情况下，该病患者不表现任何症状。

琥珀酰胆碱敏感性为常染色体隐性遗传（AR）。伪胆碱酯酶基因位于 3q26.1–q26.2，全长 80kb，包括 4 个外显子和 3 个内含子。目前已检出该基因的多种变异型（表 21–1）。

表 21–1 已检出的伪胆碱酯酶变异型

名称	基因型	酶活性（%）	反应时间	发生率
典型	$E^{U1}E^{U1}$	60 ~ 125	正常	96/100
非典型	$E^{a1}E^{a1}$	＜35	延长	1/3500
K 变异型	$E^{S1}E^{S1}$	66	不延长	1/100
耐氧化物型	$E^{f1}E^{f1}$	55	不延长	1/150000
沉默型	$E^{k1}E^{k1}$	0	延长	1/100000

为安全起见，临床上对于诊断为遗传缺陷的患者，应进行酶的检测。

3. 异烟肼慢灭活 异烟肼（isoniazid）是临床常用的抗结核药。异烟肼在人体内主要是通过N-乙酰基转移酶（简称乙酰化酶）转化成乙酰化异烟肼而灭活。人群中异烟肼的灭活包括两种类型：一类称为快灭活者，在我国人群中约占49.3%，口服标准剂量异烟肼后，血中异烟肼半衰期为45～80分钟；另一类称为慢灭活者，在我国人群中约占25.6%，半衰期为2～4.5小时。

现已明确，异烟肼慢灭活型为常染色体隐性（AR）遗传。人类的乙酰化酶基因现已被克隆，并定位于8pter-q11，是一个由NAT_1、NAT_2和NATP（假基因）组成的基因簇。NAT_1和NAT_2基因高度同源，NAT_1无遗传变异性，主要负责某些芳香胺药物的N-乙酰化；NAT_2基因编码的蛋白质，即N-乙酰基转移酶，负责异烟肼等药物的灭活。NAT_2基因有多态性，其突变型基因（M1、M2、M3）产物——肝脏N-乙酰基转移酶活性低且不稳定，成为慢灭活型（表21-2）。

表21-2 N-乙酰基转移酶多态性

等位基因	核苷酸的变化	氨基酸的变化	基因频率			
			白种人	非裔美国人	日本	中国
野生型（wt）			0.25	0.36	0.69	0.51
M1	341T→C	114异亮→苏	0.45	0.30	0	0.075
	481C→T	无				
M2	590G→A	197精→谷	0.28	0.22	0.24	0.32
M3	857G→A	286甘→谷	0.02	0.02	0.07	0.1

除异烟肼外，由N-乙酰基转移酶进行乙酰化灭活的药物还有肼苯达嗪、苯乙肼、普鲁卡因胺、水杨酸、氨苯砜等。

异烟肼慢灭活的发生率，在不同人种和不同地区差异很大，埃及人高达83%，白人和黑人为49%～68%，黄种人为10%～30%。异烟肼灭活速度的临床意义是，长期服用异烟肼时，慢灭活型由于异烟肼的累积，易发生多发性神经炎（80%），而快灭活型则较少发生（20%）；对于中枢毒性也是慢灭活者发生率高。但一部分快灭活者可发生肝炎，甚至肝坏死。这是因为异烟肼在肝内水解为异烟酸和乙酰肼，后者对肝脏有毒性作用。

4. 葡萄糖-6-磷酸脱氢酶缺乏症 葡萄糖-6-磷酸脱氢酶（glucose-6-phosphate dehydrogenase，G6PD）缺乏症是热带、亚热带地区常见的遗传病之一，据估计，全世界约有1亿人受累。G6PD缺乏症患者一般无症状，只有在进食蚕豆或服用伯氨喹啉类药物后，出现血红蛋白尿、黄疸、贫血等急性溶血反应，故又被称为蚕豆病。该病的主要临床表现有急性溶血性贫血、新生儿黄疸等。

G6PD在红细胞戊糖旁路代谢中起着重要作用，它将6-磷酸葡萄糖的氢脱下，经辅酶（NADP）传递给谷胱甘肽（GSSG），使其转化为还原型谷胱甘肽（GSH）。GSH可在氧化酶的作用下与机体在氧化还原反应过程中（主要是氧化性药物产生）生成的H_2O_2发生反应，以消除H_2O_2的毒性作用。另外，GSH对红细胞膜和血红蛋白的巯基

(-SH)有保护作用。G6PD 活性正常时，可以生成足量的 NADPH，从而保持红细胞中有足量的还原型谷胱甘肽（GSH），以保证对红细胞和血红蛋白的有效保护。

G6PD 缺乏时，则 NADPH 生成不足，导致红细胞中 GSH 含量减少，在进食蚕豆或服用伯氨喹啉等氧化性药物情况下，珠蛋白肽链上的 -SH 被氧化，形成变性珠蛋白小体（Heinz）附着在红细胞膜上，同时红细胞膜上的 -SH 也被氧化，使红细胞的柔韧性降低，不易通过脾窦或肝窦而被破坏，引起血管外和血管内溶血。表 21-3 中列出了部分能诱发溶血的药物，G6PD 缺乏症患者应禁用或慎用。

表 21-3　G6PD 缺乏者禁用或慎用的药物、化学制剂和食物

药物类别	药物名称
磺胺药	磺胺、乙酰磺胺、磺胺吡啶、TMP、SMZ 等
砜类药	氨苯砜、普洛明
抗疟药	伯氨喹啉、扑疟母星、氯喹
止痛药	阿司匹林、非那西汀
杀虫药	β 萘酚、锑波芬、来锐达唑（nitridazole）
抗菌药	硝基呋喃类、氯霉素、对氨水杨酸
其他	蚕豆、丙磺舒、博莱霉素、大量维生素 K 等

家系调查结果表明，G6PD 缺乏症呈 X 连锁不完全显性遗传。G6PD 基因已被定位在 Xq28，全长 18kb，包括 13 个外显子和 12 个内含子，编码 515 个氨基酸。G6PD 缺乏症男性患者为半合子，故酶活性严重缺乏。女性患者为杂合子，临床上有不同的表现度，酶活性可接近正常也可严重缺乏。现已发现 G6PD 基因的生化变异型有四百多种，已鉴定的 G6PD 突变型有 78 种，主要突变形式是点突变。中国人中已发现 12 种突变型。

根据酶活性和临床表现，将 G6PD 基因突变型分为三类：①酶活性严重缺乏（$<10\%$）伴有代偿性慢性溶血，属非球形细胞溶血性贫血，特点是无诱因的反复自发性溶血。②酶活性严重缺乏或中度缺乏（10% ~ 60%），仅在食用蚕豆或服用了伯氨喹啉等药物后发生溶血，我国多数突变型属于此类。③酶活性轻度降低或正常（60% ~ 100%）或升高（$>150\%$），此类一般无症状。此外，还有一种称为 G6PD Hektoen 的突变型，此型酶活性高出正常 4 倍（400%）。G6PD Hektoen 型是正常型（G6PDB）中一个组氨酸被酪氨酸取代（组→酪），对机体无不良影响。

G6PD 缺乏症呈世界性分布，主要分布在非洲、地中海沿岸国家、中东、东南亚、美洲黑人及某些印第安人。我国主要分布在广东及西南地区，其中广东发病率高达 8.6%。

G6PD 缺乏症是一些常见药物发生溶血性反应的遗传基础，目前已知有数十种药物和化学制剂能引发患者药物性溶血，其中有些是常用药，如磺胺、阿司匹林和呋喃类药物等。有些药物本身并不具溶血作用，但其代谢产物可诱发溶血。

二、多基因遗传的异常药物反应

多基因遗传是由遗传因素和环境因素共同决定的遗传方式，遗传的因子是多对非等位基因，这就意味着不同基因座位上的许多基因共同发挥作用，每个基因作用都很微小，但多个基因具有累加效应，个体性状是所有基因共同作用的结果。多基因在人群中呈连续性变异，无显隐性区分，具有家族性但没有单基因遗传明显，受环境的影响较大。

精神分裂症患者存在多种递质如多巴胺（DA）、5-羟色胺（5-HT）功能失调，与此相关的受体可能与这些失调的机制有关。神经递质受体是多种抗精神病药物的作用靶，药物通过对其进行拮抗或激动来发挥药理作用。分子遗传学研究表明，编码这些受体蛋白质的多种基因表现出多态性，因此，基因型不同的受体个体对疾病的易感性不同。对不同的个体使用同一剂量的抗精神病药物，其临床效应也可能不同。

第三节 毒物反应与遗传

人类的生存环境中存在着许多对人体有害的化学物质，但不同的人对这些有害物质的反应明显不同。研究证明，遗传决定的个体生化结构常决定个体对环境因子的反应，有些人表现得很敏感，有的人则反应轻微甚至没有反应。例如，某些白种人在食用味精（谷氨酸钠）时，会发生“中国餐馆综合征”——颈后紧张、眼后压迫感、头痛、面部潮红、恶心等。许多亚洲人缺乏成年型乳糖酶活性，不耐受乳食。还有些人接触硝酸盐会引起头痛等等。不同个体间因基因型的不同，使得同一种物质在不同个体内具有不同的代谢途径，因而表现出不同的反应类型。这种基因和环境因子之间交互影响的概念是生态遗传学（ecogenetics）的核心。生态遗传学是从药物遗传学发展而来的一门遗传学分支学科，主要研究人群中不同基因型对各种环境因子的特殊反应方式和适应特点。环境因子除包括各种诱变剂、致畸剂、致癌剂外，还包括各种工业原料、产品和“三废”以及营养、气候、地理纬度等等。

一、酒精中毒

人类对酒精（乙醇）的耐受性存在着明显的种族和个体差异。对酒精敏感者在摄入 0.3 ~ 0.5mL/kg 的酒精时，即可出现面部潮红、皮温增高、脉搏加快等中毒症状，而酒精耐受者摄入上述剂量则无此发应。统计结果表明，白种人中酒精敏感者约占 15%，黄种人中则高达 80%。

乙醇在体内的代谢主要分为两步：第一步是乙醇在肝脏乙醇脱氢酶（alcohol dehydrogenase，ADH）的催化作用下形成乙醛。第二步是乙醛在乙醛脱氢酶（ALDH）作用下进一步氧化形成乙酸。

$$C_2H_5OH + NAD^+ \xrightarrow{ADH} CH_3CHO + NADH + H^+$$

$$CH_3CHO + NAD^+H_2 \xrightarrow{ALDH} CH_3COOH + NADH + H^+$$

反应过程中产生的乙醛能刺激肾上腺素、去甲肾上腺素的分泌，引起面部潮红、皮温升高、心率加快等酒精中毒症状。

乙醇脱氢酶（ADH）的结构为二聚体，由 α、β、γ 三种亚单位组成。α、β、

γ 三种肽链的二聚体形成三种同工酶，分别由 ADH_1、ADH_2 和 ADH_3 基因编码。编码 ADH 的基因簇位于 4q21-24，在不同组织和不同发育阶段该基因簇差异表达。ADH_1 基因编码的 α 链，主要在胎儿早期肝脏有活性；ADH_2 编码的 β 链，在胎儿及成人肝和肺内有活性；ADH_3 编码的 γ 链，在胎儿和新生儿肠和肾有活性。成人的 ADH 主要是由 ADH_2 编码的 β 链二聚体。ADH_2 具有多态性，大多数白种人为 ADH_2^1 等位基因，编码的 ADH 为 $\beta_1\beta_1$ 二聚体；90% 的黄种人为 ADH_2^2 等位基因，编码的 ADH 为 $\beta_2\beta_2$ 二聚体。β_2 与 β_1 肽链中仅一个氨基酸不同（47 位胱氨酸→组氨酸），但 $\beta_2\beta_2$ 的酶活性高出 $\beta_1\beta_1$ 约 100 倍，故大多数白种人在饮酒后产生乙醛较慢，而黄种人蓄积乙醛速度较快，易出现酒精中毒症状。

人群中乙醛脱氢酶（ALDH）有两种同工酶，即 $ALDH_1$ 和 $ALDH_2$。$ALDH_1$ 存在于细胞质中（胞质型），其基因定位在 9q；$ALDH_2$ 存在于线粒体（线粒体型），其基因定位在 12q 远端。$ADLH_2$ 的活性比 $ADLH_1$ 高。几乎全部白种人都具有 $ALDH_1$ 和 $ALDH_2$ 两种同工酶，可及时氧化乙醛；黄种人中约 50% 的个体仅有 $ALDH_1$ 而无 $ALDH_2$，故氧化乙醛的速度较慢。引起 $ALDH_2$ 缺陷的原因可能是由于基因缺失或点突变导致酶蛋白质结构或功能异常。研究发现，在日本人、韩国人和中国人中，$ALDH_2$ 表型缺失者有 1 个或 2 个突变的等位基因，即是突变的纯合子或杂合子，提示该性状为常染色体显性遗传。

由此可见，白种人比黄种人对乙醇的耐受力强是遗传因素决定的，多数白种人饮酒后产生乙醛的速度慢，而乙醛氧化成乙酸的速度快，不易造成乙醛蓄积，这就是白种人比黄种人对酒精耐受力高的原因。

二、吸烟与肺癌

吸烟者易患肺癌，但也不是所有吸烟者均患肺癌。有研究表明，吸烟者是否患肺癌与个体的遗传基础有关。

香烟烟雾中含有许多有害物质，其中主要的致癌化合物是多环苯蒽化合物。尽管这些物质本身致癌作用较弱，但当其进入人体后，通过细胞微粒体中芳烃羟化酶（aryl hydrocarbon hydroxylase，AHH）的作用，即转变为具有较高致癌活性的致癌氧化物（环氧化物），促进细胞癌变。并且，苯蒽化合物具有诱导 AHH 活性的作用，其诱导作用的高低因人而异，取决于个体的遗传因素。在体外培养的淋巴细胞中引入 3- 甲基胆蒽，24 小时后测定 AHH 的可诱导性，结果为：美国人群中有低、中、高诱导性的比例分别为 44.7%、45.9% 和 4.4%；在 50 名支气管肺癌患者中具有低、中、高诱导性的比例分别为 4.0%、66.0% 和 30.0%。另据研究显示，高诱导活性组患肺癌的风险比低诱导活性组高 36 倍。由此可见，遗传决定的 AHH 诱导性可能与肺癌的发生有关，AHH 诱导活性高的人吸烟时更易患肺癌。

知识拓展

迎接个性化用药时代

随着药物基因组学的研究，“一种药物适合所有人”的现状终将改变。医生能够选择有效的药物与患者独特的遗传基础相匹配，这包括将具有相同表型的患者根据其不同的疾病遗传学变异、药物反应性分成更小的群体。针对这种小群体的用药比起针对广泛人群的用药可以更有效，毒性更低。药物基因组学有时可以将患者不同的反应同他们不同的基因变异联系起来，人们希望借此开发新药，并确定某一种药物特定适应的人群，这样也可以将过去一些由于副作用而被“宣判死刑”的药物重新投入使用。

目标检测

1. 为避免长期服用异烟肼导致的多发性神经炎，在服用异烟肼的同时应同时加服

   A. 维生素 A　B. 维生素 B_1　C. 维生素 B_6　D. 维生素 C　E. 维生素 E

2.G6PD 缺乏时，下列哪种物质的变化是不正确的

   A.NADP ↑　B.NADPH ↓　C.GSH ↓　D.H_2O_2 ↓　E.GSSG ↑

3. 由于受体缺陷引起的药物反应异常性疾病是

   A. 慢性阻塞性肺病　B. 琥珀酰胆碱敏感性　C.G6PD 缺乏症

   D. 恶性高热　E. 异喹胍弱代谢者出现的迁延性低血压

4. 下列哪种类型的个体最耐受酒精

   A. 典型 ADH 及 $ALDH_2$ 缺失者　B. 典型 ADH 及 $ALDH_2$ 者

   C. 非典型 ADH 及 $ALDH_2$ 缺失者　D. 非典型 ADH 及 $ALDH_2$ 者

   E. 典型 ADH 及 $ALDH_1$ 者

5. 下列哪种情况不会诱发 G-6-PD 缺乏症个体出现急性溶血症状

   A. 服用喹啉类抗疟药　B. 服用氨苄青霉素　C. 服用阿司匹林

   D. 细菌性肺炎　E. 进食蚕豆

6. 根据所学知识，判断黄种人与白种人哪个人群更容易酒精中毒，为什么？

7. 吸烟与肺癌有什么关系？

第二十二章 遗传病的诊断、预防和治疗

第一节 遗传病的诊断

遗传病的诊断是一项复杂的工作，几乎涉及各个临床学科。它既有与其他疾病相同的诊断方法，也需要用一些遗传学特殊方法，包括病史采集、症状与体征、家系分析、染色体检查、生化检查、基因诊断等，遗传病的特殊诊断手段往往是确诊的关键。遗传学诊断方法既可以对出现症状的患者进行诊断，也可以对症状前和出生前的患者进行诊断。遗传病的诊断是遗传咨询和开展防治工作的基础。

一、遗传病的常规诊断

（一）临床诊断

1. 病史 由于遗传病多有家族聚集现象，因此采集病史的准确性极为重要。除一般病史外，还应注重以下几个方面：

（1）家族史：采集家族史时应特别注意患者和代述人由于文化程度、记忆能力、精神状态、思维能力、判断能力等因素，对症状、体征的描述不够准确或不全面，或因患者或代诉人提供假材料等，会影响家族史材料的准确性。

（2）婚姻史：着重了解婚龄、次数、配偶健康状况及是否为近亲婚配。

（3）生育史：着重询问生育年龄、子女数目及健康状况，有无流产、死产和早产。如有新生儿死亡或患儿，除询问父母及家庭成员上述情况外，还应了解患儿有无产伤、窒息，妊娠早期有无患病毒性疾病和接触过致畸物质等。

2. 症状和体征 遗传病和其他疾病既有相同的症状和体征，又有其本身特异的综合征，这是进行初步诊断的重要线索。例如患儿智力发育不全，汗液、尿液有特殊腐臭味提示为苯丙酮尿症患者；智力发育不全伴有白内障、肝硬化等提示半乳糖血症；智力低下、生长发育迟缓并伴有眼间距宽、眼裂小、鼻根低平、张口伸舌等可考虑先天愚型患者；患儿下肢无力，走路呈鸭步形态、上楼梯困难提示为假性肥大型肌营养不良患者。

由于许多遗传病可表现相同或相似的表现型特征，如有 124 种遗传病表现先天性聋哑，有 17 种遗传病表现短肢畸形，许多先天性代谢缺陷病和染色体病都有智能发育

不全，而且同一疾病在不同个体表现也不尽相同，单凭症状和体征做出诊断是很困难的，因此必须结合实验室检查和辅助检查等遗传病特殊诊断手段，才能提高遗传病的诊断水平。

（二）系谱分析

系谱分析是诊断遗传病的重要步骤。系谱分析的目的：①判断遗传病与非遗传病，为遗传病时患者亲属发病率明显高于一般人群，血缘越近发病率越高。②判断单基因遗传病与多基因遗传病，单基因病为质量性状，而多基因病为数量性状。③确定该病的遗传方式，是显性遗传还是隐性遗传，是常染色体遗传还是性染色体遗传。

系谱采集过程中的注意事项：①注意被调查对象的文化程度、家庭成员的分散程度、年龄、记忆和判断能力等因素。②注意家庭成员的隐私问题，如非婚子女、养子养女、同父异母、异父同母等，应细心劝说被调查者积极配合，避免影响调查结果的真实性。③重点记录家族史、婚姻史和生育史。④注意收养、过继、近亲婚配和非婚生育等情况。

系谱分析时的注意事项：①某些遗传病表现异质性，或某些显性遗传病外显不全而呈现“越代”现象。②可供分析的家庭成员过少，或某些关键性的家庭成员的资料无法获得。③由于某些遗传病迟发表现等原因，导致系谱的遗传方式不够典型。④由于产生新的突变基因，缺乏子代材料可供分析而得不出正确的判断。

（三）实验室检查

实验室检查主要是进行细胞遗传学检查、生化检查和基因诊断。

1. 细胞遗传学检查

（1）染色体检查：染色体检查又称核型分析，是确认染色体病的主要方法。主要适用于染色体异常综合征的诊断，它可以从形态学的角度直接观察染色体数目和结构是否出现异常。实际应用时应结合临床表现进行分析才能得出正确诊断。其标本可取自胎儿的脐带血，羊水脱落细胞、绒毛细胞、外周血等组织。

一般认为出现下列情况时应进行染色体检查：①有明显的智力发育不全、生长迟缓或伴有其他先天畸形者。②夫妇之一有染色体异常，如嵌合体。③多发性流产妇女及丈夫。④家族中已有染色体异常或先天畸形的个体。⑤原发闭经和女性不孕症患者。⑥无精子症男子或男性不育症。⑦两性内外生殖器畸形者。⑧疑为先天愚型的患儿及其父母。⑨性腺发育不全或先天性睾丸发育不全者。⑩智力低下伴有大耳、大睾丸和多动症患者。⑪ 35 岁以上的高龄孕妇。

（2）性染色质检查：性染色质检查主要用于疑为两性畸形或性染色体数目异常的疾病诊断或产前诊断，但确诊仍需依靠染色体检查。检查材料主要是发根鞘细胞、皮肤或口腔上皮细胞，女性的阴道上皮细胞，也可取自绒毛和羊水中的胎儿脱落细胞涂片等。

2. 生化检查 基因突变引起的单基因病表现在酶或蛋白质的质或量的改变，因此，酶和蛋白质的定性和定量分析是诊断单基因病或分子代谢病的主要方法。

（1）代谢产物的检测：酶缺陷导致一系列生化代谢紊乱，从而使代谢中间产物、底物、终产物或旁路代谢发生变化。因此，检测某些代谢产物的质和量的改变，可间接反应酶的变化，借以诊断某些遗传性代谢缺陷病。如疑为苯丙酮尿症患者，可检测血清中苯丙氨酸或尿中苯丙酮酸浓度而做出诊断。

（2）酶和蛋白质的分析：基因突变引起的单基因病主要是特定的酶、蛋白质的质和量改变的结果，对酶活性和蛋白质含量测定是确认某些单基因病的主要方法。

检测酶和蛋白质的标本主要是血液和特定的组织、细胞，如肝细胞、皮肤成纤维细胞、肾、肠黏膜细胞等。应注意，一种酶缺乏不一定在所有组织中都能检出，例如苯丙氨酸羟化酶只在肝细胞中表达，必须用肝活检，而在血细胞中无法检测到。

（四）产前诊断

产前诊断（prenatal or antenatal diagnosis）又称宫内诊断，是对胚胎或胎儿是否患有某种遗传病或先天畸形做出准确的诊断，从而防止有严重遗传病、智力障碍及先天畸形的患儿出生。产前诊断对减少患儿出生、提高人口素质有重要意义。

1. 产前诊断的对象

（1）夫妇一方有染色体数目或结构异常，或者为染色体平衡易位携带者。

（2）夫妇一方为单基因病患者。

（3）生育过单基因遗传病患儿或先天性神经管畸形儿的孕妇。

（4）夫妇一方有神经管畸形者。

（5）具有两次以上不明原因流产的孕妇或生育过多发性畸形儿的孕妇。

（6）具有遗传病家族史，以及近亲婚配的孕妇。

（7）已知为 X 连锁隐性遗传病基因携带者的孕妇。

（8）早期服用过致畸药物或夫妇之一有明显致畸因子接触史的孕妇。

（9）35 岁以上的高龄产妇。

2. 产前诊断技术 产前诊断技术分为四类，即直接观察胎儿的表型改变、染色体检查、生化检查和基因诊断。直接观察胎儿可用胎儿镜或 B 型超声波扫描等；染色体检查、生化检查和基因诊断都需要通过绒毛取样和羊膜穿刺取样后再完成。

（1）产前诊断的观察技术

1）超声波检查：应用 B 型超声诊断仪是一种对胎儿和母体均无伤害的产前检查方法，其优点是图像清晰，分辨力强，现已被广泛使用。据统计有二百八十多种先天畸形可通过超声诊断仪检出（表 22-1），包括胎儿水肿、羊水过多、葡萄胎、无脑畸形、脑膨出、脑积水、先天性心脏病、肺发育不全、腹腔畸形等多种异常，还可作胎盘定位以选择羊膜穿刺的进针部位和绒毛吸取术的部位。

表 22-1 可应用超声波检查作产前诊断的疾病

症状或部位	疾病名称或特征
水肿	水肿胎、羊水过多或羊水过少
脸和颈	腮裂囊、腭裂、唇裂、水囊状淋巴管瘤、眼眶宽
中枢神经系统	无脑畸形、脑膨出、全前脑无裂症、积水性无脑畸形、脑积水、小脑畸形、脊膜膨出
胸	先天性心脏病、肺腺囊肿样畸形、膈疝、胸膜积液、肺发育不全、小胸腔
腹	十二指肠闭锁、食管闭锁、腹裂畸形、脐脱出
肾	多囊肾、肾发育不全、肾盂积水
骨骼异常	无指（趾）、缺指（趾）、多指（趾）、骨折、缺肢畸形
骨骼发育不良	软骨发育不全、胸部发育不全窒息、前肢曲骨发育不良、脊柱后凸、成骨不全、致死性发育不良、磷酸酶过少症（幼儿型）、短肋、多指Ⅰ型和Ⅱ型、先天性脊柱脊髓发育不良、遗传性血小板减少症伴桡骨缺失

2）胎儿镜检查：胎儿镜是一种双套管光导纤维内窥镜，可于怀孕 15 ~ 21 周进行操作。可直接插入羊膜腔中观察胎儿的外形，如五官、四肢、手指和脚趾以及器官等是否正常、有无畸形等，也可用于抽取羊水或胎儿血样和对某些遗传病进行宫内治疗。由于 B 超的应用，此方法已少用。

（2）产前诊断的取材技术

1）绒毛吸取术：绒毛取样（图 22-1）一般于妊娠 5 ~ 11 周时进行。绒毛经处理或以短期培养后进行染色体分析、酶和蛋白质检测和直接提取 DNA 进行基因分析。适用于遗传性酶病和分子病的产前诊断。

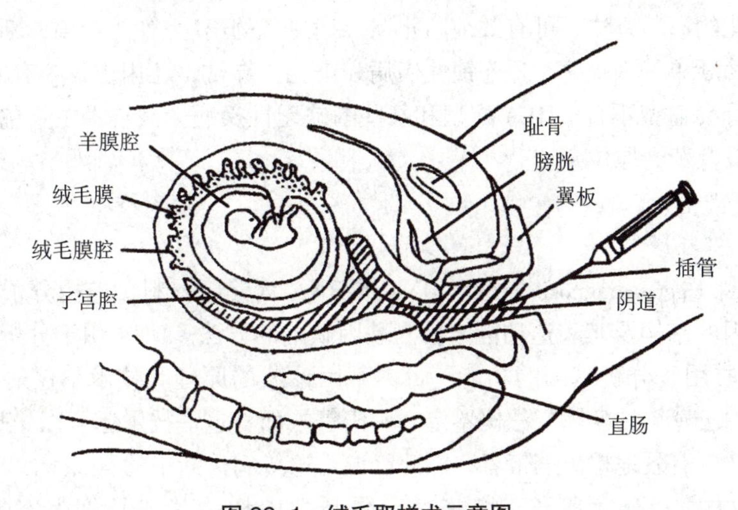

图 22-1 绒毛取样术示意图

2）羊膜穿刺术：羊膜穿刺（图 22-2）抽取羊水最佳时间是妊娠 16 ~ 20 周，此时羊水量多、胎儿浮动，穿刺时进针容易，且不易伤及胎儿。羊水中有胎儿脱落细胞，经体外培养后，可进行染色体分析、酶和蛋白质检测、性染色质检查和提取 DNA 做基因分析。

3）脐带穿刺术：经母腹抽取胎儿脐静脉血，在B超指导下于孕中晚期（17～32周）进行。脐血可用作染色体或血液学各种检查标本，也可用于因羊水细胞培养失败，DNA分析无法诊断而能用胎儿血浆或血细胞进行生化检测的疾病。在一些情况下，可代替基因分析。如α地中海贫血可直接测定Hb Bart's，血友病可直接测定凝血因子Ⅷ。

（3）产前诊断的分析技术：有染色体检查、生化检查、基因诊断等。中国首个染色体遗传病基因芯片开放式检测研究平台已建成。今后，只需取10mL羊水或2mL脐血就能进行全基因扫描，一次性检测出九十多种遗传病。我国每年新增出生缺陷人口100万人，其中25%是遗传病引起的，因此，产前筛查诊断能有效地减少出生人口缺陷。

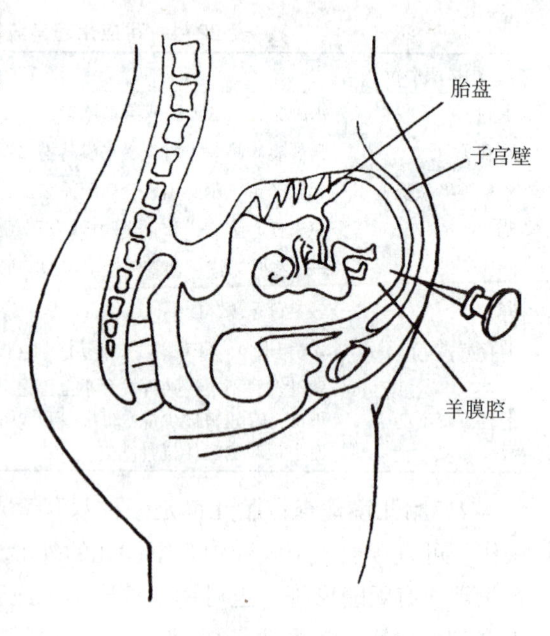

图22-2 羊膜穿刺示意图

（4）植入前诊断（preimplantation diagnosis）：植入前遗传学诊断是对具有遗传风险患者的胚胎进行种植前活检和遗传学分析，以选择无遗传学疾病的胚胎植入宫腔，从而获得正常胎儿的诊断方法，可有效地防止遗传病患儿的出生。作为产前诊断的一种形式，它不仅用于诊断单基因疾病、X连锁性疾病和染色体异常，还用于诊断有遗传倾向的迟发性疾病、母婴血型不合、HLA配型和某些酶缺乏性疾病。其技术主要包括胚胎活检、聚合酶链反应及荧光原位杂交。

二、基因诊断

基因诊断（gene diagnosis）是以DNA或RNA为诊断材料，应用分子生物学技术，通过检查基因的结构及其表达功能来检测基因缺陷的方法。DNA用于分析基因的结构，RNA和蛋白质用于分析基因的功能。目前基因诊断的原理和技术不仅适用于遗传病，而且广泛应用于感染性疾病、法医鉴定、肿瘤等方面。这一技术还可以从基因水平了解遗传病异质性，有效地检出携带者，因此已成为遗传病诊断中的重要手段。

1. 限制性内切酶片段长度多态性 限制性内切酶片段长度多态性（restriction fragment length polymorphism，RFLP）可用Southern印迹杂交法或聚合酶链反应扩增产物酶解法检出。由于碱基的变异可能导致限制性内切酶酶切位点的增加或消失，使得不同个体的DNA用同一种限制性内切酶切割时会出现长度差异，这种由于内切酶酶切点变化所导致的DNA片段长度的差异称为限制性内切酶片段长度多态性。这种RFLP反映了个体间DNA核苷酸可遗传的变异，其遗传遵循孟德尔定律。例如α珠蛋白生成障碍性贫血的基因缺失的RFLP基因诊断。

2. 聚合酶链反应 聚合酶链反应（polymerase chain reaction，PCR）是体外扩增DNA的常用技术，可以使特定的基因或DNA片段在短短的2～3小时内，在体外扩增几十万甚至几百万倍，扩增的片段可以用于直接电泳观察，也可以进一步深入分析。由于PCR灵敏度高，特异性好，操作方便，在我国发展很快。

3. DNA测序 DNA测序（DNA sequencing）就是测定DNA的一级结构中碱基的顺序。扩增特定位点的PCR产物再做DNA测序，比较正常基因与突变基因的序列，可检测出突变的碱基类型和位点。

4. 基因芯片技术 基因芯片技术是近年来发展十分迅速的大规模、高通量分子检测技术。其基本原理是核酸杂交，其基本过程是将许多特定的寡核苷酸片段或基因片段作探针，有规律地排列固定于支持物上，形成矩阵点。利用基因芯片技术不仅可以在DNA水平上寻找或检测与疾病相关的内源基因和外源基因，而且还可以在RNA水平上检测致病基因的表达异常，因此，此技术在遗传病和肿瘤的基因诊断中得到了广泛的应用。

第二节 遗传病的治疗

随着现代医学遗传学的发展，对遗传病的认识逐渐深入，诊断水平不断提高，为遗传病的防治水平的提高奠定了基础。目前对大多数遗传病尚缺乏根治的手段，主要采取对症治疗。遗传病的治疗包括外科治疗（如手术矫正畸形或组织器官移植）、内科治疗（包括药物治疗和饮食疗法）和基因治疗。

一、传统的遗传病治疗方法

（一）手术治疗

手术治疗是指应用外科手术的方法对遗传病中的病损器官进行矫正、修补、切除、移植，从而有效地缓解或改善患者症状的方法。手术治疗主要包括手术矫正和器官移植两种方法。

1. 手术矫正 外科手术矫正是手术治疗的主要手段。对遗传病所造成的畸形可用手术进行矫正或修补，例如先天性心脏病的手术矫正，修补和缝合唇裂、腭裂，两性畸形的矫正等。

2. 器官或组织移植 根据遗传病患者受累组织器官的不同情况，结合免疫学研究与技术，免疫排斥问题可得到控制，从而有针对性地进行组织或器官的移植，这是治疗某些遗传病的有效方法。例如对遗传性肾炎进行肾移植，将正常的肾替换病变或失去功能的肾，从而达到治病的目的。

（二）药物治疗

在出生以后，当遗传病发展到各种症状已经出现，已造成机体器官的一定损害，此时的治疗就仅限于对症治疗。药物治疗的原则可以概括为去其所余、补其所缺。

1. 禁其所忌　禁其所忌实际上是预防性治疗措施。对于那些由于酶缺乏而不能对底物进行正常代谢的患者，可通过限制底物的摄入量以达到治疗的目的。例如，葡萄糖-6-磷酸脱氢酶（G-6-PD）缺乏者应避免服用抗疟疾药、解热镇痛药、呋喃类药、磺胺类；香烟烟雾中的某些物质可促进 α_1 抗胰蛋白酶分子中甲硫氨酸的氧化而降低其功能，加重哮喘病人的病情，禁烟是对哮喘病人的一项辅助治疗。

2. 去其所余　对于一些因酶促反应障碍，导致体内贮积过多的“毒物”，使用各种物理、化学方法将过多的毒物排除或抑制其生成，从而使患者的症状得到减轻或明显的改善，我们称这种方法为去余。常用的方法是应用螯合剂、应用促排泄剂、利用代谢抑制剂、血浆置换或血浆过滤、平衡清除法。

酶缺乏不能对底物进行正常代谢的患者，可限制底物的摄入量以达到治疗的目的。对于苯丙酮尿症患儿限制苯丙氨酸的摄入，同时补充酪氨酸可收到显著疗效。肝豆状核变性（Wilson 病）是一种铜代谢障碍的常染色体隐性遗传病，患者细胞内由于过量铜离子堆积造成肝硬化、脑基底节变性及肾功能损害等临床症状。应用青霉胺与铜离子能形成螯合物的原理，给患者服用 D- 青霉胺，可清除患者体内贮积的铜离子。

3. 补其所缺　有些遗传病是因为某些酶缺乏而不能形成机体所必需的代谢产物，如果给予补充，可使症状得到减轻或明显的改善，达到治疗目的，我们称这种方法为补缺。例如分子病及遗传性酶病多数是由于蛋白质或酶的缺乏引起，故补充缺乏的蛋白质、酶或它们的终产物，可收到较好的效果，但这种补充一般是终生性的，例如血友病A 患者给予抗血友病球蛋白、垂体性侏儒症者给予生长激素、家族性甲状腺肿者给予甲状腺制剂、免疫缺陷病人输注免疫球蛋白等。

4. 酶疗法　遗传性代谢病通常是由于基因突变造成酶的缺失或活性降低，可用酶诱导和酶补充的方法进行治疗。目前，应用酶受体介导分子识别（receptor-mediated molecular recognized process）补充酶已经取得临床效果。此法是把所有的酶进行一定的改造，用靶细胞表面特殊受体包裹，注入体内后，更易为靶细胞的某些结合部位所识别并与之特异性结合。例如，治疗Ⅱ型糖原贮积病，可使 α- 糖苷酶与 LDL 结合，把酶引入肝外有 LDL 受体的细胞，取得了治疗效果。

5. 维生素疗法　有些遗传代谢病是由于酶反应辅助因子（如维生素）合成不足，或者是酶与维生素辅助因子的亲和力降低，影响正常酶代谢而引起遗传代谢病，所以通过给予相应的维生素可以纠正代谢异常，达到治疗遗传病的目的。例如，生物素可以用于治疗混合型羧化酸缺乏症和丙酸血症，叶酸可以治疗先天性叶酸吸收不良和同型胱氨酸尿症等。近年来，在临床上应用维生素 C 治疗因线粒体基因突变引起的心肌病有一定的疗效。

（三）饮食治疗

饮食治疗是对因酶缺乏而造成的底物或中间产物堆积的病人，制定特殊的食谱或配以药物，以控制底物或中间产物的摄入，减少代谢产物的堆积，从而达到治疗遗传病的目的。饮食治疗的原则是禁其所忌。

1. 产前治疗 有些遗传病可以在其母亲怀孕期间进行饮食治疗，使患儿的病症得到改善。例如患有半乳糖血症的胎儿，在孕妇饮食中限制乳糖和半乳糖的摄入量，胎儿出生后，禁用人乳和牛乳喂养，患儿病症会得到明显的改善。因为半乳糖代谢过程中涉及半乳糖激酶、半乳糖 -1- 磷酸尿苷转移酶和尿苷二磷酸半乳糖 -4- 表异构酶，已发现这三种酶的遗传性缺乏会引起半乳糖血症，造成半乳糖、半乳糖 -1- 磷酸在脑、肝、肾等堆积而致病，在晶体内堆积使晶体变性混浊，形成白内障。如果患儿哺以乳汁，几天后开始出现呕吐、拒食、腹泻等症状，1 周后出现黄疸、肝肿大、腹水、体重下降、营养不良、白内障等症状。

2. 现症病人的治疗

（1）1953 年，Bickle 等首次用低苯丙氨酸饮食方法治疗苯丙酮尿症患儿，使病人体内苯丙氨酸明显减少，症状得以缓解，是遗传病治疗第一个成功例子。现在已有改良的低苯丙氨酸奶粉出售。目前，针对不同的代谢病已设计出一百多种奶粉和食谱。

（2）减少患者对所忌物质的吸收是饮食治疗的另一种途径，不仅可减轻症状的出现，而且也容易被接受。例如家族性高胆固醇血症患者服用糠麸，可减少肠内胆固醇的吸收，延缓和减轻动脉粥样硬化等症状的发展。

二、遗传病的基因治疗

基因治疗是治疗遗传病的理想方法，即利用重组 DNA 技术，将正常的基因导入有缺陷基因的患者细胞中，设法使细胞恢复正常功能，以纠正或补偿基因缺陷和异常引起的疾病，从而达到治疗遗传性疾病的目的。

（一）基因治疗的策略

基因是 DNA 分子的一个片段，表达产生特异蛋白质，发挥正常的生理功能，从而来维持正常的生命现象。遗传病的根源即在于基因异常，那么若对异常基因给予纠正，就可以使疾病获得根治。基因治疗法正是基于这种思考而产生的。

根据宿主病变的不同，基因治疗的策略也不同，概括起来有以下几种：

1. 基因修复 是用一个正常基因去纠正突变基因，即原位修复有缺陷的基因而正常部分予以保留，使其在质和量上均能得到正常表达，这是最理想的基因治疗策略。但目前在技术上尚存在多种困难，离临床应用还有一定距离，只能作为基因治疗的远期目标。该方法的必要条件是：对导入的基因及其产物有详尽的了解，导入的外源基因能有效地导入靶细胞并在其中长期驻守发挥功能，同时对宿主细胞无害。

2. 基因代替 指去除整个变异基因，用有功能的正常基因取代，使致病基因得到永久的更正。目前这种方法也是无法实现的。

3. 基因抑制和（或）基因失活 是导入外源基因除去干扰，抑制有害基因表达的一种治疗方法。

4. 基因增补 是将目的基因转移到疾病细胞或个体基因组的某个部位上，代替缺陷基因发挥作用，目的基因的表达产物可以补偿缺陷细胞的功能或使原有的功能得到加强。这一方案最适宜隐性单基因疾病的治疗，目前所做的基因治疗均属于此。

5. 基因调控 调节可重新打开已关闭的基因，促使有类似功能的基因表达，以超过或代替异常基因的表达。例如通过去甲基化使已关闭的 γ 珠蛋白基因重新开放，合成 HbF（$\alpha_2\gamma_2$），以代替 HbA（$\alpha_2\beta_2$），用以治疗 β 地中海贫血症。用反义 RNA 封闭 mRNA，抑制基因的表达，是近年来发展的新技术，这一新技术已被广泛用于肿瘤和病毒性疾病（如艾滋病）等的基因治疗研究中。

基因治疗遗传病的策略很多，但总的来说不外乎是基因的修饰和操作。根据基因转移的受体细胞不同，基因治疗又有两种途径，即生殖（种系）细胞基因治疗和体细胞基因治疗。生殖细胞基因治疗是将正常基因转移到患者的生殖细胞（精细胞、卵细胞和早期胚胎），使其发育为正常个体，显然这是最理想的方法。实际上，这种靶细胞的遗传修饰尚无实质性进展。体细胞基因治疗，指以体细胞为受体细胞，将目的基因转移到体细胞，使之发挥作用以达到治疗的目的。这种方法的理想措施是将目的基因导入靶体细胞内染色体上特定基因座位，进行遗传病的治疗。但目前，对特定基因座位基因转移还有很大难度。

（二）基因转移的方法

基因转移是基因治疗的关键和基础。基因转移的途径有两类，一是直接活体转移，另一类为在体转移。对于遗传病而言，理想的基因治疗是将遗传物质高效率转移到个体细胞中，并且能整合到细胞基因组中，在细胞中长期表达。但是目前的基因转移方法很难满足理想基因转移方法的全部要求，因此探索理想的基因转移方法是基因治疗的一项重要内容。基因转移方法可分为物理学、化学和生物学等方法。

（三）基因治疗存在的问题

迄今为止，已有 20 种遗传病被列为基因治疗的主要对象，其中部分疾病研究已进入了临床试验阶段，并取得了明显的效果。但是基因治疗在临床中还存在着一些问题。

1. 导入基因的持续表达问题 由于皮肤成纤维细胞和外周血淋巴细胞都有一定的寿命，因而需源源不断地给患者输入含目的基因的细胞。现正在研究寿命较长的靶细胞，如造血干细胞和骨髓前体细胞。

2. 导入基因的高效表达问题 迄今为止所有导入细胞的目的基因表达率都不十分高，这与基因转移方法、靶细胞的选择等有关。目前有不少实验室正在研究将高效启动子构建入反转录病毒载体，如人巨细胞病毒启动子，但由于存在组织特异性的问题，并非一个启动子适于所有基因的高效表达，所以还需进一步研究，解决临床上导入基因的高效表达问题。

3. 安全性问题 安全性问题是基因治疗临床试验前应该首先重视的问题。1992 年 Kolberg 等报道美国 NIH 研究者发现，有 3 个猴在基因转移体内后发生了恶性 T 淋巴细胞瘤，分析认为是基因转移过程中污染了辅助病毒，因此基因治疗中必须严格控制每一步骤，特别不能有辅助病毒污染和载体病毒之间重组事件发生。

4. 免疫性问题 临床治疗有时需要多次操作，这可使机体产生免疫反应，排斥携带基因的病毒或靶细胞，给进一步治疗造成困难。为了减少免疫反应，有些研究者将一种基因组合到若干不同的腺病毒中，这样有可能避免免疫反应的发生。另外，尽可能多地将与免疫有关的病毒基因删除也是解决问题的方法。

5. 伦理问题 对遗传病进行基因治疗要取得社会的理解与配合。为此，要宣传基因治疗的科学性与安全性以及对人类健康的重要性，以提高人们的认识，同时要建立并完善医疗法制与措施。

基因治疗是遗传病治疗的一种崭新手段，它正逐渐被人们接受。基因治疗所蕴藏的巨大潜力有力地证明，遗传病一定是可以治疗的。科学家们建议，今后要加强基础研究，解决目前基因治疗遗传病的一些问题，再进行大规模的临床试验。我们深信，只要坚持严格的科学态度，设计精细的临床研究方案，基因治疗必将获得令人振奋的成果。

目标检测

1. 什么是基因治疗？基因治疗的基本原理是什么？主要策略有哪些？
2. 遗传病的传统治疗方法有哪些？

第二十三章　遗传咨询与优生

第一节　遗传咨询

遗传咨询是由咨询医生利用遗传学和临床医学的基本原理和技术，针对咨询者及其家属提出的有关遗传病病因、遗传方式、诊断、预防、治疗等问题，估计其亲属或再生育时该病的患病风险或再发风险，提出可以选择的各种处理方案，供咨询者参考。通过广泛的遗传咨询，配合有效的产前诊断和选择性流产等措施，来降低遗传病发病率，从而减轻家庭和社会的精神和物质负担，提高人类的遗传素质。

一、常见的遗传咨询问题

（一）婚前咨询

1. 男女双方或一方或亲属中有遗传病患者，担心婚后是否会出生同样遗传病患儿。

2. 双方中有一方患有某种疾病，但不知是否是遗传病，可否结婚，能否传给后代，后代患病的几率多大等。

3. 双方有一定的亲属关系，能否结婚，对后代有无影响等。

（二）生育咨询

生育咨询是指已婚男女在孕期或孕后前来进行咨询。

1. 双方之一或亲属中有某种遗传病患者，他们生育的后代是否患同样的病，几率多大。

2. 生育过某种病患儿，再生育能否会出现同样情况。

3. 婚后不孕的原因，是否有遗传因素，应做哪些检查。

4. 女方出现习惯性流产，是否可再生育，应采取什么措施。

5. 孕期偶然接触致畸剂、放射线或服过某种药，是否对胎儿有害。

（三）一般咨询

1. 本人或亲属所患疾病是否为遗传病，能否治疗。

2. 已生过遗传病患儿者想生第二胎，法律是否允许再生。

3. 两性畸形者如何转变性别，能否结婚、生育。

4. 亲子鉴定。

二、遗传咨询的步骤

1. 确定是否为遗传病 当患者前来咨询时，咨询医生要根据患者的症状、体征、辅助性检查及必要的实验室检查（染色体分析、生物化学检查、基因检查等），通过分析判断患者所患疾病是否为遗传病。

2. 确定遗传方式，评估再发风险 不同种类的遗传病，其子女的再发风险率均有其各自独特的规律，所以在确定遗传方式后就要分别计算再发风险率。但是由于推算的再发风险率通常只是可能性，因此医生不应做出肯定性答复。

3. 向咨询者提出处理建议 计算出再发风险后，在此基础上，咨询医生告知咨询者该病的发病病因、遗传方式、治疗方法、预后及再发风险等，根据实际情况给患者及其家属提出建议，并帮助他们做出恰当的选择。

4. 对咨询者回访 对每一个咨询者要进行回访，以便观察遗传咨询的效果，总结经验教训，更有效地预防遗传病的发生。

三、遗传咨询中的伦理问题

1. 对咨询者的问题要耐心解答，同时应该提出若干预防措施与治疗的意见，并同时说明其优缺点，以便咨询者做出适当的选择，必要时对咨询者进行随访。

2. 对已确诊的遗传病患者及其亲属做定期的门诊检查或家访，以便动态观察患者及其家系各成员的变化情况，解决他们存在的一些疑问和心理问题，同时给予必要的医疗服务。

3. 对患者病情要保密。对已确诊的遗传病患者及其亲属的病情要保密，保护他们的个人隐私权。

第二节　遗传病再发风险的估计

遗传病再发风险的估计是遗传咨询很重要的内容，也是咨询者最为关心的问题之一。再发风险是指曾生育过一个或几个遗传病患儿，再生育此病患儿的概率。再发风险的计算一般从系谱分析入手，如果系谱所提供的信息能肯定亲代的基因型，那么子代的发病风险可根据其遗传方式直接进行估算。如果从系谱所获得的信息还不足以肯定亲代的基因型，可应用 Bayes 逆概率定理进行估算，以求获得比较准确的估计。

一、遗传病再发风险率的一般估计

（一）单基因遗传病的再发风险

1. 常染色体显性遗传 此类患者多为杂合子，若夫妻中一方患病，子代每胎的再发风险都是 1/2；若夫妻双方都患病，子代的再发风险为 3/4；夫妻都正常，则子代发病风险是 0，但不可忽略不规则外显遗传及延迟显性遗传的情形。

2. 常染色体隐性遗传 此类患者都是隐性纯合子。若一对正常夫妻生育了一个病孩，可推断夫妻双方都是杂合子，子代每胎再发风险是 1/4，表型正常的子代是杂合子的概率是 2/3，子代完全正常（显性纯合子）的概率是 1/4；若夫妻中有一方患病，另一方完全正常，子代再发风险是 0，但都是杂合子；若夫妻中有一方患病，另一方是杂合子，则子代每胎的再发风险是 1/2，杂合子的概率为 1/2。但要特别注意遗传异质性问题。

3.X 连锁隐性遗传 此类疾病的男性发病率高于女性，女性患者是隐性纯合子，男性患者是半合子。若夫患病，妻正常，儿女再发风险是 0，但女儿全是杂合子；若夫正常，妻患病，儿子再发风险是 1，女儿再发风险是 0，但都是杂合子；若夫正常，妻为杂合子，儿子再发风险是 1/2，女儿再发风险为 0，但有 1/2 的可能是杂合子；若夫患病，妻为杂合子，儿、女再发风险都是 1/2。

4.X 连锁显性遗传 此类疾病的女性发病率高于男性。若夫患病，妻正常，其儿子再发风险为 0，女儿再发风险为 1，而且都是杂合子；若夫正常，妻患病，则儿女再发风险都是 1/2；若夫妻双方都患病，女儿再发风险为 1，儿子再发风险为 1/2。

（二）多基因遗传病的再发风险

多基因遗传病的遗传规律远比单基因遗传病的复杂，其发病又受环境因素影响，其再发风险估计应用的参数比较多，如群体患病率、亲属等级、已有患病人数、遗传度及病情轻重等，且变量也比较大，所以现在一般用计算机计算。目前常用的粗略估计方法是查表 15-6。

（三）染色体病的再发风险

染色体畸变主要发生在亲代配子形成的过程中。染色体病在人群中一般都是散发的，很少在一个家庭中同时出现 2 ~ 3 个患者。染色体病的再发风险实际就是群体发病率。但有少数情况例外，如大多数三体综合征的发生与母亲的年龄成正相关，母亲年龄增大，再发风险也随之增大；双亲之一是平衡易位携带者时，后代的再发风险较高。

二、Bayes定理在遗传病再发风险估计中的应用

在遗传咨询中，可根据各项条件，推算携带者的概率，从而使遗传咨询的结果更为准确。若夫妇双方或一方的基因型根据家系所提供的信息不能确定，而家系中又提供有其他信息，如正常孩子数、实验检查的有关数据、年龄等，这些信息都有否定或确定带有某种基因的可能性，这时要估计子代发病的风险，则较为复杂。可根据 Bayse 逆概率定律计算，首先确定前概率和条件概率，在此基础上计算出联合概率和后概率，从而推算出子代发病的风险。

1. 前概率（prior probability） 是按照有关遗传理论或遗传病的遗传方式，根据孟

德尔分离规律，列出有关成员可能具有的基因型以及产生这种基因型的理论概率。

2. 条件概率（conditional probability） 条件概率要从系谱中提供的遗传信息来确定，如家系中正常子女数、患儿数、发病年龄、实验检查结果等，在上述这些特定情况下有关人员不发病的概率即为条件概率。

3. 联合概率（joint probability） 是指在某一种基因型前提下前概率和后概率所证明的两个事件同时出现的概率，即前概率与条件概率的乘积。

4. 后概率（posterior probability） 是每一假设条件（每一基因型）下的联合概率除以所有假设条件下各基因型联合概率之和，即联合概率的相对概率。

下面举例说明 Bayes 定理在估计再发风险中的应用。

一妇女表型正常，其父亲为视网膜母细胞瘤（RB）患者。已知 RB 的遗传方式是 AD，外显率为 90%，试问该妇女将来生育子女患该病的风险有多大。

本病中，该妇女表型正常，但因 RB 为不完全外显，所以她也有可能是致病基因的携带者。使用 Bayes 定律，可计算出该妇女携带致病基因的概率（表 23-1）。

表 23-1 后概率计算

	该妇女是杂合子（Aa）	该妇女不是杂合子（aa）
前概率	1/2	1/2
条件概率	0.1（10% 不外显）	1
联合概率	1/2×0.1=0.05	1/2×1=0.5
后概率	0.05/（0.05+0.5）=0.09	0.5/（0.05+0.5）=0.91

第三节 遗传病的群体筛查

为了预防遗传病，控制其在群体中的流行，首先要对某一地区的人群进行抽样普查，即遗传病的群体调查，明确该地区危害严重的遗传病病种、危害程度、患者数量，为制定预防措施提供科学依据。

一、遗传病的群体调查

（一）普查方法

一般来说，普查所采用的方法应该简便易行，所选病种应是目前可以早期诊断和可防治的。对某些遗传性代谢病，过去常用患者的尿液进行普查，但准确性较差，现在可采用血液滤纸法进行普查，如用枯草杆菌和微生物抑制法普查苯丙酮尿症。

（二）普查应注意的事项

1. 选点 选点要有代表性，应包括城市、农村、山区等不同特点的人群，以避免人为选点误差。普查应包括该地区人口的 1‰～1%，至少包括 10 万人口，受查率要求在 95% 以上。一般可先试点调查，试点调查的人数不宜少于 5000 人。

2. 加强专业队伍建设 进行遗传病普查的人员应包括临床各科和医学遗传学专业人员。以这些人员为骨干，建立三级普查组织系统。一级组织主要由基层医务人员组成，普查前举办培训班，为他们补充必要的遗传病基本知识，统一某些遗传病识别方法、诊断标准和记录方法，以便进行普查。二级组织为专业普查队，对一级普查人员的工作进行抽查，对其所识别出的遗传病种，经过身体检查、临床检验和必要的实验室检查，予以确诊并分出疾病类型。三级组织为专家组，对二级组织不能确诊或不能解决的问题做出判断并负责对登记内容的审核。

3. 普查前的准备工作 首先是制定明确的诊断标准，其次是设计简要的一级筛查表，这样，基层医务人员在进行筛查时才有依据，并在一定程度上使普查的资料一致、可靠。普查的试点应由二级组织人员进行，对普查时可能遇到的问题，在开始普查前做好安排，以确保筛查的质量。

二、新生儿筛查

对新生儿进行遗传病或其他缺陷进行筛查的目的是找出患者并采取相应的防治措施，因此，目前进行筛查的疾病常常是通过防治可以改善预后的疾病，如苯丙酮尿症、半乳糖血症、镰刀状细胞贫血、生物互裂解酶缺陷症、先天性甲状腺功能低下和某些氨基酸缺陷等。

三、携带者的检出

携带者是指表现型正常，但带有致病基因的个体。一般包括：具有隐性致病基因的携带者，本人表现正常的个体，如苯丙酮尿症携带者；不完全显性的显性遗传病个体，如视网膜母细胞瘤杂合体；迟发性显性遗传病或无临床症状表现者，如慢性进行性舞蹈病个体；染色体平衡易位或倒位携带者，如 45，XX（XY），-14，-21，+t（14q21q）个体，由于这类易位基本上没有遗传物质丢失，故对携带者本人发育无严重影响，但携带者与正常人婚配，便可将异常染色体传给子女，造成某个易位节段部分形成三体或单体型，从而破坏基因间的平衡，引起染色体病。

在人群中许多隐性遗传病的发病率并不高，但杂合子的比例却相当高。杂合子携带者的检出对遗传病的预防具有积极的意义。例如，若苯丙酮尿症的纯合体在人群中比例为 1/10 000，携带者的比例为 1/50，携带者为纯合子比例的 200 倍。对发病率很低的遗传病，一般不做杂合子的群体筛查，仅对患者亲属及其配偶进行筛查，也可以收到良好效果。对发病率高的遗传病，普查携带者效果显著。这时须进行婚姻及生育指导，配合产前诊断，可从第一胎起防止重型患儿出生，不仅降低了本病的发病率，而且防止了不良基因在群体中散播。

携带者的检出方法大致可分为临床水平、细胞水平、酶和蛋白质水平、基因水平四大类。临床水平的方法主要是从临床表现分析某人可能是携带者，但一般不能准确检出。细胞水平的方法多用于异常染色体的携带者。酶和蛋白水平方法则用于检测一些代谢性遗传病的杂合子。基因水平方法主要是在分子水平上直接检测致病基因。

第四节 遗传与优生

一、优生学的概念

优生学是应用遗传学、医学等原理和方法研究如何改善人类遗传素质的科学。其目的是在社会、文化、伦理的支持下，以生物学、医学、环境科学和遗传学为基础，通过优生咨询、产前诊断、选择性流产等方法，提高出生人口素质。

现代优生学的范围包括正优生学和负优生学。正优生学又称演进优生学，重点研究如何增加能产生有利表型的等位基因频率。目前所采取的人工授精、胚胎移植与重组DNA技术等都属此范畴。负优生学又称预防性优生学，着重研究如何降低产生不利表型的等位基因频率。采取的遗传病预防措施主要包括环境保护、携带者筛查、遗传咨询、新生儿筛查以及选择性流产等。

二、优生和优育

优生是指生得"优"，重在减少出生缺陷。促进儿童生存、健康、发展所提供的卫生、营养、医疗、保健、康复、教育、文化、体育、生活、福利、安全、管理、法律等多方面的物质条件和精神条件，良好的家庭、社会环境、科学的育儿知识、适宜的保健技术以及其他一切优化儿童养育的方法、原则、措施，总称为优育。

优生旨在从先天方面优化生育，优育旨在从后天方面优化养育，优生是优育的基础，只有优生，才能优育。两者的目的都是为了提高素质。为了达到优生优育的目的，各国所采取的主要措施有所不同。在我国采取的措施如下：

1. 大力开展遗传优生咨询、产前诊断 通过遗传、优生咨询，发现和确诊出遗传病患者，并据此对患者及其有关家系成员进行婚姻、生育指导，是预防该病在该家系中再发的最基本措施。产前诊断是对可能出生遗传病、先天畸形患儿的孕妇，于妊娠早、中期穿刺获得绒毛、羊水细胞或羊水，进行染色体病、先天性代谢病、分子病、神经管缺陷（脊柱裂、无脑儿）等的诊断，并对确诊的患病胎儿及时进行选择性流产，以防止患儿的出生。通过这些措施，既可防止有遗传病的家系出生患儿，又可以通过产前诊断生出健康的后代。因此，有人将遗传咨询、产前诊断以及选择性流产三者结合的优生措施称为"新优生学"。

2. 建立并推行优生优育法规 优生优育的重要性虽已为全社会所关注，但仍有些人还不十分了解，优生措施仍没有引起足够的重视。因此医学工作者应向全社会进行广泛的优生宣传及优生优育法规的宣传，以保证优生工作的顺利进行。

3. 开展遗传病的群体普查和遗传病的登记 群体普查的目的是了解所查群体中的主要遗传病的种类和发病频率，并对患者及其家系进行系统登记，作为采取对策的根据，以减少该群体中一些遗传病的再发频率，逐步提高其群体的遗传素质。

4. 实行婚前优生保健检查 尽管目前婚姻法取消了婚前检查的规定，但社会上还是应该倡导婚前检查这一优生举措。就预防性优生来说，婚前优生保健检查具有重要意义。因为它是预防遗传病患儿出生的首要关口。通过婚前检查一方面可了解男女双方的家族病史，另一方面可以了解当事人重要器官系统的情况，医生可从医学的角度，提供一些参考意见，以保证婚育的质量。

不应结婚者：严重的遗传病患者和先天畸形者、无法矫正的生殖器官畸形者、三代以内旁系血亲。

不宜结婚者：当男女双方的近亲中有人患同一种遗传病时，不宜相互婚配。

应延期结婚者：生殖器官畸形未进行矫形者，传染病处于规定隔离期内的病人，淋病、梅毒等性病患者尚未彻底治愈者。

5. 提倡适龄生育 妇女的最佳生育年龄是 25 ~ 29 岁。在这期间生育的子女健康的可能性最大。超过 30 岁或不足 20 岁的妇女生育畸形胎儿的几率较大。50 岁以后的男性精子带有畸变基因的几率比青年男性显著增高。

6. 加强环境保护 随着我国工业化的发展，影响优生的环境污染问题已日益严重。因此，控制环境污染，加强对新合成化学品、药品的遗传毒理学检查，对降低遗传病、先天畸形的发生都将具有重要作用。

另外，为了孩子的体格健壮、聪明伶俐，在胎儿期就应该进行教育，这被称为“胎教”。出生后要观察孩子的神经发育（包括大脑运动、精神运动、社会适应能力和语言等的发育）是否正常，同时要培养孩子的良好个性，加强道德品质教育，父母要以身作则，做好榜样。同时，坚持母乳喂养，保证孩子营养摄入，注意辅食的添加，合理地喂养；定期对孩子进行体格检查（包括身长、体重等各项指标）；进行计划免疫（包括结核、百日咳、破伤风、白喉、脊髓炎、麻疹等）以预防传染病；还要防止婴儿期贫血、佝偻病、营养不良的发生。

目标检测

1. 什么是遗传咨询？遗传咨询包括哪些主要步骤？

2. 苯丙酮尿症在我国的发病率为 1/10 000，一个苯丙酮尿症男性患者与其姨表妹结婚，所生的子女中患苯丙酮尿症的风险如何？若该患者为随机婚配，子女中患该病的风险又如何？

3. 一种常染色体显性遗传病的外显率为 70%，一表型正常的男子的父亲患有此病，请用 Bayes 法计算该男子所生女儿以后患此病的风险大小。

主要参考书目

1. 陈誉华. 医学细胞生物学. 北京：人民卫生出版社，2008
2. 杨抚华. 医学生物学. 北京：科学出版社，2007
3. 张丽华，邹向阳. 细胞生物学与医学遗传学. 北京：人民卫生出版社，2009
4. 贲长恩，牛建昭. 分子细胞学与疾病. 北京：人民卫生出版社，2003
5. 杨抚华，胡以平. 医学细胞生物学. 第4版. 北京：人民卫生出版社，2002
6. 章静波，林建银，等. 医学细胞生物学. 北京：中国协和医科大学出版社，2002
7. 王金发. 细胞生物学. 北京：科学出版社，2003
8. 翟中和，王喜忠，丁明孝. 细胞生物学. 北京：高等教育出版社，2007
9. 王望九. 医学生物学. 北京：中国中医药出版社，2008
10. 胡以平. 医学细胞生物学. 第3版. 北京：高等教育出版社，2014
11. 凌诒萍. 细胞生物学. 北京：人民卫生出版社，2006
12. 赵宗江. 细胞生物学. 北京：中国中医药出版社，2012
13. 翟中和. 细胞生物学. 北京：高等教育出版社，2011
14. 胡继鹰. 医学基础细胞生物学. 武汉：武汉大学出版社，2000
15. 李先文，张苏峰，袁正仿，等. 细胞生物学导学. 北京：科学出版社，2004
16. 刘凌云，薛绍白，柳惠图，等. 细胞生物学. 北京：高等教育出版社，2002
17. 胡继鹰. 医学细胞生物学导论. 第2版. 北京：科学出版社，2008
18. 韩贻仁. 分子细胞生物学. 第3版. 北京：高等教育出版社，2007
19. 杨玉红. 普通生物学. 第1版. 武汉：华中科技大学出版社，2012
20. 王兰田. 医学细胞生物学. 沈阳：辽宁科学技术出版社，1992
21. 杨保胜. 医学遗传学与生殖科学. 郑州：郑州大学出版社，2004
22. 王亚馥. 遗传学. 北京：高等教育出版社，2001
23. 周德华. 遗传与优生学基础. 北京：人民卫生出版社，2009
24. 张国明. 遗传与优生学基础. 北京：中国科学技术出版社，2007
25. 左伋. 医学遗传学. 第6版. 北京：人民卫生出版社，2013
26. 柳家英. 医学遗传学. 北京：北京医科大学出版社，2001
27. 张忠寿. 细胞生物学和医学遗传学. 北京：人民卫生出版社，2007
28. 李璞. 医学遗传学. 北京：北京大学医学出版社，2003
29. 徐维衡. 医学遗传学基础. 北京：北京医科大学出版社，2002
30. 樊祥岩. 医学遗传学基础. 南京：江苏科学技术出版社，1998
31. 康晓慧. 遗传与优生. 北京：人民卫生出版社，2002
32. 陈竺. 医学遗传学. 第2版. 北京：人民卫生出版社，2010
33. 税青林. 医学遗传学. 第2版. 北京：科学出版社，2012
34. 黄健. 医学遗传学基础. 西安：第四军医大学出版社，2006

35. 赵汝良. 医学遗传学基础. 北京：人民卫生出版社，2002
36. 罗纯，章伟. 医学遗传学. 武汉：华中科技大学出版社，2007
37. 钟守琳，蔡斌. 医学遗传学. 北京：高等教育出版社，2010